图书在版编目（CIP）数据

绍派伤寒 / 沈元良主编 . — 武汉 : 湖北科学技术出版社 , 2021.7

（中国中医学术流派传承大典 / 禤国维 , 朱南孙主编）

ISBN 978-7-5706-1256-7

Ⅰ . ①绍…　Ⅱ . ①沈…　Ⅲ . ①伤寒派　Ⅳ . ① R-092

中国版本图书馆 CIP 数据核字 (2021) 第 033166 号

绍派伤寒　SHAOPAI SHANGHAN

策　　划：杨瑰玉　刘　亮　韩小婷

责任编辑：刘　亮　勾爱萍　　封面设计：喻　杨

出版发行：湖北科学技术出版社　　邮　　编：430070

地　　址：武汉市雄楚大街 268 号　　电　　话：027-87679468

（湖北出版文化城 B 座 13~14 层）

网　　址：http：//www.hbstp.com.cn

印　　刷：湖北金港彩印有限公司　　邮　　编：430023

700 × 1000　1/16　17.5 印张　260 千字

2021 年 7 月第 1 版　2021 年 7 月第 1 次印刷

定　　价：86.00 元

（本书如有印刷问题，可找市场部更换）

“十三五”国家重点出版物出版规划项目

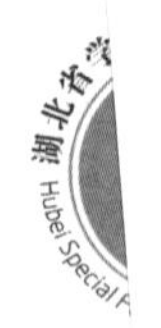

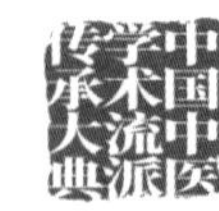

丛书主编　祤国维　朱南孙

绍派伤寒

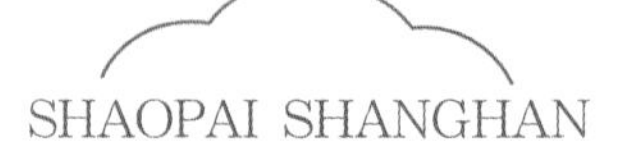

SHAOPAI SHANGHAN

主编●沈元良

长江出版传媒 Changjiang Publishing & Media　湖北科学技术出版社 HUBEI SCIENCE & TECHNOLOGY PRESS

《绍派伤寒》
编委会

主　编： 沈元良

编　委 丁　锋　王　展　公培强

冯跃龙　吕旭阳　朱观祥

寿越敏　陈琦军　俞俊薏

常　胜　裴静波

主编简介

沈元良，民革党员，主任医师（二级）、教授。越医名家、全国老中医药专家学术经验继承工作指导老师、浙江省沈元良名老中医专家传承工作室指导老师、国家级非物质文化遗产绍派伤寒学术流派主要代表性传承人。

毕业于浙江中医学院（现浙江中医药大学），从事中医临床、教学、科研 40 余年。深受“景岳学说”“绍派伤寒”之熏陶，论病治病，多有新意。编著《绍兴伤寒学派与〈通俗伤寒论〉今释》《通俗伤寒论新编——绍派俞根初方应用》《蒿芩清胆汤妙用集萃》《何秀山医话》《绍派伤寒名家学术精要》《绍派伤寒名家医话精编》《绍派伤寒名家验案精选》《〈通俗伤寒论〉名方讲用》《一问一得录——跟名老中医学治肾病》等多部著作。

紹派傷寒

甘家泥题

弘揚中醫學術

傳承錢派優勢

何任

戊子年冬日

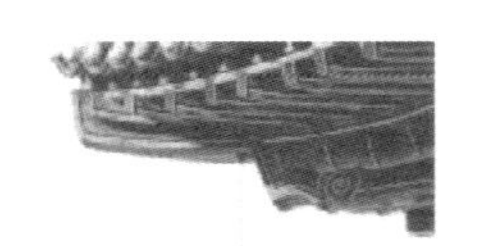

葛　序

绍兴中医药史源远流长，底蕴深厚，代有名家。“绍派伤寒”发端于明代，成熟于清末民初，并独树一帜，自立流派，又以绍兴命名，其独特的寒温融合的学术体系传承发展至今，历久弥新。

绍派伤寒随着仲景学说不断发展，临证经验不断积累，内涵不断丰富，以治伤寒著名者不乏其人。其形成了擅治外感病，诊断重目诊、脉诊、腹诊，辨证重湿，施治主化等具有鲜明地域特色的诊断治疗组方用药体系，而著称于杏林。绍派医家勤于实践，善于总结，著书立说。从张景岳的《景岳全书》《类经》，俞根初的《通俗伤寒论》，陈士铎的《石室秘录》，章虚谷的《医门棒喝》到曹炳章编著校点加按的古今医药著作等等，医理之精，创意之新，内涵之深，数量之多，无不是“卧薪尝胆，励精图治”的精神写照。

沈元良现为主任中医师，全国老中医药专家学术经验继承工作指导老师，中医学术流派绍派伤寒主要代表性传承人。杏林春暖不避风雨，岐黄薪火代有传人。沈元良医师致力于对绍派伤寒的研究，组织团队成员学经典、读原著，追本溯源，探幽索隐绍派伤寒的起源与形成；梳理传承脉络，研究流派主要代表人物的学术思想、学术经验；整理绍派伤寒的理论体系、诊疗特色，立课题；开展以流派学术思想或诊疗技艺为主题的中医药继续教育培训班、学术研讨会等，旨在弘扬中医学术，传承绍派伤寒；开展中医药学术交流，充实和活跃流派传承学术氛围。沈元良医师临诊之余，编著出版了《绍兴伤寒学派与〈通俗伤寒论〉今释》《绍派伤寒名家学术集萃》丛书、《蒿芩清胆汤妙用集萃》《〈通俗伤寒论〉名方讲用》等流派类书籍。由沈元良主编的《中国中医学术流派传承大典·绍派伤寒卷》具有很高的学术价值、中医文化的人文价值、文献的史料价值，这是一件有益的事，乐以为序。

国医大师　葛琳仪

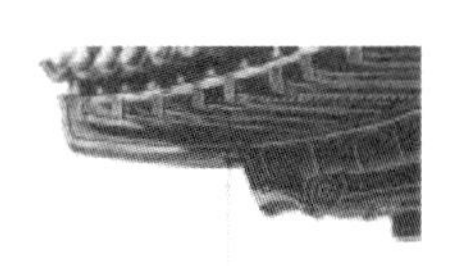

前　　言

中医学术流派是中医学在长期历史发展过程中形成的具有独特及独到临床诊疗技艺，有清晰的学术传承脉络和一定历史影响与公认度的学术派别。绍派伤寒是第一批全国 64 家中医学术流派传承工作室之一，诚如国家中医药管理局原局长王国强先生所说：越医呈现出专科世家多、流派多、名医多、著述多的鲜明特点，具有重实践、敢创新、善总结、知行合一的独特个性，在中华医药史上有着重要地位，为发展、繁荣中医药做出了重要贡献。

绍派伤寒发端于明代，成熟于清末民初，以俞根初《通俗伤寒论》而得名，上溯明清，下逮民国，三百多年来，由于仲景学说不断发展，临证经验不断积累，绍派伤寒之学说不断丰富，绍兴以治伤寒著名者不乏其人。其形成擅治外感热病，诊断重目诊、脉诊、腹诊，辨证重湿，施治主化等具有鲜明地域特色的诊断治疗组方用药体系，而著称于杏林。绍兴伤寒学派与吴门之温病学派虽同治热病，但其辨证纲领和论治内容却迥然有别，而又与一般仲景学派相异，自成一体。值得一提的是，绍派伤寒流传至今，是因为有众多医者接力传承，形成于清代俞根初的《通俗伤寒论》，但彼时的理论体系尚欠完整。后经何秀山的助推，何廉臣、邵兰荪、胡宝书、曹炳章、徐荣斋等医家传承与发扬，《通俗伤寒论》几经修订，其理论学说遂日益丰富，奠定了绍派伤寒的学术理论体系，因此，后世誉张景岳为绍派伤寒之开山鼻祖，俞根初为集大成者。以何廉臣等人的发展完善而勃兴，以胡宝书等人的践行与推广而崛起，以其独特的学术体系发展至今。绍派伤寒以绍兴命名，缘于其因地制宜的地方性，独树一帜的创新性，以及前赴后继的可持续性。绍派伤寒是祖国医学与地域文化在历史的长河中长期积累形成的，是越文化的反映，越文化哺乳了绍派伤寒，反之，绍派伤寒丰富了越文化的内涵。绍派伤寒有稽山鉴水的孕育，又植根于这方土地，是越文化的必然反映。如乡贤宋志坚先生在《鲁迅根脉》一书中所说：“生于斯长于斯的人杰，都会为它注入新的因素，使这种地域文化丰厚而且鲜活；生于斯长于斯的人杰，又都会受到它的熏陶与浸润，此所谓一方水土育一方人才。”

2012年10月，国家中医药管理局发文拟在全国遴选一批疗效显著、特色鲜明、优势突出的中医学术流派传承工作室。绍派伤寒申报了学术流派建设项目，懂得坚持的人总会收到回报。2013年在各省、自治区、直辖市中医药管理部门和有关单位遴选推荐的基础上，国家中医药管理局组织专家审核、确定首批全国中医学术流派传承工作室建设单位，绍派伤寒成为国家中医药管理局公布的第一批全国64家中医学术流派传承工作室建设单位之一。2014年建立“绍派伤寒”网站、“绍派伤寒”微信公众号。传承工作室经三年的建设，于2016年经国家中医药管理局通过验收。

学派的形成，是一群人的智慧结晶，绍派伤寒是俞根初和包括后来者共同努力的结果。值得关注的是，他们之间没有明显的师承关系，而是在认真研读前人的著作之后，在临床诊治中不断完善理论体系，真正做到了学古而不泥于古，充分体现了读经典，多临床，勤思考，有发挥。

本书追本溯源，探幽索隐绍派伤寒的起源与形成，传承脉络的梳理，传承与发扬，发展与现状，传承推广及学术影响，工作室优势病种选介，阐述绍派伤寒学术思想与特色，代表性人物的学术经验，以绍派伤寒独特的理论体系，尤其治疗六淫之邪、非时之气所致的外感温热病，防治传染病、时疫病等方面有较高的实用价值，具有文献的史料价值、人文价值和传承价值。

目前，绍派伤寒传承工作室正在传承发展的基础上，探索中医流派学术传承创新、临床运用、推广转化的新模式，培育以特色优势明显、学术影响较大、临床疗效显著、传承梯队完备、辐射功能较强、资源横向整合的中医学术流派传承群体，以丰富和发展中医药的理论和实践，促进中医药传承型人才培养，繁荣中医药学术，更好地满足广大人民群众对中医药服务的需求。

学海无涯，以有限的精力探索无限的医理，必然受到很大的局限，尤其对先贤的医理学习、理解不够，难免有不足之处，敬请读者指正。

浙江中医药大学附属绍兴中医院
第一批全国 64 家中医学术流派绍派伤寒传承工作室
全国老中医药专家学术经验继承工作室
浙江省沈元良名老中医药专家传承工作室
沈元良

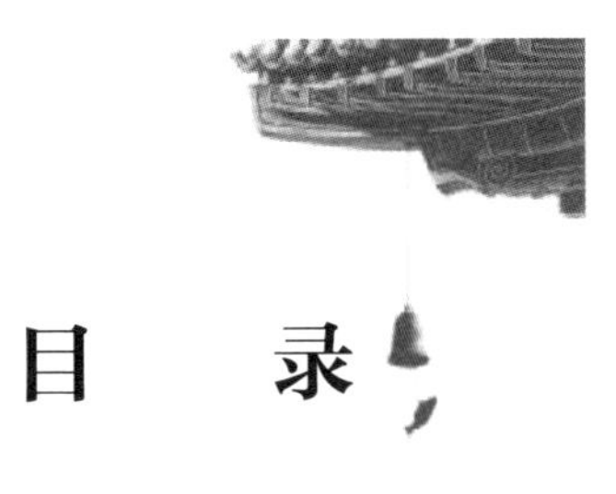

目　录

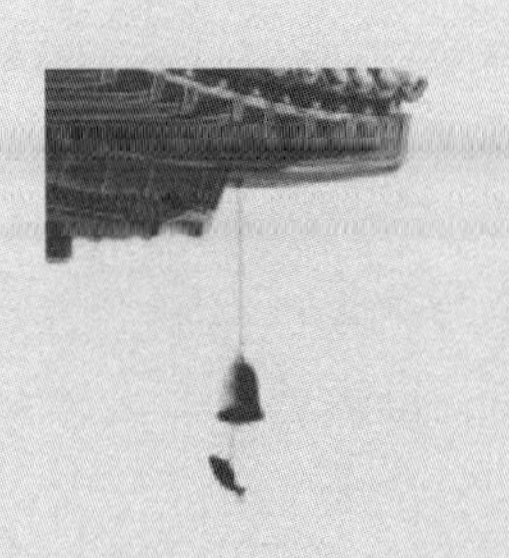

第一章

概述

GAISHU

中医药作为中华民族的瑰宝，为中华民族繁衍昌盛做出了重要贡献。绍兴中医药历史源远流长，世医林立，人才辈出，代有名流，尤其是张景岳的《景岳全书》《类经》，陈士铎的《石室秘录》，俞根初的《通俗伤寒论》，章虚谷的《医门棒喝》等在中医药发展史上具有重要地位和作用。绍派伤寒正如中国中医科学院孟庆云教授在《论中医理论体系的学派流派》一文中所说："中医药的学派，最初也是因于学术主旨不同而划分的，至唐代以前这种学派在演进中成为学科。宋代以降，在分科之后，又因于学说、观点的不同而茁成为学派。总的来说，中医药形成的时间也和当时的科学文化同步，即中医药学派的确立始于春秋，定型于战国，这也是中医药理论奠基的标志。以学说和观点形成学派不久，在宋金之际因其传播和地域文化等因素，便有地域性学派的崛起，同时，在学派中，又因其专长风格的不同，又有诸多的流派，各彰其道。学派从发生到发展，先后有因学术主旨不同之学派，这是最原始的学派，它演发为学科。之后在学科中又因学说和学术观点的不同而有学科领域的学派。之后又发展为地域性的学派，地域性学派又以地域文化、家世承传、处方用药习惯、医药资源之异而明道识见异，地域性学派又能超越学科界域，是多学科综合学派，并以地域文化的特征，承传于更长的、历史的、地域的时间与空间。"

Chapter 1

第一节 绍派伤寒形成的背景

一、地理环境的影响

绍兴处于浙江省中北部，杭州湾南岸，东连宁波市，南接台州市和金华市，西接杭州市，北隔钱塘江，与嘉兴市相望，总面积362平方千米。市境处于浙西丘陵、浙东山地和浙北平原三大地貌单元的交接地带，形成了群山环绕、盆地内涵、平原集中的地貌特征。地形骨架略呈“山”字形：龙门山绵延于市境西部，会稽山耸峙于市境中部，四明山——天台山蜿蜒于市境东部和东南部。以会稽山脉为分水岭的西侧浦阳江、东侧曹娥江以及会稽山北麓由36条溪流汇集而成的鉴湖水系，分别自南而北流入钱塘江。浦阳江流经的诸暨盆地和曹娥江流经的新嵊盆地、三界——章镇盆地，地处四山之间。市境北部的绍虞平原，河网密布，平均海拔5米左右，内有大小湖泊30余处，河流总长超过2000余千米。海岸线长度约40千米。全市分山地、丘陵、台地、河谷盆地、平原5种地貌类型，分别占地域总面积的27.0%、33.5%、5.6%、16.5%和17.4%。在地质构造上，市境位于扬子准地台和华南褶皱系的过渡区，因受多次构造运动影响，有绍兴—江山、上虞—丽水等深大断裂通过。

绍兴属亚热带季风区，季风显著，四季分明，气候温和，湿润多雨。因地质、地貌结构复杂，所以境内土地类型多样。由于这一特殊的地理环境孕育了一代又一代的绍兴人民。

二、古越文化的影响

古代越族，广泛分布于长江中下游以南，部落众多，故有“百越”之称。于越，是“百越”集中世居于江浙一带的土著，简称为越。它的形成、发展和演变，起自河姆渡文化，经马家浜文化、良渚文化，再到几何印纹陶文化，经历了漫长的历史时期。几何印纹陶文化，发展于商周，全盛于春秋，衰落于战国，结束于秦汉，越国的历史进程同这大体一致。从文化的角度考察绍兴，著名方志学家，浙江大学终身教授陈桥驿在《越族的发展与流散》文中说：“绍兴的文化渊源可以追溯到禹的传说。”早在20世纪20年代，顾颉刚就在《古史辨》中提出：“禹是南方民族神话中的人物”“这个神话的中心点在越（会稽）。”陈教授分析了顾氏的论断，认为由于当时在第四纪研究方面还显然落后，所以他在洪水的来源上尚未虑及海进，从当今的第四纪研究成果评价顾氏的论断，他的论断完全符合事实。陈桥驿说：“越族居民在会稽、四明山地的山麓冲积扇顶端，俯视这片茫茫大海，面对着这块他们祖辈口口相传的、如今已经为洪水所吞噬的故土，当然不胜感慨。他们幻想和期待着有这样一位伟大的神明，能驱走这滔滔洪水，让他们回到这块广袤、平坦、富庶、美丽的平原上去。”这就是顾颉刚所指出的这个中心点在越（会稽）的神话的由来。

陈桥驿教授说，神禹确实为他们驱走了宁绍平原的洪水，但呈现在古代越人面前的，却并非祖辈所传的平原沃土，而是一片潮汐出没的沼泽地。对于长期生活在崎岖的会稽山地的越人，平原对他们当然是一种极大的诱惑，但早期进入平原的越人，显然面临着极大的困难。自此以后，越王勾践领导越族人民，改造自然，发展生产，即所谓“十年生聚，十年教训”

的艰苦事业。早期流传于越人之间的神禹治水的神话，表达了他们“神”定胜天的愿望，而勾践的业绩，诸如兴修富中大塘和吴塘等，用以拒咸蓄淡，改造水土，发展垦殖，等等，则是实实在在的人定胜天。不论是“神”定胜天的愿望还是人定胜天的实干，他们的目的都是为了改造绍兴古代的水环境。越族先民的殷切希望和越王勾践的艰苦经营，都是为了让这个地区穷山恶水的自然环境转变为山清水秀的沃土息壤。绍兴的古代文化，就是从这种改造自然的过程中孕育起来的，而其悠久的历史，深厚的文化底蕴影响着绍派伤寒。

三、物质文化的影响

农业生产是古代越人的社会经济基础，它与中原地区以粟、麦、黍、稷种植为主的旱作农业不同，盛行水稻种植为主的火耕水耨农业。越人种植水稻的历史悠久，早在7000年前的河姆渡文化时期，越族先民们已经掌握了水稻的栽培技术。由于越人所处的地域东濒大海，特别是太湖流域和杭州湾一带水道纵横交错，湖泊星罗棋布，素称“水乡泽国”。越族及其先民在同大自然的斗争中，熟习水性，“习水性，善舟楫”，逐渐懂得舟楫业的制造和舟楫的运用。

属于新石器时代晚期的绍兴市马鞍山等文化遗址，其文化内涵以细石器、印纹陶和玉质饰品为主要特征，至今已有4000多年的历史。大量的历史文化遗存和融入居民生产、生活习俗的社会文化现象，都一再表明：绍兴不愧是一座历史久远、文化积淀丰厚的历史文化名城。历史文化的积淀，产生了绍派伤寒。

四、越族精神的影响

在上古漫长的历史发展中，越族及其先民形成了本民族独特的语言、图腾崇拜和风俗习尚，其精神文化更显示出迥异中原的南国特色。世称大禹后裔的越王勾践在这里卧薪尝胆，发愤图强，经过十年生聚、十年教训，终于战胜吴国，称霸中原，创造了我国古代以弱胜强的先例。而作为越国古都的绍兴城，从越大夫范蠡主持兴建以来，或为国都，或为郡治，或为州府首邑，虽经历了25个世纪的风风雨雨，其间也有过不断地修建、更新、改造，但至今城址未变，并且仍然为当地政治、经济、文化的中心，实为世所罕见。秦始皇上会稽，祭大禹，立会稽刻石，足见当时绍兴的重要地位。

东汉会稽太守马臻主持建成我国古老的鉴湖水利工程，使大片农田得以灌溉，“境绝利博”，及至当代。东晋时期，北方社会动乱而这里相对安定，经济繁荣，出现“今之会稽，昔之关中”的局面。因此有人主张朝廷迁都会稽，虽未实现，亦足见当时会稽的地位。南宋绍兴地望瞩目，与金陵相颉颃，诗人陆游有“今天下巨镇，惟金陵与会稽耳”之说。宋高宗以越州为临时首都，时达1年零8个月，后虽迁都临安，但仍以绍兴为陪都，建有宫室，又为南宋六陵所在。明末时期鲁王亦以绍兴为监国之所，试图以此为基地，重振明室。

辛亥革命时期，绍兴又是光复会的活动中心，绍兴人民的优秀儿女秋瑾、徐锡麟、陶成章、蔡元培，以推翻清王朝统治、建立共和为宗旨，创办大通学堂，组织光复军，前赴后继，可歌可泣。1949年5月绍兴全境解放。

综观绍兴的历史，从远古到于越，从于越到两汉、两晋、两宋以至近代，一直是循着改造自然、发展经济、繁荣文化的良性循环不断提高、不断前进。它以其独特的历史、地理和文化，孕育了独特的学说——绍派伤寒。

Chapter 1

第二节 绍派伤寒的形成

任何学问，都有一个源流。一个学说或学派，总是“莫为之前，虽美弗彰，莫为之后，虽盛弗传”。学习和研究某个学问，首先要弄清楚其源流，绍派伤寒也是如此。

一、绍派伤寒的发端

明代张景岳《景岳全书·伤寒典》开绍派伤寒之先河，阐述了论伤寒之汗法、下法、补法，慎用苦寒药物等学术观点，影响后世。《景岳全书·伤寒典》对仲景理论有所发挥，信古不泥于古，且能与古为新。他强调勘病、辨证、论治的统一，勘病着眼于伤寒本病、兼病，旁及温、暑，指出“今时皆合病并病”，画龙点睛，使后人知所注意；辨证在全部《伤寒典》中占极大比例，是他诊察伤寒的要义所在，经验所钟；论治部分，古方与新方随宜而施，后篇详析“治例”九类，则是张景岳“论古法通变”的具体化，其说理多参照陶节庵，折衷己意，成一家言。吴中戈存橘的《伤寒补天石》、张璐玉的《伤寒绪论》常采其说，并为清初绍派伤寒所宗。

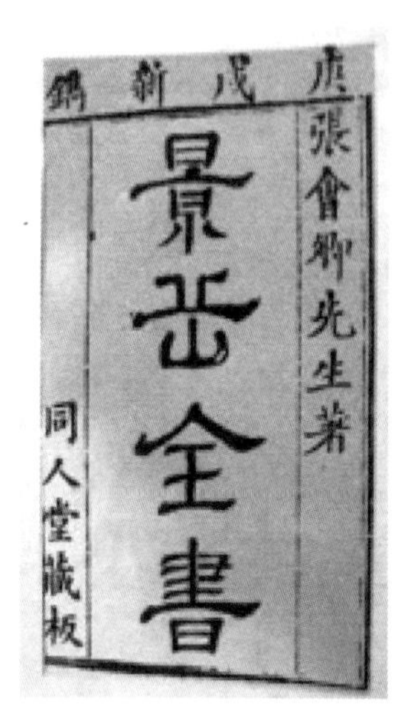

《景岳全书》书影

清朝乾隆、嘉庆年间，俞根初著《通俗伤寒论》，提出了六经钤百病、治则尚六法、施治主清化、四诊详腹诊，以及病中、病后调护等内容，奠定了绍派伤寒的理论基础。

二、学术发展与流派

中医学理论体系的形成，无不是随着社会的发展，通过历代各医家在长期与疾病做斗争的医疗实践过程中，不断总结经验，逐步上升为理论知识而形成的。医学中有着各个学术流派及各种学说，其学术思想形成与发展流派演变与医家对人体生理和病理的认识相关，同时也受各个历史时期的文化社会、政治及其相关学科状况的影响。

春秋战国时期，社会制度正在经历着巨大的历史性变革，以宗族制度为基础的生产关系受到了以家族制度为基础的生产关系的冲击，推动了社会向前发展；随之而来的各种学术文化的创立与发展，亦较迅速，形成了不同的学术流派。

医学发展到了宋代，已有良好的基础，积累了丰富的经验，为理论上的提高和研究新问题准备了基本条件。由于长期战乱，人民生活痛苦，疾病十分严重，社会性的迫切需要推动着医学继续发展。尤其是宋代改革派的革新思潮直接影响着医药学术界，“古方不能尽治今病”的见解，已成为医家们的舆论。这些，孕育着医学理论的发展和临证实践的创新。

在12世纪就出现两个不同的医学派，即河间学派与易水学派。14世纪出现一些卓有成就的著名医家，而其中影响较大者则为刘完素、张从正、李杲、朱震亨，故后世称为“金元四大家”，他们的理论主张与临证实践开创了医学发展的新局面。金元医家的创新，活跃了当时的学术气氛，改变了泥古不化的局面，丰富了医学理论，逐渐浸润着绍派伤寒的形成。

三、流派与团队精神

绍兴是钟灵毓秀之地，人杰地灵，名士之乡。毛泽东同志有“鉴湖越台名士乡，忧忡为国痛断肠。剑南歌接秋风吟，一例氤氲入诗囊”之诗句。医学与文化紧密相连，绍地医家以“不为良相，即为良医；相之良则天下安，医之良则万民福”为人生理想。良医名家，蔚然可观。历代绍兴名医据有文字记载的就有300多位，如王充、裴宗元、陈师文、陆游、徐用诚、张景岳、徐渭、马莳、陈士铎、俞根初、何秀山、章虚谷、高学山、赵晴初、何廉臣、傅嬾园、胡宝书、祝味菊、杨质安、裘吉生、曹炳章、徐荣斋等，他们或究“医经”、或尚“临床”、或专“温补”、或主“养生”。

可见众多医学著书立说，如明代徐渭撰的《素问注》，还有会稽马莳的《黄帝内经·灵枢·注证发微》《黄帝内经·素问·注证发微》，张景岳《类经》后的《类经图翼》《类经附翼》。研究山阴陈士铎的《黄帝内经·素问·尚论灵枢新编》，山阴姚绍虞的《黄帝内经·素问·经注节解》，上虞章楠的《黄帝内经·灵枢·节注类经》，山阴田晋蕃的《黄帝内经·素问·校正》，何廉臣的《内经存真》等。研究难经的有宋代王宗正的《难经疏义》，后马莳的《难经正义》。研究《金匮要略》的有明代会稽陆昂奉旨纂修的《兰台金匮元机素要》和清代会稽高学山的《高注金匮要略》等。

在科学的长河中，没有革新的创造精神，是不能有所进步的。从羲制九针的传说到总结成《黄帝内经》，由黄帝、岐伯讨论经脉的传说到总结成《素女脉诀》，由神农尝百草的传说到总结成《神农本草经》，绍派伤寒随之应时势而出。医药文化的不断积累，经医家们的著书立说，汇成类似总结性的记录，形成了医学文化。每个学说的创建者的成就都是受他们自己的主观理解、生活条件、知识水平和思维发展程度所决定的。正是在这特定的条件下，由于于越的特殊地理环境，越人耕读传家，在“学而良则医”的观念影响下，逐步形成并发展了独特的医学理论体系——绍派伤寒。

浙江中医药大学连建伟教授认为，越医是中华中医药史上一座魅力独具的丰碑，概括起来，具有如下五大共性精神。一是师古不泥。越医特别讲究对症下药，因证制宜，施治手法不拘一格，普遍具有“轻、灵、透、活”的特点。同时，越医具有基于实践基础上的强烈的质疑精神，清代越医章楠作《医门棒喝》，对古医籍和时弊进行订正抨击，就是其中生动一例。二是敢于创新。从张景岳改写真阴真阳的辨证关系，凝成《景岳全书》，功泽后世，到俞根初澄清“温邪”“寒邪”之说，首创绍派伤寒，造福一方，都具有高度的原创性。正是这种敢于创新的精神，使越医在杏林中脱颖而出，自成一派。三是勤于积累。据不完全统计，历代越医所著医籍多达600余种，以其鲜明的精品特色、时代特色和地方特色引领潮流，饮誉一时，并成为中医药文献宝库中的瑰宝。四是医风淳厚。越医平时都设有定期义诊，疫病流行之际，则组织大规模的施医施药，福泽一方。所以千百年来，医生一直是越地最具声望的职业。五是与时俱进。越医与时俱进，包容大气，创办了早期的中西医汇讲沙龙，提倡中西医结合。在社会上怀疑乃至想取消中医的风潮中，越医站在了捍卫中医的最前列，并做出了历史性贡献。中华五千年文明史，流淌着中医文化的血脉；五千年中医文化的灿烂中，闪耀着越医文化的光芒。

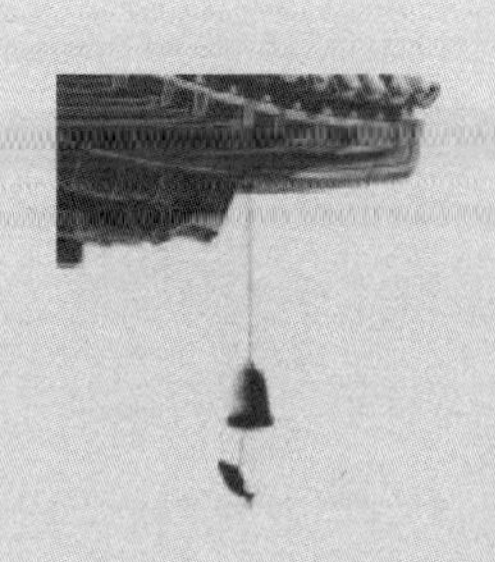

第二章 学术思想与特色

XUESHU SIXIANG YU TESE

绍派伤寒作为一个学派自立于杏林，有着它学术上的特色。《通俗伤寒论》序曰："吾绍派伤寒由专科，名曰绍派。"由此，正式有绍兴之命名，绍兴以治伤寒著名者不乏其人，而更有发展与创新，其学说源于仲景、介宾，以擅治时令（泛指内科诸病症），充分体现六经辨证、辨证重湿、施治主化、立法稳健之特色，其与吴门之温病学派虽同治热病，但其辨证纲领及论治内容都迥然不同，而又与一般仲景学派相异，自成一体，故曰"绍派伤寒"。

Chapter 2

第一节 学术渊源

俞根初之学源于《黄帝内经》《难经》。如《黄帝内经·素问·热论》说："今夫热病者，皆伤寒之类也。"《黄帝内经·素问集注·卷五》解释说："凡外淫之邪，始伤表阳，皆得阳气以化热，故曰：凡热病者，皆伤寒之类也。"《难经·五十八难》亦说："伤寒有五，有中风，有伤寒，有湿温，有热病，有温病，其所苦各不同。"此处"伤寒有五"之"伤寒"，即泛指所有外感疾病。可见，《黄帝内经》《难经》均以"伤寒"之名总括外感疾病，故俞根初说"伤寒，外感百病之总名也"，并以"伤寒"立论，概论一切外感病证的因、证、脉、治，为其本源。《黄帝内经·素问·热论》从经络的角度，以六经概括伤寒热病由表入里的传变规律、证候表现特点及治则治法，这对俞根初"六经形层""六经病证"等相关理论的形成有很大的影响。如俞根初认为，"太阳经主皮毛，阳明经主肌肉，少阳经主腠理，太阴经主肢末，少阴经主血脉，厥阴经主筋膜"，实际与《黄帝内经·素问·热论》所论是一脉相承的，且有发挥。俞根初还倡导外感病证"六经气化"辨治体系，其六经的内涵已非局限于《黄帝内经》所言之六经，其气化学说较《黄帝内经》也有所不同，可见由《黄帝内经·素问》运气七篇所论五运六气和气化学说发展而来。

俞根初在临床诊病非常注重观察目睛、腹诊、舌诊的状况，根据《黄帝内经·灵枢·大惑论》之“五脏六腑之精皆上注于目，目系上入脑，脑为髓海，髓之精为瞳子”的论断，指出“凡病至危，必察两目，视其目色以知病之存亡也，故观目为诊法之首要”。腹诊源于《黄帝内经》，经云：“胸腹者，脏腑之郭也。”俞氏将腹诊（按胸腹），推为诊法为第四要诀。俞氏认为“胸腹为五脏六腑之宫城，阴阳气血之发源，若欲知脏腑何如，则莫如按胸腹，名曰腹诊”。腹诊则不仅能诊察到疾病的水火传化情况、脏腑之虚实，而且可以诊察到内生之病邪，为治疗提供最直接的证据。徐荣斋先生称：“俞氏腹诊法，能补中医诊断法之不逮，可法可传。”中医腹诊能如俞氏之系统者，确前无古人，可以说为中医腹诊之集大成而又有所创建者。

俞根初在治疗方面，主张祛邪留其出路则正自安。俞氏认为：“医必求其所伤何邪，而先去其病，病去则虚者亦生，病留则实者亦死。虽在气血素虚者，既受邪气，如酷暑严寒，即为虚中挟实，但清其暑、散其寒以祛邪，邪去则正自安。”如湿病的治疗，俞根初依据《黄帝内经·素问·至真要大论》“湿淫于内……以淡泄之”之说，很明确地指出“湿宜淡渗”而立淡渗利湿法，以“二苓、薏、滑”为主药治之。

由《黄帝内经》《难经》奠定了中医学的基本理论，但其脏腑经络、气血阴阳、病因病理、治则治法等基本理论并未与临床诊治具体结合起来。将医学理论与临床诊治有机结合的，则当推张仲景的《伤寒杂病论》。张仲景创造性地把《黄帝内经》《难经》等古典医籍中的基本理论运用于临床实践，并经过长期的实践检验不断总结和升华，建立起了一套理法方药俱全、辨证体系完整、辨证思维灵活的六经辨证论治体系，因而被历代医家所重视和运用。俞根初作为名噪杭绍的中医伤寒之大家，自幼熟读《黄帝内经》《难经》，对《伤寒论》的研习功底颇深，对伤寒感证的研究颇有心得，以张仲景之学推崇备至有加，其唯一著述即冠以“伤寒”二字，且内容又“篇篇以六经展开，法法与仲景相合”。俞根初认为，“病变无常，不出六经之外，《伤寒论》之六经乃百病之六经”，提出“以六经钤百病，为确定之总诀”，在论述伤寒本证、夹证、杂证、复证时，均以六经为纲。当然，俞根初所论之“六经”与《伤寒论》之“六经”不尽相同，对六经病证的描述与《伤寒论》之六经病证也存在一定差异，但无疑都是在张仲景六经理论的基础上发展而来的。具体而言，俞根初对“六经”的认识主要有两点：一是提出“太阳经主皮毛，阳明经主肌肉，少阳经主腠理，太阴经主肢末，少阴经主血脉，厥阴经主筋膜”，把六经设定为机体的六个层次；二是提出“太阳内部主胸中，少阳内部主膈中，阳明内部主脘中，太阴内部主大腹，少阴内部主小腹，厥阴内部主少腹”，将六经与三焦有机结合起来。这种认识拓展了张仲景“六经”的内涵，即把与脏腑经络紧密关联的皮肤、腠理、肌肉、四肢、血脉、筋膜融入六经之中，使六经与脏腑及其络属部分的生理病理构成了一个有机整体，因而对外感病证的发生、传变及转归的阐释更加全面又中肯。

俞根初所立“六经治法”——汗、下、和、温、清、补六法，未出张仲景治法的范围，俞氏善解仲景经旨并结合临床实际，活学活用。如治疗风寒表证，俞根初只取张仲景辛温发汗之法旨，却不用麻、桂二汤而另拟苏羌达表汤治之。其中之道理如其所言，因为“浙绍卑湿，凡伤寒恒多挟湿，故予于辛温中佐以淡渗者，防其停湿也。湖南高燥，凡伤寒最易化燥，仲景于辛温中佐以甘润者，防其化燥也。辛温发汗虽同，而佐使之法则异……”故不难看出，俞根初的学术思想是取法于仲景，又立足临床，一切从实际出发而有所创新和发展。

俞根初生性慧悟而手敏心灵，旁参寒温诸家终其一生精究外感病的辨证治疗，学富五车，博闻强识，不仅对经典烂熟于心，亦擅于汲取后世寒温诸家之精粹，汇集众长，创造性地熔寒温于一炉，提倡寒温宜统一，以灵活辨治外感病。对俞根初学术思想的形成，有重要影响的寒温医家：“其学术仲景，旁参朱南阳、方中行、陶节庵、吴又可、张景岳诸家。”

如张景岳、俞根初对伤寒的六经传变规律，均认为既可传手亦可传足，也是一脉相承的。又如明末清初传染病学家吴又可，是温病学派的奠基者，著《温疫论》。他认为“温疫”与张仲景所论“伤寒”有天壤之别，批判当时盛行的“伏寒化温论”（即把风寒论作温病的病因），乃从“杂气”立论，全面阐述了温疫的致病原因、感邪途径、病变部位、传变规律、治则治法、传播流行等；提出“邪自口鼻而入”“邪伏膜原”说，创制了达原饮。俞根初继承了吴又可“邪伏膜原”理论，但并非简单拿来，而是通过亲历临床，结合地域气候、人体禀赋、饮食风俗等因素，针对浙绍地区之人禀赋嫩弱、恣食生冷油腻、地居潮湿，“上吸秽气，中停食滞者甚多”的特点，以吴又可达原饮为基础，巧思妙构，加减化裁，创制出熔宣上、畅中、达下于一炉的柴胡达原饮，用药偏于芳香透达，宣畅三焦气机，恢复三焦功能，使膜原伏邪自然外达。较之吴又可用药重于逐邪，使用辛燥之品直捣疫邪盘踞之所，是俞根初活学活用的充分体现。再如清代著名医学家叶天士，是温热病学之一代宗师，著《温热论》。叶氏在深研经典、继承前贤学术的基础上，总结出“温邪上受，首先犯肺，逆传心包”十二字，正确揭示了温病的感邪与传变规律，被后世称为“温病证治之总纲”。对于温病辨治，叶天士在《外感温热篇》提出，“卫之后方言气，营之后方言血。在卫汗之可也，到气才可清气，入营犹可透热转气……入血就恐耗血动血，直须凉血散血”，确立了卫气营血辨证论治体系。这对俞根初认识伤寒感证都产生了较大影响，俞根初虽以“六经钤百病……三焦赅疫证”，但同时也融入了叶天士的卫气营血理论。他认为伤寒“入阳经气分，则太阳为首；入阴经血分，则少阴为先”，而且提出“凡病伤寒而成温者，阳经之寒变为热，则归于气，可归于血；阴经之寒变为热，则归于血，不归于气”。此外，俞根初在外感病诊法上重视辨舌审苔、验口察齿，治疗用药上主张量小轻灵，注重宣畅气机，善用芳香淡渗之品等，受到叶天士的影响是显而易见的。

综观以上所述，俞根初之学，源于《黄帝内经》《难经》，法宗张仲景，兼取寒温诸家。可见，俞根初既长于宗法经旨，又擅于拾散金碎玉，且勇于推陈出新，在熔铸自身的同时而有所建树。其《通俗伤寒论》一书，汇集寒温两派之精髓，创立六经气化辨证体系，使寒温统一，故被称为“四时感证之诊疗全书”。

Chapter 2

第二节 统一外感病命名

《黄帝内经·素问》中以病名作为篇名者，如《痹论》《痿论》等多篇，并列治病之十三方；而张仲景在《伤寒杂病论》中，则更是明确以“辨某某病脉证并治”作为篇名，提示临床诊治疾病当首辨病名，再据病辨证，最后施以对病对证的方药治疗，才能快速起效，及时地阻止疾病的恶化。

俞根初在临床实践中发现，外感病证与杂病相比，传变多难预测，死生常悬反掌之间，故要求辨治必须迅速缜密、准确无误。张仲景以辨病为辨证之先决，《伤寒论》以六经病名总括伤寒虽可执简驭繁，但由于时代局限，其论终究详寒略温，未能概全外感病的诊治规律。随着外感病学的发展，尤其是温病学说的发展，卫气营血辨证、三焦辨证的提出，充实了外感病的辨治理论，但同时又因此辨治体系不同于张仲景的六经辨证体系，便形成了寒、温两大学派，因而对外感病证的命名就呈现出了门类众多，甚至病名、证名交叉混淆、纷繁复杂的局面，临证之际则常令人莫衷一是，这对外感病的快速准确辨证和及时正确救治无疑形成了一大障碍。

基于上述情况，俞根初是从统一病名入手，开篇就提出“伤寒，外感百病之总名也。有小证，有大证，有新感证，有伏气证，有兼证，有夹证，有坏证，有复证”，然后再从感邪与发病途径的角度，将伤寒本证分为小伤寒（四时感冒）、大伤寒（正伤寒）、两感伤寒、伏气伤寒（肾伤寒、伏阴、伏阳）、阴证伤寒（直中）。其次，根据邪气兼夹主次的不同，立“伤寒兼证”专章，详细介绍了 21 种伤寒兼证的病因、证候、舌相、脉象和治法方药。其中，以寒邪为主导兼他邪者，有伤寒兼风、湿、痧、疟、疫等；以他邪为主导兼寒邪，或二邪兼发者，有风温伤寒、风湿伤寒、春温伤寒、湿温伤寒、热病伤寒、暑湿伤寒、伏暑伤寒、秋燥伤寒、冬温伤寒、大头伤寒、黄耳伤寒、赤膈伤寒、发斑伤寒、发狂伤寒、漏底伤寒等。再者，依据“其病内外夹发”的差异，还论述了 16 种伤寒夹证的病因、证候、舌相、脉象和治法方药。最后，分述失治、误治令病情恶化之坏证以及调摄不慎使病情反复之复证。如此一来，不仅使病名统一，分类明晰，纲举目张，切合实用；更重要的是，这实际上已经把属于温病范畴的风温、春温、湿温、暑湿、秋燥、冬温、大头瘟等病证归入了伤寒之中，从而使外感病在命名方式上实现了伤寒与温病的结合，亦使外感病在分类体系上达到了伤寒与温病的统一。俞根初的这一做法，可令医者对名为“伤寒”的外感百病，“其间寒热杂感，湿燥互见，虚实相混，阴阳疑似”的复杂情况，有比较清晰和系统的了解，对这些病的治疗难易有比较正确的估计。此正如俞根初所言：“治伤寒何难？治伤寒兼证稍难，治伤寒夹证较难，治伤寒复证更难，治伤寒坏证最难。”总之，统一外感病命和分类从理论到实践两方面更加直接地体现了寒温融合的特色。

Chapter 2

第三节 学术内涵与特色

一、创六经气化辨证体系

俞根初之学，渊源广博，能推陈出新，在继承前人的基础上，创立了六经气化辨治体系。拓宽了六经的内涵，将经络与脏腑气血机体紧密地结合在一起，视其为一个有机的整体，并将传统的气化学说与六经辨证、脏腑辨证、气血辨证结合起来，根据疾病的演变规律，创造性地提出“三化”学说，形成了其辨治外感的六经气化辨证体系。在该辨证体系里，俞根初提倡寒温统一之学，熔寒温两大辨证体系于一炉，创立外感病分型方法，补充了治伤寒方剂，建立了伤寒诊断程式，对外感病学做出不可低估的贡献。

二、拓宽六经内涵创六经形层

宋代名医朱肱提出《伤寒论》之六经就是指经络，因此他以经络论三阴三阳，指出“治伤寒先须识经络，不识经络，触途冥行，不知邪气之所在，往往病在太阳，反攻少阴；证是厥阴，仍和少阳，寒邪未除，真气受毙”。明代医家方有执反对此说，认为“六经之经，与经络之经不同”。他将六经看作六部。其后，清代医家柯琴对“六部”有所发挥，创六经地面说，认为：“仲景之六经，是经界之经，而非经络之经。”指出“腰以上为三阳地面，三阳主外而本乎里，……腰以下为三阴地面，三阴主里而不及外”。由此可见，柯氏将六经认作全身的六个分部，分别把有关的脏腑、肌表、经络、组织等有机地联系在一起，而不局限于经络，经络仅是六经的脉络通道。基于上述诸家对六经的认识，俞根初扩大了六经的范围，提出“六经形层”的概念。

对于“六经形层”的概念，俞根初说：“太阳经主皮毛，阳明经主肌肉，少阳经主腠理，太阴经主肢末，少阴经主血脉，厥阴经主筋膜。”“太阳内部主胸中，少阳内部主膈中，阳明内部主脘中，太阴内部主大腹，少阴内部主小腹，厥阴内部主少腹。”他认为六经是四时外感病传变的六个层次，称之为“六经形层”。这种认识，扩大了六经之内涵，它包含了六经经脉、脏腑及皮毛、腠理、肌肉、四肢、血脉、筋膜，从纵向来说，它加强了经络、脏腑、四肢百骸之联系；从横向来说，它加强了六经之间的联系。这样，整个人体，无论内外上下，均包含在“六经形层”之中。这有利于密切脏腑、经络、四肢百骸之生理病理联系，有利于充分阐述四时外感对人体的病理损害部位。何秀山在本条后按曰：“此即六经分主三焦之部分也。”何廉臣也勘曰：“张长沙治伤寒法，虽分六经，亦不外三焦。”由此可以看出，正是俞氏扩大了六经之内涵，将六经与内脏联系密切，六经气化辨治体系才能概括一切外感热病而无遁其形。正如何秀山所说：“病变无常，不出六经之外。”

总之，俞根初拓宽了六经的内涵，使它包含了脏腑经络四肢百骸，从而使四时外感所致之病，均囊括在六经之内而无遗，同时也使俞氏将气化学说与脏腑经络的生理病理有机地结合起来有了物质基础。可以说，“六经形层”这一概念是俞根初之六经气化辨证体系的理论前提。

三、发展六经气化学说

气化学说发源于《黄帝内经》，但《黄帝内经》之气化学说是讲五运六气的，将气化学说应用于临床实践的当首推张仲景，而首先用气化学说来阐释《伤寒论》之病症者，首推金元时期刘河间，他说：“大凡治病，必先明标……六气为本，三阴三阳为标，故病气为本，受病经络脏腑谓之标也。”其后，明代张景岳根据天人相应理论，认为人身经络脏腑与天之六气本、标、中气相应，但他未将气化学说与伤寒联系起来。张仲景六经气化为病说，从生理方面阐述人身六气的产生和分布、运行等情况，并对伤寒三阴、三阳的病理机制做了探讨，认为“天有此六气，人亦有此六气”，人身六气，内生于脏腑，外布于体表，如“君相二火，发原于肾；太阳之气，生于膀胱；风气本于肝木；湿气本于脾土；燥气本于胃金”。而后各循其经，分主有关皮部。而三阳之气与三阴之气，它们的分布虽有内外之异但彼此又有上下相贯、表里相通、相互转化的关系，基于以上认识，张氏从三阴三阳六经气化来认识伤寒。他强调三阴三阳之病，是六经气化为病，并非经络本身为病。但他过分强调阴阳气化，甚至反对以脏腑经络论六经，使其观点因没有物质基础而显得有点“机械套用内经气化学说”之味，且其“人身之六气，内生于脏腑”的观点也没有切实结合于临床实践。恰在张氏的欠缺处，俞根初则着力发挥。

俞根初首先拓宽六经之内涵，重视脏腑经络气血之生理病理，使气化学说在医学中的应用有了物质基础，然后他将气化学说与六经辨证、脏腑辨证、气血辨证、三焦辨证紧密结合起来，将六经证各分为标证、本证、中见证及兼证。从俞氏所述各经证的各证分析，其所指的标证，是该经经络受邪的表现，如太阳标证：头痛身热、恶寒怕风，项强腰痛等，足太阳膀胱为寒水之经，与足少阴肾经相表里，少阴之热气蒸化太阳之寒水而为阳气，邪袭太阳，其阳气奋起与邪争，又由于外有寒束而不得外达，故恶寒怕风，即俞氏所谓“伤风恶风、伤寒恶寒”。阳郁而不伸，故发热；寒邪凝滞太阳经脉，经气不舒，故头身疼痛、项背强直。其所言之本证，是指该经所属脏腑病变之表现，如太阳本证：渴欲饮水、水入则吐、小便不利等，系太阳表邪内传膀胱，使膀胱气化不利，故小便不利；气不化津，水津不布，水蓄下焦，故渴欲饮水；饮入之水不得输布，故水入即吐。其所言之中见证，是指兼有与该经相表里之经脉及其脏腑病变之表现，即张景岳所谓“兼见于标本之间者，是阴阳表里之六合，而互为中见之气也”。如太阳中见症：太阳标证而兼有大便不实、小便清白，甚则男子遗精、女子带多、腰脊坠痛、痛如被杖，甚或气促而喘等症，此为寒邪外侵；又因肾气先虚，肾中阳气不足以抵御阴寒，太阳之邪直入少阴肾经，使肾失固摄，故小便清白，甚则男子遗精、女子带多；肾不纳气，故气促而喘；肾阳不能温煦脾阳，故大便不实；肾阳不能温养下焦，故腰脊坠痛、痛如被杖。其所言之兼证，指与该经经络相通之经的所属脏腑，或与该经所属脏腑之功能密切相关之脏腑病变的表现，如太阳兼证：兼肺经证鼻塞流涕，鼻鸣喷嚏，咳嗽痰白，甚则喘而胸满；兼脾经证，肢懈嗜卧，口腻腹泻；兼胃经证，饱闷恶食，嗳腐吞酸等。故《黄帝内经》云：“太阳者毫毛其应，上与肺相关，形寒则伤肺。”即言太阳经、太阴肺经同主表。

俞根初认为：“正伤寒（寒重于风）先伤足太阳经，冷伤风（风多于寒）多先伤手太阴肺经。”太阳风寒之邪袭肺，使肺失宣降，故有上述兼肺系症；太阳表邪，失于汗解，或汗出不彻，每易停湿为患，故俞氏制治太阳表证之羌活达表汤，用茯苓、生姜辛淡发散以防停湿。若其人素体脾虚，运化水湿的功能低下，又外感风寒，则更易生湿，故有上述内外皆湿而兼脾经之证；胃为五脏六腑之海，“邪在太阳，须藉胃汁以汗之。”若外邪内侵，致阳明里气郁滞，胃汁不仅不能作汗以驱邪，反致胃之通降功能受损，致食停胃脘，故有饱闷恶食、嗳腐吞酸等兼胃经之证。由此可见，俞氏所谓之标、本、中见、兼证是以脏腑经络的生理病理为其物质基础的。同时，俞氏将气分证归属于阳明证和阳明兼证，他说：“胃为十二经之海，邪热传入胃经，外而肌腠，内而肝胆，上则心肺，下则小肠膀胱，无不受其蒸灼。”他又将血分证归属于厥阴经病证，说：“手厥阴为心包，内含胆火，主行血通脉；足厥阴为肝脏，下含肾水，主藏血活络。”即认为血与厥阴经所属脏腑关系密切，故将血分证归属于厥阴。因此，气血辨证也融于六经气化辨证之中了，气血也是六经气化辨证体系的物质基础。

俞根初拓宽六经之内涵，其所论之气化是以脏腑经络气血为物质基础的，六经证是脏腑经络气血病变之表现，并与脏腑经络气血等客观物质完全结合起来。正因为这样，俞氏对六经证的内容有新的发现，对其发生的机理有新的见解：将气血辨证分属于阳明和厥阴；阐发《黄帝内经》“中阳留经，中阴留腑”之精义，悟出“三阴实而邪不能容，邪正互争，还而归并于胃腑而成下证”。他创造性地提出“三阴阳明”之概念，补仲景之不逮。太阴阳明有二，一为肺胃合病，其人素有痰火，感受外邪转属阳明而成；二为脾胃合病，即既有脾湿又有胃热，湿热合而为病。少阴阳明即心火亢盛而兼阳明腑实。厥阴阳明为肝气郁结或肝血不能外达，而兼阳明腑实。俞氏运用气化学说和脏腑、经络、气血辨证理论将六经证分为标证、本证、中见证、兼证，既有利于准确识证，又有利于判断疾病的发展趋势而采取相应的治疗措施。将气化学说与六经辨证、脏腑辨证、气血辨证结合起来，是俞氏六经气化辨证体系核心内容。

四、创立“三化”学说

俞根初将气化学说与脏腑经络气血完整地结合一起，在数十年临床实践中，悟出了“三化”学说，以阐明四时外感病证的演变规律。他以寒热为纲，认为伤寒一证，传变颇多，但其证情发展变化“不越火化、水化、水火合化三端”，指出“从火化者，多少阳相火证、阳明燥金证、厥阴风热证；从水化者，多太阴湿证、少阴虚寒证；水火合化者，多太阴湿热证，少阴厥阴寒热错杂证”。他认为：“从火化者为热证，从水化者为寒证，从水火合化者为寒热错杂之证。”俞氏认为病情演变之原因，主要是与脏腑之寒热属性有关。阳明为多气多血之所，属燥金之经，故邪传阳明多为燥实证；少阳内含相火，故邪传少阳多为少阳相火证；厥阴中藏相火，属风木之脏，故邪传厥阴多为厥阴风热证；脾主运化，喜燥而恶湿，邪传太阴，影响脾的运化功能，多致水湿内生，而成太阴湿证；肾为先天之本，内寓肾阳，对脏腑经络的功能具有推动促进作用，故邪陷少阴多现虚寒证；脾经与胃经互为表里，同主运化功能，脾喜燥而恶湿，胃喜湿而恶燥，邪传太阴，往往脾湿与胃燥互见，为太阴湿热证；手少阴心主热气，中含君火，足少阴肾主生阳，中藏寒水，二经互为表里，故邪陷手足少阴多成寒热错杂之证；手厥阴为包络，内含胆火，主行血通脉，足厥阴为肝脏，下含肾水，主藏血活络，火为热，水为寒，故邪入手足厥阴二经，也多为寒热错杂之证。

“三化”与感邪之属性类别及体质阴阳有关，俞根初谓：“凡太阳伤寒，其邪有但传少阳阳明而止者；有不传少阳阳明越传三阴者，各随其人之体质阴阳，脏腑寒热。”如邪从水化之寒证，同为太阳寒邪传里，若“其人胃中虚冷”，则“顺传阳明”，“其人脾阳素虚”，则“内陷太阴”，而“阳经表邪，传入太阴，脾湿与胃热相兼者”，又可形成水火合化之太阴湿热证，可见伤寒之传变与体质有关；他说：“风寒风湿治在太阳，风温风火治在少阳，暑热燥火治在阳明，寒湿湿温治在太阴，中寒治在少阴，风热治在厥阴。”这就是说，感受不同的病邪，因同气相合而侵犯机体的不同部位，其治也在不同的部位，阳邪入“脏热”之经，阴邪入“脏寒”之经，即认为伤寒之传变与感邪之性质有关。

“三化”与阳明胃的关系，为其治伤寒重阳明的重要理论依据。俞氏说：“凡伤寒证，恶寒自罢，汗出而热不解，即转属阳明，无论风寒暑湿所感不同，而同归火化。”此说明胃为多气多血之所，若胃经实则邪传胃经易从火化。但若其入胃气不强，则邪传阳明而成“太阳表邪未罢顺传阳明”或“太阳表邪虽解而阳明中有水气”之寒化证。他又说：“邪传阳明胃腑，其症甚多，以水谷之海，各经皆禀气于胃也，故病有太阳阳明、少阳阳明、少阴阳明、太阴阳明、厥阴阳明。”“胃为十二经之海，邪热传入胃经，外而肌腠，内而肝胆，上则心肺，下则小肠膀胱，无不受其蒸灼。”这就是说，若胃家实，邪传胃经从火化，胃经之火易传入他经而易致他经亦从火化。同时，胃为后天之本，其他脏腑经脉有赖胃气之濡养、护卫，如胃经不实，则它经之症易从寒化。何秀山深得俞氏此中趣意，他在“太阴兼证”后按曰：“其眼目全在阳明，必以趺阳不负为顺。若胃家实者，既吐泻则湿郁已发，而风木自息，若胃家不实而阳虚，则风木必挟寒水以凌脾，吐痢不止而厥逆。”即言太阴证的形成与胃家不实有关；在“少阴本证”后按曰：“盖少阴虽属君火，以藏为用，其体常虚，惟赖太阳卫之于外，而表寒不侵，阳明镇之于中，而里寒不起……惟胃阳失守，寒水无制，鼓厥阴之风而厥逆，挟太阴之湿而下利。”即言少阴证的形成与胃阳失守有关；在“厥阴中见证”后按曰：“阳明气实，则肝火自从少阳而散，苟胃阳不支，则木郁乘土，必撤阳明之阖，而为太阴之开，以致吐利交作。”即厥阴证的形成与胃阳不支有关。

胃气之强弱对“三化”的影响，俞根初指出“从火化者为热证，从水化者为寒证，从水火合化者为寒热错杂证”，也就是说，热证为火化证，寒证为水化证，寒热错杂证为水火合化证。俞氏说：“邪传阳明胃腑，其证甚多，……有热结、痰结、水结、气结、发黄、蓄血、津枯、正虚之各异。”“所伏之邪，在膜原则水与火互结，病多湿温，在营分则血与热互结，病多温热，邪气内伏，往往屡夺屡发，因而殒命，总由邪热炽盛，郁火薰蒸，血液胶凝，脉络窒塞，营卫不通，内闭外脱而死。”火化证即热证是脏腑功能亢进的结果，而热邪又多灼津为痰、炼血为瘀而导致气血津液气化失常，产生内生之邪，此内生之邪又进一步导致脏腑、气血津液功能失调；水化证即寒证是脏腑功能低下的结果，多伴有水液内停、瘀血内阻等气血津液气化失常之证；水火合化之证则兼有两者的特点而使病情更为复杂。可见水化、火化、水火合化具有丰富的内涵，它紧扣外感病的病机，为治疗外感病症提供理论依据。

从俞根初的“三化”学说，可以看出六经气化辨证体系的本质。“气化”一词，经过几千年的演变，已从运气学的概念转化为中医学的概念，全国统编教材《中医基础理论》将其解释为“通过气的运动而产生的各种变化，具体地说是指精、气、血、津液各自的新陈代谢及其相互转化”。实际上，这是从生理的角度阐释“气化”的含义，俞氏在“三化”学说中，实寓含着病理角度上的“气化”的含义。人体在各种致病因子的作用下，或激起机体各种正气奋起抵抗，导致脏腑经络功能亢进，脏腑经络之气产热过多，则变生热证，即所谓的“火化证”，而热量来源于人体之气血津液等物质，热化即意味着气血津液的消耗，同时，气血津液必须在阴阳平衡的状态下，才能发挥其正常的温润濡养作用，在阳热偏亢的状态下，其运行、化生失常，就会产生滞气、瘀血、痰浊等内生之邪气，这些内生的邪气反过来又影响脏腑的功能，如痰浊使肺的宣肃功能失常等，且影响气血津液等正常物质的正常运行、转化，如瘀血不去，新血不生；或使脏腑经络功能处于低下状态，致脏腑经络之气产热不足，变生寒证，即水化证，机体处于阴寒偏盛的状态下，气血津液也不能发挥其正常的温润濡养作用，其运行、化生也会失常而产生滞气、瘀血、痰浊、水饮等内生之邪气，这些内生的邪气也反过来影响脏腑的功能，影响气血津液等正常物质的正常运行、转化，如湿浊内阻，则影响脾胃的运化功能，水谷精微不仅不能化生气血津液，反变成湿浊之邪气。可见俞氏从错综复杂的疾病演变过程中，悟出能提纲挈领之“三化”论，使临证者能执简驭繁。可以说，“二化论”是俞根初六经气化辨证体系之精髓。

五、创立伤寒分型方法

俞根初以六经气化辨证体系辨治四时外感，其内容庞杂，易造成概念上的混乱甚至治疗上的失误，为免于此，也为了阐明伤寒之中不同类型疾病的特点和治法，俞氏在其著述中将伤寒分成五个基本类型，即伤寒本证、伤寒标证、伤寒夹证、伤寒复证、伤寒坏证。其划分之依据是所感受病邪的性质和病情的变化。如将单纯感寒邪者归为伤寒本证，将寒邪兼它邪或它邪兼寒邪，二者兼发者列入伤寒兼证，将伤寒夹有其他杂证者称为伤寒夹证，把病情恶化者归为伤寒坏证，愈后复发者称伤寒复证。同时，这五个基本证型中，又包括若干具体证型，如伤寒本证包括小伤寒、大伤寒、两感伤寒、伏气伤寒、阴证伤寒。每一具体证型均有脉、证、因、治之陈列，旨在阐明不同病邪作用于人体，或这些病邪作用于不同体质不同病理状态的人体而产生的不同的气化反应及相应的治疗方药，均为六证气化辨证理论的具体应用。在临床实践中，若常规治疗不应，则应考虑这些兼夹情况，故《伤寒夹证》中有：“凡伤寒用正治法，而其病不愈，或反加重，必有所夹而致。”可见俞根初创立之伤寒分型法，有理有据，有序不乱，既可使临证者有章可循，又可拓宽思路，使临证者遇到疑难症时有法可想，有方可用。

六、完善伤寒的诊断方法

“三化”学说是六经气化辨证体系理论之精髓，火化证不仅为脏腑功能亢进，而且火热之邪常灼津为痰、炼血为瘀而导致脏腑气血津液气化功能失常；水化证为脏腑功能低下，多伴有水液内停、瘀血内阻之证；水火合化之证则病情更为复杂。俞根初在继承前人的基础上、在丰富的临床实践过程中，摸索出如何诊察这些复杂病理变化的经验。俞氏说：“凡诊伤寒时病，须先观病人两目，次看口舌，以后用两手按其胸脘至小腹，有无痛处，再问其口渴与不渴，大小便通与不通，服过何药，或久或新，察其病之端的，然后切脉辨证，以症证脉，必要问得其由，切得其象，以问证切，以切证问，查明其病源，审定其现象，预料其病证，心中了了，毫无疑似，始可断其吉凶生死，庶得用药无差，问心无愧。毋相对斯须，便处方药，此种诊法，最关紧要，此余数十年临证之心法也。”此实对《伤寒六书》诊伤寒法的发展，陶氏述之简略，而俞氏多有发挥。其所发挥之处，体现了其“三化”学说在伤寒诊断上的应用。由此可见，俞氏诊四时外感，有其独特的方法，形成了一个固定的程式，其舌脉诊、观目法及按胸腹法集前贤之大成又有所创见，颇具绍派伤寒之特色。

1. 舌脉诊

俞根初首创六经之下，每经有其主脉、主舌（苔）统领以为纲，以下细分相兼脉夹杂苔（舌）为其目，以纲统目，纲举目张，便于分证识证，对临床诊断有很好的实用价值。对于舌诊，俞氏谓：“太阳表证初起，舌多无苔而润，即有亦微白而薄，甚或苔色淡白，惟素有痰湿者，苔白滑，舌色淡红，素禀血热者，苔虽微白，舌色反红，若传入本腑，膀胱蓄溺，苔色纯白而厚，却不干燥，膀胱蓄热，苔多白兼微黄，薄而润滑。”对于脉诊，俞氏谓：“太阳脉浮，浮为在表，浮紧浮迟皆主表寒，浮数浮洪皆主表热，浮而细涩，浮而软散，凡证皆虚，浮而紧数，浮而洪滑，凡病皆实。”俞氏如此诊脉辨舌，便于以脉证舌、以舌证脉，使临床诊断更为准确深刻，同时有助于于细微处诊察到复杂的兼夹情况、传化之不同，以便采取相应的治疗措施。

2. 观目法

《黄帝内经》云："五脏六脏之精，皆上注于目，目系上入脑，脑为髓海，髓之精为瞳子。"俞根初据此认为"凡病至危，必察两目，视其目色，以知病之存亡也，故观目为诊法之首要"。俞氏认为"开目欲见人者属阳证，闭目不欲见人者为阴证；目瞑者鼻将衄，目暗者肾将枯；目白发赤者血热，目白发黄者湿热；目多昏蒙者湿病，湿甚则目珠黄而眦烂；眼胞肿如卧蚕者水气，眼胞上下黑色者痰气；怒目而视者肝气盛，横目斜视肝风动；目不了了尚为可治之候，两目直视则为不治之疾；热结胃腑，目中妄有所见；热入血室，至夜目中如见鬼状；瞳神散大，元神虚散；瞳神缩小，脑系枯结；目现赤缕，面红娇艳者，阴虚火旺；目睛不轮，舌强不语者元神将脱；凡目有眵有泪，精采内含者，为有神气；无眵无泪，白珠色蓝，乌珠色滞，精彩内夺，及浮光外露，皆为无神气，凡病多凶；目睛正圆及目斜视上视、目睑内陷，皆为神气已去，病必不治；惟目睛微定，暂时即转动者痰；即目直视斜视上视，移时即如常者亦多因痰闭使然，又不可竟作不治论"。由此可见，俞氏目诊，首重了解精气之存亡，判断疾病之预后，次可诊察疾病的水火传化情况，三可诊察到内生之邪及其对脏腑功能的影响。

3. 按胸腹法

俞根初重视腹诊，并推之为诊法上第四要诀。他认为"胸腹为五脏六腑之宫城，阴阳气血之发源，若欲知脏腑何如，则莫如按胸腹"。胸腹切诊，按部而论，大致分为三停。"上停名胸，在膈上，心肺包络居之，即上焦也。膈下为胃，横曲如袋，胃下为小肠，为大肠，两旁一为肝胆，一为脾，是为中停，即中焦也。脐以下为下停，有膀胱，有冲任，有直肠，男有外肾，女有子宫，即下焦也"。由于俞氏熟知当时胸腹解剖知识，因而其诊法也可验可法。胸腹部切诊方法分轻、中、重按法，如轻手循抚胸上而脐下，知皮肤之润燥，以辨寒热；中手寻扪，有无压痛，以察邪气之有无；重手推按，察其痞硬、疼痛，以辨脏腑之虚实沉积，此为腹诊基本方法。以后即按部而论，先按胸膈胁肋，以胸痞测湿阻或肝气上逆，以胸痛测水结气分或肺气上壅，以气塞测胆火横窜包络或伏邪盘踞募原。按胁肋胀痛者，非痰热与气互结，即蓄饮与气相搏；胸前高起，按之气喘者，则为肺胀。按两胁，两胁下痛引小腹者肝郁，男子积在左胁下者属疝气，女子块在右胁下者属瘀血。两胁胀痛，手不可按者为肝痛。夏病霍乱痧胀辨水、食、血与邪互结于胸胁，须用按诊鉴别：水结胸者，按之疼痛，推之沥沥；食结胸者，按之满痛，摩之嗳腐；血结胸者痛不可按，时或昏厥，三者俱有结痛拒按，不可不辨。按满腹，凡满腹痛，喜按者属虚，拒按者实，喜暖手按抚者属寒，喜冷物按放者属热。按腹而其热灼手，愈按愈甚者伏热。按腹而其热烙手，痛不可忍者内痈。痛在心下脐上，硬痛拒按，按之则痛益甚者食积。痛在脐旁小腹，按之则有块应手者血瘀。其他如按腹辨“胃家实”“虫病”“燥屎”等诊法，皆能指导临床。

俞根初之按胸腹诊，不仅能诊察到疾病的水火传化情况、脏腑之虚实，而且可以诊察到内生之病邪，为治疗提供最直接的证据。无怪徐荣斋先生称：“俞氏腹诊法，能补中医诊断法之不逮，可法可传。”中医腹诊能如俞氏之系统者，确前无古人。可以说，俞氏是中医腹诊之集大成而又有所创建者。总之，俞氏的伤寒诊断方法，紧扣其气化学说，为其六经气化辨证体系的临床应用打下了坚实的基础。

七、论伤寒立法创方

师古而不泥古，师其意而不用其方。俞根初在伤寒治法方面，宗仲景立汗、和、下、清、温、补六经正治六法，每一大法下针对具体病情立若干细法，如补法中有滋阴润燥法、滋阴清热法、滋阴息风法、滋阴潜阳法、滋阴濡络法等。其所选所创之方，方方有法。俞氏拓宽诸法他说：“发表不但一汗法，凡发疹、发斑、发痦、发痘，使邪从表而出者，皆谓之发表；攻里亦不仅一下法，凡导痰、蠲饮、消食、去积、通瘀、杀虫、利小便、逐败精，使邪从而出者，皆谓之攻里。”这种精辟的论述，大大扩展了发表攻里等祛邪手法。俞氏又博采众长，提出“（六经正治）六法为君，十法为佐”，治伤寒方无余蕴。俞氏的十法并无实指，而是提示医者应既能守其常，又能通其变，博采众贤之治法。俞氏师古而不泥古，师其意而不用其方，面对外感病证型复杂多变、地域和气候各地不同，以及“古方不能尽中后人之病”的现实，依其法创制了68首新方。其中有的方是以古方加减而成，如新加白虎汤、犀连承气汤，加味凉膈散等；有的是以两张古方为基础重新组合而成，如麻桂五皮饮、白虎承气汤等；有的则完全根据自己的实践经验所创制，如蒿芩清胆汤、羚角钩藤汤、犀地清络饮、阿胶鸡子黄汤等。其中不少方剂成为传世名方。《通俗伤寒论》所载101方，是俞根初气化学说的具体应用。

四时外感，病邪种种不同，其证治亦异，更由于人体体质不同、原有病证不一，感邪后传化亦因此而异，而且无论水化、火化还是水火合化，都会产生内生之邪而进一步导致脏腑功能障碍，从而出现一系列错综复杂的病证。为识别这些错根盘节的病证，俞根初“三化”论，以提纲挈领，此较仲景六经提纲略；细分各六经证为标证、本证、中见证、兼证，以穷尽这些病证的千变万化，此较仲景六经辨证详。

纵观俞根初所创所选之101方，其一补仲景之未备。俞氏所创所选之方呈纵横二线，所谓横线，即囊括伤寒之各种不同的具体情况之治，如同一发汗法，俞氏立羌活达表汤（辛温发汗法）、葱豉桔梗汤（辛凉发汗法）以分治风寒、风热外感，又立香苏葱豉汤（理气发汗法）、葱豉荷米汤分别治小儿、妇人外感，还立加减葳蕤汤（滋阴发汗法）、参附再造汤（温阳发汗法）、选用七味葱白饮（养血发汗法），分别治疗阴虚表寒、阳虚表寒、血虚表寒，可见俞氏宗经旨表证宜汗，但又知常达变，针对具体情况灵活用方；所谓纵线，即根据病情之轻重而分别用方，如同为少阳证，其表里证皆轻者用柴胡枳桔汤，表里证俱重者用柴芩双解汤，少阳胆火炽盛者，用蒿芩清胆汤，可见俞氏选方，根据病情的发展、传化的轻重，其方也层层推进，病轻药轻、病重药重，方症相配，总以能祛邪愈病为度；他还根据伤寒兼证多这一实际情况，以两方合为一方，或稍事加减而成新方以治之，如其治少阳阳明合病之柴胡白虎汤即以白虎汤合小柴胡汤加减而成。其二发吴、喻、叶之未尽。吴又可治邪伏募原，立达原饮，以槟榔、厚朴、草果开达募原以破结逐邪，芍药、知母、黄芩清泄里热。俞氏则将此方加柴胡、枳壳、桔梗、青皮，去芍药、知母而成柴胡达原饮，方中以柴胡疏达募原之气机，黄芩苦泄幕原之郁火，枳、橘开上，朴、果疏中，青、榔达下，荷梗透邪，甘草和中，合而使募原之邪从三焦而外达于肌腠。何秀山于方后按曰：“（该方）虽云达原，实为和解三焦之良方，较之吴氏原方，奏功尤捷。”喻昌治疫证力主从三焦论治，俞氏则深感疫邪传变迅速，难拘一经，创峻下三焦毒火法，制解毒承气汤，方用银花、连翘、黄芩、栀子轻清宣上，黄连、枳实疏理中焦，黄柏、大黄、瓜硝、金汁达下，雪水、绿豆解火毒，集喻昌所言之“治上焦升而逐之、中焦疏而逐之、下焦决而逐之”之理于一方。

叶天士治温病力主卫气营血辨证，治热陷心包主以清营凉血开窍，俞根初则根据“手厥阴为包络，中藏胆火，主行血通脉”。厥阴证多为火化证，而火热之邪最易灼液为痰、炼血为瘀，迷漫心孔，碍其横通四布之性，堵其神明出入之窍，将热入心包、热入营血归于厥阴火化证，除宗叶氏治以清营凉血之品外，尚结合其“三化”学说，善用介类通灵、幽香通气及流痰行瘀之品。其对热入心包郁蒸津液而为痰之痰蒙神昏症，治以清宣包络痰火法，方用玳瑁郁金汤；对热陷包络神昏，瘀塞心孔，治以清宣包络瘀热法，方用犀地清络饮；对邪陷包络，痰瘀互结清窍，惊厥俱发者，用清宣包络痰瘀法，以犀羚三汁饮；外邪初陷于心胃之间，心包气郁之心烦不眠、心中懊憹，治以清宣心包气机法，方用连翘栀豉汤；心包气机开通后，血液必枯，致血虚生烦，治以清润心包血液法，方用五汁一枝煎；肺胃痰火实热内壅心经包络，致神昏谵语，甚则不语如尸，治以清泄包络心经实火法，方用增减黄连泻心汤；热陷心包，舌赤无苔神昏，小便短涩者，清降包络心经虚火法，方用导赤清心汤；热结在腑，上蒸心包，治以心与小肠并治法，方犀黄承气汤。由此可见，俞氏治邪陷心包症，条分缕析，层层推进。较叶天士又有发展。

俞根初制方，君臣佐使配伍严谨，如蒿芩清胆汤（和解胆经法），何秀山注曰：“足少阳胆，与手少阳三焦，合为一经。其气化一寄于胆中以化水谷，一发于三焦以行腠理，若受湿遏热郁，则三焦之气机不畅，胆中之相火乃炽，故以蒿、芩、竹茹为君，以清胆火；胆火炽，必犯胃而液郁为痰，故臣以枳壳、二陈，和胃化痰；然必下焦之气机通畅，斯胆之相火清和，故又佐以碧玉，导相火下泄，使以赤苓，俾湿热下出，均从膀胱而出，此为和解胆经之良方。”由此可见，俞氏所创方剂，环环扣紧病机病症，君臣佐使配伍严谨，成有制之师，而效高力宏。

八、完善六经气化辨证

俞根初在继承的基础上，补前人之未备，阐前人之未尽，一步一步使统治寒温的六经气化辨证体系臻于完善。①以六经为本体。俞根初在《六经总诀》中，开首即言“以六经钤百病，为确定之总诀”。尽管六经气化辨证体系较六经辨证体系有更丰富的内涵，有其基本理论与具体实践相结合的发展，但其主体还是六经辨证。其描述伤寒本证、夹证、杂证、复证及其治疗时，均不离六经。可见俞氏之六经气化辨证体系是以六经辨证为本体的。②以三焦赅疫症。俞根初虽反对寒温对立，以六经气化辨证体系统治四时外感，但对温热病之辨证体系，也不是一概排斥，而在自己丰富的临床经验的基础上，取其精华为已用。如其在临床实践中，深感疫邪分布充斥，传变迅速，症情危险，无六经之可辨，而宗喻嘉言以三焦立论施治，立峻下三焦毒火法，制解毒承气汤，集喻昌所言之治上焦升而逐之、中焦疏而逐之、下焦决而逐之之理于一方，又仿吴又可之达原饮意，立寓开上、疏中、达下于一方之柴胡达原饮，以治疫证。故他在《六经总诀》中明确指出：“以三焦赅疫症。”可见六经气化辨证体系撷取三焦辨证以补六经辨证之不足。③以发汗分辛温辛凉二路。元代医家王履谓“夫伤寒、温暑，其类虽殊，其所受之原则不殊。由其原之不殊故一以伤寒而为称，由其类之殊，故施治不得相混”。故后世医家认为伤寒温病之治始异而终同。俞根初以伤寒概四时外感，故其发汗剂分辛温辛凉二路，制羌活达表汤等辛温发汗，以葱豉桔梗汤辛凉发汗。后者为《肘后》葱豉汤合河间之桔梗汤去黄芩而成，与银翘散同为辛温辛凉合剂而辛凉重于辛温之辛凉解表剂，二者有异曲同工之妙。④以厥阴证囊括营血分证、热陷心包证。对于卫气营血辨证，俞根初亦有所借用并有所发展，如对邪入营血一证，俞氏将其归于手厥阴心经，并将其发展为八法：清宣包络痰火法（玳瑁郁金汤、三汁宁络饮）、清宣包络瘀热法（犀地清络饮）、清宣包络痰瘀法（犀羚三汁饮）、清宣心包气机法（连翘栀豉汤）、清润心包血液法（五汁一枝煎）、清泄包络心经实火法（增减黄连泻心汤）、清降包络心经虚火法（导赤清心汤）、心与小肠并治法（犀黄承气汤）。⑤重视脏腑辨证。前已述及，脏腑的生理病理是俞氏气化学说的物质基础，其将六经证分为标证、本证、中见证、兼证与脏腑经络的生理病理密切相关，其对外感病的治疗也依据受病脏腑的特性而治。因此，俞氏的六经气化辨证十分重视脏腑辨证。⑥重视内生之邪。俞氏“三化”学说包括由于脏腑气血津液的气化失常而产生痰浊水饮瘀血等内生之邪及这些病邪对机体的影响，并十分重视此内生之邪的防治，在水化证、火化证、水火合化证的论治中均有体现，就是在其治疗表证的苏羌达表汤中，亦用茯苓、生姜以防停湿。总之，俞氏的六经气化辨证体系，以六经辨证体系为主体，又吸取了三焦辨证、气血辨证、脏腑辨证之精华，成为能统治寒温之辨治体系。故《通俗伤寒论》成为统治四时外感之诊疗全书。

九、治伤寒注重阳明

俞根初的“三化”学说阐明了外感病的演变趋势，阳明病对外感病的演变趋势有直接的影响，《六经总诀》中说：“凡勘外感，必先能治伤寒，凡勘伤寒，必先能治阳明。”将阳明摆在外感证治之首位。

1. 外感之治阳明为首务

《六经总诀》中说：“凡伤寒证，恶寒自罢，汗出而热不解，即转属阳明之候，当此之时，无论风寒暑湿所感不同，而同归火化。”此即言风寒暑湿外感，均可从火化而见阳明证，因此阳明证在外感病中出现最多。《大伤寒》中说：“邪传阳明胃腑，其证甚多，以水谷之海，各经皆禀气于胃也，故病有太阳阳明、正阳阳明、少阳阳明、太阴阳明、少阴阳明、厥阴阳明，其证有热结、痰结、水结、发黄、蓄血、液枯、正虚之各异。”此即言：由于胃为水谷之海，气血生化之源，各经均禀气于胃，他经之病变易传入胃，胃经之病变也易传入他经，因此阳明最多兼证。俞根初精思《黄帝内经》“中阳溜经，中阴溜腑”之深义，悟出“三阴实而邪不能容，还而归并于腑”

而成三阴阳明证，阐发《黄帝内经》微旨，补仲景之不逮。《大伤寒》中又说："邪热传入胃经，外而肌腠，内而肝胆，上则心肺，下则小肠膀胱，无不受其蒸灼。"燎原之火，最易耗损肾阴，终致真阴枯竭。《黄帝内经》云："胃为五脏六腑之海，其清气上注于目，其悍气上冲于头，循咽喉，上走空窍，循眼系入络脑。"因此，阳明热盛，最多蒸脑一证，出现神昏发痉之危症。因此，可以说阳明证危害大、重症多。正是因为阳明证多见、兼证多、危害大、重症多，所以俞根初治外感首重阳明。其治阳明证，既宗仲景辛凉甘润、急下存阴，又巧取后贤，而多有发明，颇具特色。治阳明标证虽宗仲景用辛凉甘润，但强调胃火为浮游之火，宣轻清透络，用加味白虎汤治之。治阳明兼证多方并用，紧扣病机。俞根初治阳明兼证，根据相兼经脉的特点，常两方甚至多方合用，或稍事加减而成方，以切中病机，如其治太阳阳明属肺胃合病者，其人素有痰火，外感寒邪，一转属阳明，肺气上逆，咯痰黄厚或白而粘，胸膈满痛，神昏谵语，腹满胀痛之证，用陷胸承气汤，为小陷胸汤与小承之合方，肺与大肠并治，既泻肺中痰火，又去阳明腑实，二者齐头并进而切中病机。治阳明危重证参用寒温两大辨证体系。仲景治阳明腑实以急下存阴，叶天士治热入营血用清营凉血，俞氏根据阳明腑实，邪热易上升蒸脑这一特点，用张、叶二贤之法合而为方，如其治少阴阳明重症，症见口燥咽干，心下疼，腹胀不大便或自利清水，而气臭恶色深红，苔黑燥而厚，脉右沉数而实，左细数之证，以大承气汤加犀角、鲜生地急下存阴、凉血滋阴以防热入厥阴心包经；其治少阴阳明危证，症见热陷神昏，似寐如醉，谵语妄笑，甚则不语如尸，六七日至十多日大便不通，腹热灼手，小便赤涩涓滴，脉沉而牢者，用犀连承气汤加西黄、麝香通腑泄热、凉血解毒开窍。

2. 他经之治须藉阳明

俞根初认为阳明胃经对外感的演变有至关重要的影响，它的强弱往往决定其余五经病变的转归。他说："伤寒证治，全藉阳明，邪在太阳，须藉胃汁以汗之；邪结阳明，须藉胃汁以下之；邪郁少阳，须藉胃汁以和之；太阴以温为主，救胃阳也；厥阴以清为主，救胃阴也；由太阴湿盛而伤及肾阳者，救胃阳以护肾阳；由厥阴风热而伤及肾阴者，救胃阴以滋肾阴，皆不离阳明也。"

（1）太阳证重养胃液扶胃气：风寒外袭，首犯太阳，必汗之以祛邪，而汗来源于胃之津液，故俞氏认为“邪在太阳，须藉胃汁以汗之”。若胃阴不亏，直须发汗以祛邪；若胃阴不足，必养胃阴以助作汗祛邪。如其治阴虚感冒外邪而出现恶寒发热、咳嗽、咽干痰结之症，治以加减葳蕤汤，方中玉竹滋胃阴为君，薄荷、桔梗、豆豉、葱白发汗解表为臣，甘草、大枣既助玉竹滋胃阴，又助胃阳升发清阳之气以助作汗外达；其治虚人感冒风温、伏气温病、产后感冒，用七味葱白饮，方中葱白、豆豉、生姜发汗解表，生地、麦冬养血滋阴，葛根升发脾胃之清气以助作汗。何秀山在本方后勘曰：“凡夺血液枯者，用纯表药全然无汗，得此阴气外溢则汗出。”

（2）少阳证重复胃汁之正化：仲景制小柴胡汤治少阳证，以半夏、人参、甘草，和胃阳以壮里气，助胃化汗以和解少阳。此所谓上焦得通，精液得下，胃气因和，不强发其汗，而自能微汗以解。然此为里气先虚者设，若里气不虚，则参、草、枣反温补助邪。俞氏深悟此中精义，认为“邪郁少阳，必藉胃汁以和之”，若里气虚者，宗仲景法治之，若里气不虚者，则重视恢复胃汁之正化以助汗出。

《黄帝内经》云：“中焦受气取汁，变化而赤，是谓血。”“脾为胃行津液也。”此即言胃中津液为气血生化之源。而少阳胆经，中含胆火，邪传少阳，最易灼胃中津液，使其不归正化而为痰为湿，阻碍气机，而使少阳之邪留居膜原而不去。因此，清除胆中邪火、祛除胃中痰湿、宣通上焦之气机，使胃中之津液归于正化而不与邪结，为治少阳证不虚者之良法。俞氏制蒿芩清胆汤，以治少阳证胆胃不和者，其中蒿、芩、竹茹清胆火，枳壳、陈皮、法夏和胃化痰，茯苓、碧玉导湿热下行，该方即体现了俞根初的学术思想。

（3）太阴证重化湿以扶胃阳：太阴肺为蓄痰之器，太阴脾为生痰之源，太阴最多湿化之证，其湿来源于胃中不归正化之津液。因此，治太阴证必扶助胃阳以温化胃中湿浊之邪，使胃中之津液归于正化，以营养五脏六腑、四肢百骸。如其治邪传太阴经证，症见体痛肢懈、手足微厥、肌肉烦痛、午后寒热、头胀身重、胸脘痞满，嗌干口腻、舌苔白腻浮滑、脉濡之证，治以藿香正气汤，方中厚朴、半夏、陈皮即为温中化湿之品；其治湿温初起、湿重热轻或湿遏热伏之证，治以辛淡温化之大橘皮汤，方中陈皮、苍术为温中燥湿扶胃阳之品。少阴证救胃阳以护肾阳。脾胃为后天之本，气血生化之源，肾为先天之本，先天有赖后天之充养，因此，邪传少阴，致肾阳亏虚，必治后天以治先天，先后天并治。如其治太阳寒邪内陷少阴脏证，症见吐利恶寒，但欲寐、脉沉细等候，用附子理中汤，温壮脾肾之阳，方中“以附子、干姜温阳为君，人参、白术培中为臣，佐以甘草和药，使以姜汁去阴浊而通胃阳。妙在干姜温太阴之阴，即以生姜温阳明之阳，使参、术、姜、附收功愈速成”。此方较仲景原方仅多生姜汁一味，但其护肾阳重救胃阳之意已显然。

（4）厥阴证养胃阴以滋肾阴：肝藏相火，肝肾同源，相火妄动，最易灼伤肝肾之阴，而肝肾之阴有赖后天胃阴之濡养。若胃阴实，则能制肝中相火，而使邪热外达，从少阳而散；若胃阴虚，则肝中相火灼肾阴而竭肾水，故俞氏治厥阴，强调养胃阴以滋肾阴。其养胃阴不过用滋腻，以免滞脾碍胃，常用白芍、甘草、生地等酸甘化阴之品，如其治热极动风之羚角钩藤汤，用白芍、甘草、生地；其治热病后期阴虚风动的阿胶鸡子黄汤，用白芍、甘草等。

十、“三化”诊治特色

俞根初论治“三化”证，以其“三化”学说为理论依据，均根据脏腑特性而治、凭借阳明而治、注重祛除内生之邪等特色。但由于水化、火化、水火合化相关脏腑不同、脏腑之虚实状态不同、内生之邪不同而有其各自不同的特点。

1. 寒化证

寒化证主要与阳明胃、太阴脾、少阴肾相关，以脏腑功能低下、水湿内停为特点，故其论治寒化证，亦根据脏腑的特性而治。阳明宜温散、温化，太阴宜温健，少阴宜峻补。如其治太阳表寒虽解而阳明中有水气证，呕多者以吴茱萸汤（重用生姜）温散胃中水气，利多者以胃苓汤温中化气；邪传太阴脏证，表现为“口淡胃钝、呕吐清水、大腹痞满、满而时痛、自利不渴、渴不喜饮、小便短少色白、甚则肢厥自汗、神倦气怯、舌苔黑滑、脉沉濡无力”。用香砂理中汤（木香、砂仁合理中汤）温健脾阳。太阳寒邪内陷少阴脏证，若“上吐下泻、恶寒蜷卧、但欲寐、或微烦、身重痛、口中和、手足冷、小便白、苔白滑舌胖嫩、脉沉微欲绝”等下焦虚寒、不能治水之证，以附子理中汤加肉桂、云苓壮肾阳以化水气，若服药后，“下利虽止，反自汗大出、筋惕肉瞤，目眩心悸，振振欲擗地者，孤阳从外而亡”，急予真武汤回阳摄阴；若“下利既止，而头目晕眩，时时自冒，痰涌喘息，两足冰冷者，下多阴竭，孤阳从上而脱”，急予新加八味地黄汤镇元纳阳。治水化之特色是：一则分清水化火化之主次而治。如“阳经表邪传入太阴，往往脾湿胃热相兼”。俞氏辨其水化、火化之主次，分别湿重于热、热重于湿、湿热并重、湿热俱轻四型分别治之；二则根据脏腑特性，明确水火之间的关系，抓住根结而治。如邪传入少阴脏证，俞氏根据“手少阴心主热气，中藏君火，足少阴肾主生阳，中藏寒水”的特点，明确水火之间的关系，抓住病证之根结而分为“水为火灼”“火为水遏”“水火互结”三型，分别治以壮水制火（阿胶黄连汤），达郁通阳（加味四逆散：柴胡、枳实、白芍、炙甘草、干姜拌捣北五味、桂枝、浙茯苓、烧酒干薤白、淡附片），滋水泻火（猪苓汤加辰砂染灯心草、童便、枇杷叶）之法。

2. 火化证

俞根初认为凡伤寒转属阳明之后，“无论风寒暑湿，所感不同，同归火化。”“伤寒一证，传变颇多，不越火化水化水火合化三端，从火化者，多少阳相火证，阳明燥热证，厥阴风热证。”并认为浙江一带患伤寒者，“火化多于水化”。其所谓之火化证，主要为胆、胃、肝或心包之实火证。俞氏宗仲景、取丹溪、法天士，其论治颇有独到之处。

（1）善用轻清透络之品：俞根初谓“凡勘伤寒，先明六气，风寒在下，燥热在上，湿气居中，火游行其间”。所谓“游行其间”，是指其尚未与大便、痰浊、水饮、瘀血结聚，火热之邪弥漫身体内外，正如其述胃火：“胃为十二经之海，邪热传入胃经，外而肌腠，内而肝胆，上则心肺，下则小肠膀胱，无不受其蒸灼。”正是因为俞氏深知火的这一特性，其治疗火证，善用轻清透络之法以透泄浮游之火。如其治疗阳明经证之新加白虎汤（清肝胃辛凉心肺法），除用白虎汤外清肌热，内清脏腑，益元散导热从小便而出外，还用葛根、薄荷、桑枝、竹叶等辛凉以轻清宣透浮游之火；再如其治邪入少阳，寒轻热重证之新加木贼煎，除以栀子、桑叶、丹皮凉解少阳之里热，以木贼、葱豉透表邪等外，加一味荷梗，既能行气，合“肝欲散，急食辛以散之”之意，又能透邪，轻清透泄浮游之火；又如其治少阳阳明证之柴胡白虎汤，用荷叶既能升清，亦能透达浮游之火。若火与大便、痰浊、水饮、瘀血相互结聚，则成为结聚之火，俞氏亦用轻清透络之品。未完全结聚者，能使之散；已胶结难解者，能使之分，从而易于各个击破。如火与痰瘀相结之邪陷心包证，采用清宣包络瘀热法，创玳瑁郁金汤，用野菰根、竹叶、灯心草，轻清透泄以治浮游之火，防其变为结聚之火，用连翘辛凉透泄心包痰火互结之热。再如犀地清络饮（清宣包络痰火法）之连翘、白茅根、灯心草等，犀羚三汁饮之连翘、天竺黄、茅根、灯心草等，均是此意。

（2）注重祛除化生之邪：俞根初认为“邪在募原，则水与火互结，……在营分，则血与热互结，邪气内伏，往往屡夺屡发，因而殒命，总由邪热炽盛，郁火内熏，血液胶凝，脉络窒塞，营卫不通，内闭外脱而死”。此说明火热之邪，易与内生之痰浊水饮瘀血互结，胶着不解，使邪热难去，故俞氏治疗火证，注重治其内生之邪，去其依附，既可使热无依附而成孤邪以利速解，也可使热随依附而去。如其治疗胸痞作呕，寒热如疟之肝胃不和之证，用蒿芩清胆汤，方中除用青蒿、黄芩清胆中之火外，尚用竹茹，二陈化痰，使痰火分离，又用赤苓、碧玉利尿除湿，使湿与热分离，同时亦可导热从小便而去。再如其治疗热入心包，夹痰瘀互结清窍，而致痉厥并发，终日昏睡不醒，或错语呻吟之危候，用犀羚三汁饮，方中除用凉血息风开窍之品外，天竺黄、皂角刺、竹沥、菖蒲，使痰火分离而痰消火除，复其横通四布之常。又如，其治下焦瘀热，热结血室，瘀热不去，上蒸心脑，谵语如狂，小腹窜痛、带下如注、腰痛如折之证，用仲景桃核承气汤去桂枝，合犀角地黄丸加失笑散，可谓祛瘀力猛，使邪热无所依附而速解，尤其值得注意的是，俞氏治疗火热灼液而成之痰，而善用辛润流痰之鲜药汁，如姜汁、竹沥、菖蒲汁等，而不用法半夏、陈皮之类，既除痰又不伤阴，确是俞氏善师古而又活用到实践中的宝贵经验。

（3）根据脏腑特性论治：俞根初提出六经形层的概念，认为“太阳经主皮毛，阳明经主肌肉，少阳经主腠理，太阴经主肢末，少阴经主血脉，厥阴经主筋膜”。提出“太阳内部主胸中，少阳内部主膈中，阳明内部主脘中，太阴内部主大腹，少阴内部主小腹，厥阴内部主少腹”。可见俞氏将躯壳与内脏统一起来，将六经辨证和脏腑辨证紧密结合在一起，并对脏腑的生理功能多有发挥，临床治疗多有独到之处。其治疗阳明胃火、厥阴肝火、厥阴心包之火证尤具特色。其治阳明胃火，俞氏根据胃为十二经之海，五脏六腑禀气于胃的理论，认为阳明胃火为浮游之火，治宜轻清透泄，已如前述。

治厥阴肝火方面，俞根初根据肝主疏泄、中藏相火的理论，对于“一身痉挛，寒热如疟，手足乍寒乍热，胸满而痛”之厥阴标证，治以清肝达郁汤，或用四逆散加香附、川连、桑枝、郁金，前者以丹皮、栀子、桑叶清泄相火，柴胡、薄荷、青皮、青橘叶等疏肝达郁，后者则除用川连泻相火，桑枝透热之外，均为疏肝之品。再如其治厥阴阳明证，分轻重危三证，“轻则其人素来肝气郁结，病伤寒六七日，热陷在里，气上冲胸，心中疼热，呕吐黄绿苦水，胸膈烦闷，气逆而喘，四肢微厥，腹满便闭，此厥阴气结合阳明热结而成之，法当下，以六磨饮子去木香加郁金治之；重者热陷尤深，四肢虽厥，指甲紫赤，胸胁烦满，神昏谵语，消渴恶热，大汗心烦，大便燥结，溲赤涩痛，此厥阴火亢合阳明热结而成之，法亦当下，用白虎承气汤加郁金。”均体现了俞根初治厥阴火化证根据肝主疏泄的特性。

至于“危者热深厥深，胸腹灼热，手足独冷，剧则如惊痫，时瘛疭，神迷发厥，终日昏睡不醒，或谵语呻吟，面色青紫色惨，摇头鼓颔，忽坐忽起，吐泻不得，腹中绞痛，攒眉咬牙，疼剧难忍，二便俱闭，此厥阴郁火深伏肝脏血络之中，而不发露于大经大络，直透胃肠而外发，往往气闭而毙，顷刻云亡，治宜先刺要穴出血，以开泄其血毒，再灌以紫雪，饮以飞龙夺命饮，以开清窍而透伏邪”。此根据肝藏血，通过刺血以使肝血外达而泄血毒。

治厥阴心包火证方面，由于“手厥阴为包络，内含胆火，主行血通脉”，心脉易被痰瘀阻闭，而火热之邪最易灼液为痰，炼血为瘀，迷漫心孔，碍其横通四布之功能，堵其神明出入之窍，故俞氏对于热入心包之证，除用凉血清热之品外，善用介类通灵、幽香通气以及化痰行瘀之品。如其治痰蒙心窍，致妄言妄见、疑神疑鬼，咯痰不爽之证，用玳瑁郁金汤，清宣包络痰火，方中用玳瑁介类通灵，郁金幽香通气，栀子导热下行，用生姜汁、竹沥、菖蒲汁辛润滑痰，紫金锭开窍，野菰根、竹叶、灯心草轻清透热；再如其治心包热盛，灼血为瘀，瘀塞心孔之神昏，用犀地清络饮清宣包络瘀热，方中用犀角地黄丸凉血活血，加连翘辛凉清心开窍，桃仁活血，姜汁、竹沥、菖蒲汁辛润以涤痰涎，白茅根、灯心草轻清透热。又如其治邪陷心包，夹痰瘀互结清窍，致痉厥并发之证，治以犀羚三汁饮，清宣包络痰瘀，方中犀、羚凉血息风，至宝丹芳香开窍，连翘宣包络之气郁，郁金通包络之血郁，白薇治血厥，天竺黄、姜汁、菖蒲汁辛润滑痰，芦根、灯心草等透达浮火。

十一、辨疑似证之经验

俞根初谓："治伤寒何难，治伤寒兼证稍难，治伤寒夹证较难，治伤寒复证更难，治伤寒坏证最难。盖其间寒热杂感，湿燥互见，虚实混淆，阴阳疑似，非富于经验，而手敏心灵，随机应变者，绝不足当此重任。"非富于实践者，绝道不出此言。其经验主要有二，一是重舌脉。俞氏谓"切脉辨舌，为临证断病，医生行道之必要，证有疑似凭诸脉，脉有疑似凭诸舌"，可见俞氏辨疑似证非常重视舌脉。二是察独见。俞氏谓："虽通体皆现虚象，一二处独见实证，则实证反为吃紧。""虽通体皆现实证，一二外独见虚证，则虚证反为吃紧。"可见其辨疑似证，常以"独见"之证为关键。

十二、治外感病经验

俞根初在数十年的临床实践中，形成了丰富的外感治疗经验。他用六经气化辨证体系辨治外感的心得，是理论与实践相结合的产物。

（一）审因论治

俞根初认为六淫之邪各有其特性，四时外感之"三化"与所感受之病邪有密切联系。他说："风寒风湿，治在太阳；风温风火，治在少阳；暑热燥火，治在阳明；寒湿湿温，治在太阴；中寒治在少阴；风热治在厥阴。"此说明六淫之邪侵袭人体之部位有异，传化亦不同，治因而也不同。他在《六淫病用药法》里详列各种外邪致病之用药法，如在《风病药》篇说："风为百病之长，善行数变，自外而入，先郁肺气，肺主卫，故治风多宣气泄卫，轻则薄荷、荆芥，重则羌活、防风，而杏、蔻、橘、桔，尤为宣气之通用。”俞氏在伤寒本证、伤寒兼证、伤寒夹证里，均详列各病病因，如“四时偶感寒气，或贪凉冒风”引起者为小伤寒，其治只须辛散轻扬以治其皮毛；“若立冬后，严寒为重，春夏秋暴寒为轻，触冒之者，或露体用力而着寒，或穿脱衣而着寒，或睡卧傍风而着寒”，此为大伤寒之病因，其治按六经传变辨证论治；若“身受阴寒之气，口食生冷之物，表里俱寒者”为两感受伤寒，其治当先温其里，再散表邪；同为伤寒兼疟，若感受风寒而引发者为风寒疟，若感暑湿而引发者为暑湿疟，其治各不相同。可见俞氏强调审因论治的重要性。

（二）辨证论治

俞根初在《六经病证》里，详列六经证的标证、本证、兼证、中见证，在《大伤寒》里，又详列各证之治，体现了俞氏“有是证用是药”的辨证用药思想。虽然古有“有是证用是药”之明训，俞氏在临床实践中深感同一病证而证有轻重，其治也当同中有异，如少阳证，当用和解法，但随病邪之深浅、所化病证之轻重不同而治疗有异：如外感之邪初传少阳，逆于胸胁致痞满不通，或痛或哕者，用柴胡枳桔汤，轻剂和解少阳；若少阳证表里证俱重，症见恶寒重，身无汗，发热亦甚，口渴恶热者，以和解表里重剂柴芩双解汤治之；若少阳证，热重寒轻者，则用新加木贼煎，和解偏重清泄。同一病症，症有轻重，是因为病人的体质不同、正气强弱不一样，感邪之轻重有异，致所化有轻重之别。

对每一种病症，俞根初根据病邪对人体损害的具体部位及损害的程度，或相兼病症、内生之邪之不同，分清所化之轻重而分别治之。如少阴阳明证，他认为“有轻重危之证，轻者阳明病外证未解，不先辛凉开达，而下之，则胃中空虚，客热之气，乘虚而内陷心包胃络之间，轻则虚烦不眠，重即心中懊侬，反复颠倒，心窝苦闷，甚或心下结痛，卧起不安，或心愦愦怵惕烦躁，间有谵语，饥不能食，但头汗出，舌苔白滑微黄，或淡黄光滑……此外邪初陷于心胃之间，乃包络热郁之闷证也。法当微苦微辛，轻清开透，连翘栀豉汤主之，开透后，包络血液被邪热劫伤，往往血虚生燥，心中不舒，愦愦无奈，间吐黏涎、呻吟错语，舌底绛……急急濡液涤涎，宣畅络气，五汁一枝煎清润之；重者少阴病，口燥咽干，心下痛，腹胀不大便，或自利清水，色纯青而气臭恶，舌深红，苔黑燥而厚……此少阴邪从火化，合阳明燥化而成下证也，法当急下存阴，大承气汤加犀角（一钱）、鲜生地（一两）峻泻之；危者少阴病，热陷神昏，似寐如醉，谵语妄笑，甚至不语如尸，六七日至十余日大便不通，腹热灼手，小便赤涩涓滴……此少阴少火悉成壮火，合并阳明燥热而成下证也，急急开泄下夺，泻燎原之邪火，以救垂竭之真阴，犀连承气汤加西黄（五分）、麝香（五厘），急救之。”同为少阴阳明合病，俞氏则再分为“外邪初陷于心胃之间”“少阴邪从火化合阳明燥化”及“少阴少火悉成壮火合并阳明燥热”轻重危三等，以详“知所犯何逆”，进而“随证治之”。由此可见，俞根初临证，注重依据其“三化”学说，紧扣外感病的病机，进行辨证论治。

（三）辨病论治

证，是疾病过程中处于一定阶段的病位、病因、病性、病势的概括，反映疾病当前的本质，辨证有利于抓住当前的主要矛盾；病是对疾病全过程的特点和规律所做的概括和抽象，每一疾病有其自身的发生发展规律，辨病有利于抓住疾病的基本矛盾，因此，辨病辨证不可偏废。《通俗伤寒论》深刻体现这一思想，在“六经病证”一章，详列六经各证之标证、本证、中见证、兼证，可谓对《伤寒论》辨证施治精神的发展，而在“伤寒本证”“伤寒兼证”“伤寒夹证”“伤寒复证”“伤寒坏证”这几章里，详列各具体证型之因、证、脉、治，其“证”包括病程，初期为外邪袭表之证、中期为外邪入里所化之证、末期为余邪未尽正气已衰之证，其治亦分初、中、末，为其气化学说在临床中的具体应用。可见，俞氏的叙述都是以经统病，按病析证，随证出方。体现了俞根初既注重辨证论治，又提倡辨病论治的精神。

对每种病证，俞根初又均分三期而治。初期治太阳，中期治所化，后期除余邪兼以扶正。如对黄耳伤寒之治，初期外邪袭表，以“荆防败毒散加减，辛散风毒以解表”。表解疼止，化为少阳相火，“耳中肿痛者，继与新加木贼煎去葱白，加连翘、牛蒡（各二钱）、大青叶（三钱）、生绿豆（一两）、杜赤豆（四钱，二味煎汤代水），辛凉解毒以清火。”“火清毒解，尚觉耳鸣时闭者，以聪耳达郁汤（冬桑叶、夏枯草、鲜竹茹、焦山栀、碧玉散、鲜生地各二钱、女贞子三钱、生甘草四分、鲜石菖蒲汁四匙冲）肃清余热以善后。”可见俞氏三期分治之法，实有叶天士“孤邪”法之意味，初治表邪，以“孤里邪”，表邪去而直捣里邪，这样，便于方药精专而取效快捷。俟里邪去而未尽，正已伤，则以肃清余邪，兼以扶正，俞氏治病点到即止，有进有退，难怪何秀山说，俞氏之方“方方切用，法法通灵”。值得注意的是，外邪袭人，往往表未解而里已化，表里皆病，里为表束而不显，表邪一去，则里热彰，此时易于直捣里邪而病易愈，切不可因解表后里热逾盛而认为解表为误治。古有言，有一分恶寒，就有一分表证，伤寒论也明确提出，表邪未除，切勿攻里，俞氏对此理解确实很深刻。

十三、对外感病学的贡献

寒温之争论，俞根初力就使寒温融会，以张景岳《景岳全书 ·伤寒典》阐述论伤寒之汗法、下法、补法、慎用苦寒药物的学术观点，强调勘病、辨证、论治的统一，干脆把四时外感热病统称之为风温伤寒、春温伤寒、湿温伤寒、秋温伤寒、冬温伤寒，等等。以六经为支架，融会卫气营血和三焦的外感病辨证施治，无论伤寒还是温病兼收并蓄，参以己见。俞根初认为：“伤寒二字，统括了四时六气外感证。”并把伤寒分为本证、兼证、夹证、坏证和变证这五个基本类型 ，并明确指出“伤寒为外感百病之总名”，并将“温病”“暑病”专篇，隶于伤寒名下。而以俞根初为代表，主张以六经钤百病。《伤寒论》之六经，乃百病之六经，非伤寒所独也，而温热病学说不能赅括一切外感热病。俞根初又说：“仲景著《伤寒杂病论》以伤寒二字，统括四时六气之外感证。”他认为“六经钤百病”，特别强调六经辨伤寒（包括寒、温两类感症）。

俞根初说：“以六经钤百病，为确定之总诀，以三焦赅疫证为变通之捷径。”融六经、三焦一炉，创立寒温宜统论，诞生了以地方命名的“绍派伤寒”，著以通俗而著称的《通俗伤寒论》，阐述伤寒证治，别具一格，具有浓郁和独特的地方特色，正如邓铁涛先生在《三订通俗伤寒论》序中所说：“《通俗伤寒论》，其通俗之处在于发展了仲景的《伤寒论》。”

书中的“伤寒兼证”，很多内容今天看来已属于温病的范围了。温病学说的发生是有清代之重大成就，是历史的发展的必然结果。若以“寒温统一论”观点看，则俞根初先生可说是先行者。

十四、对杂病论治的贡献

俞根初对杂病论治的贡献主要表现在两个方面：一是善用六经气化辨证体系辨治内伤杂病；二是《通俗伤寒论》中包含着丰富的治疗杂病的经验，以六经气化辨证体系辨治杂病。巢元方、许叔微、王好古等，均曾以六经治杂病，用六经辨证辨治杂病已有开端。外感病日久，损伤脏腑经络气血功能，则演变为杂病。俞氏将六经辨证、脏腑辨证、气血辨证溶于六经气化辨证体系，将五脏六腑、经络、气血津液、四肢百骸视为一个有机的整体，用“三化”学说来概括千变万化的疾病演变规律、阐明外感病的病机，用六经病证来描述错综复杂的疾病临床表现，因此说“百病不外六经”。故俞根初用六经气化辨证体系辨治杂病，做了有益的探索。

十五、用药经验

俞根初用药经验，概括起来有三点：一是善用宣化理气之品；二是善用芳香淡渗之品；三是喜用鲜品及其药汁。俞氏治病喜用宣化理气之品，认为“凡伤寒病，均以开郁为先，如表郁而汗，里郁而下，寒湿而温，火燥而清，皆所以通其气之郁也，病变不同，一气之通塞耳”。故俞根初治疗外感重宣化理气，如其治疗风邪致病，多用宣气泄卫药，轻则薄荷、荆芥、重则羌活、防风，而杏仁、蔻仁、陈皮、桔梗尤为宣气之通用；治寒邪为犯，除外寒宜汗、里寒宜温外，视其病变部位之不同，上焦佐生姜、蔻仁；中焦佐厚朴、草果或丁香、花椒；下焦佐小茴香、沉香或吴茱萸、乌药，以辛香开郁。再如其治心包气郁之证，主以连翘栀豉汤，该方既有清芳宣透气分之连翘，又有辛夷、郁金、枳壳，疏畅气机。另如以香苏葱豉汤疏郁达表，以柴胡达原饮开达三焦之气机等，都体现了疏通气滞，开郁达邪的思想。外邪内侵，多导致脏腑经络气机郁滞，故俞氏治伤寒，以开郁为先。

俞根初治病，因地制宜，结合浙绍地区江南沿海、天暖地湿，人多嗜食酒茶，而致该地伤寒恒多夹湿的特点，故俞氏治病多佐以芳香淡渗之品，防其停湿聚痰，《通俗伤寒论》所载101方，大多佐以渗利之品，或芳香宣化之药铒，甚或化痰之品。如其辛温发汗之苏羌达表汤，以生姜、茯苓之辛淡为佐，防发汗之不彻，停水为患；其和解胆经之蒿芩清胆汤，用碧玉散、赤苓之淡渗，使湿热从膀胱而去；其温中理气之仁香汤，用白蔻仁、杜藿香、砂仁等以芳香化湿等，均体现了这一特色。俞氏还善用鲜药或鲜药汁，如鲜芦根、鲜茅根、鲜生地、鲜菖蒲、鲜紫苏、鲜藕节、鲜荷叶、鲜西瓜皮、鲜冬瓜皮、鲜竹沥汁等，取其质淳味厚、药专力宏，直入病所。俞氏认为："吾绍患伤寒者，火化证多于水化，水火合化者亦不少。"火伤阴液而变燥，一方面鲜品、鲜汁可以润燥，另一方面，江南湿多，鲜品鲜汁可避免滋腻生湿之患。如五汁一枝煎。

十六、疗疾重调护

护胃气全藉阳明有新意。俞根初治伤寒尤重阳明，指出"伤寒证治，全藉阳明""凡勘伤寒病，必先能治阳明"。认为"邪在太阳，须藉胃汁以汗之；邪结阳明，须藉胃汁以下之；邪郁少阳，须藉胃汁以和之；太阴以温为主，救胃阳也；厥阴以清为主，救胃阴也；由太阴湿胜而伤及肾阳者，救胃阳以护肾阳；由厥阴风胜而伤及肾阴者，救胃阴以滋肾阳，皆不离阳明治也""伤寒多伤阳，故末路以扶阳为急务；温热多伤阴，故末路以滋阴为要法。扶阳滋阴，均宜侧重阳明。"设九味仓廪汤以益气发汗，此方妙在人参、茯苓、仓米益气和胃，协济羌活、防风、薄荷、前胡、桔梗、甘草，各走其经以散寒，又能鼓舞胃中津液，上输于肺以化汗，即取"藉胃汁以汗之"之意。如设调胃承气汤缓下胃府结热，方中较仲景调胃承气汤多姜、枣二味，以助胃中升发之气，秉"藉胃汁以下之"之意，别有新意。俞氏认为，治法虽千变万化，但健脾应放在首位，脾胃若不健，药又岂能收功？如治阴虚火旺，心阴虚者，以阿胶黄连汤出入；肝阴虚者，丹地四物汤为主方；脾阴虚者，黑归脾丸主之；肺阴虚者，清燥救肺汤；肾阴虚者，知柏地黄丸；冲任阴虚者，滋任益阴丸。对脾胃未健者，先做一番修正。俞氏临证顾及阳明，如在清燥养营汤中，以陈皮运气疏中，妨碍胃滞气，梨汁醒胃以增汁。

疗疾重调护饮食讲宜忌。指出“伤寒温热，外邪退后，余热未尽，元气已虚，胃虚少纳，脾弱不运”，应当以清余邪、调脾胃。并告诫“吾绍之病家，一病之安危，多有责之于医，不知侍者对于病人，往往居处不合理，身体不清洁，寒温不适宜，卧起不定时，不但无助医家治疗之能力，实则助长病菌之孳生”。瘥后之调理更注重脾胃：俞氏认为瘥后调理不慎，常易致复发而前功尽弃，并设瘥后调理一节。在瘥后的调理时，更注重脾胃，俞氏认为瘥后遗症的药物调理，当分补虚，清热两项。补虚有两法，一补脾，二补肾，可服六君子汤、黄芪建中汤、叶氏养胃汤；清热亦有两法，初病时之热为实热，宜苦寒药清之，大病后之热为虚热，宜用甘寒药清之，二者有霄壤之殊。凡人身天真之气，全在胃口，津液不足，即是虚，生津液即是补虚。故以生津之药合甘寒清热之品以治感后之虚热，如麦冬、生地、丹皮、北沙参、西洋参、鲜石斛、鲜茅根、竹沥、梨汁、蔗汁之类，皆为合法，丝毫无苦寒之弊，顾护胃气又注重阳明。

Chapter 2

第四节 论伤寒之汗法

《伤寒论》首创麻黄、桂枝之辛温解表法，开伤寒汗散之先河。明代张景岳发皇经义，发展汗法，以“治伤寒之汗法，惟汗为主”，“伤寒之愈，未有不从汗解者”把汗法提高到伤寒证治的首位，认为伤寒之治“法虽有六（指汗、补、温、清、吐、下六者），汗实统之，而汗外五法，亦无非取汗之法也”。这一见解对清·乾嘉年间崛起的“绍派伤寒”有很大的影响，医家多有发展与创新。俞根初著《通俗伤寒论》，把伤寒证治归纳为六法，而把汗法列为六法之首，并创立辛温发汗、益气发汗、养血发汗、滋阴发汗诸法及效方，丰富了祖国医学的内涵。

张景岳说：“夫寒邪外感，无非由表而入里，由表而入里者，亦必由表而出之。故凡患伤寒者，必须得汗而后解。”张氏并告诫：“凡伤寒瘟疫表证初感，速宜取汗，不可迟也。”张氏创制汗散法及其用方四法：即①辛温汗散法，适用于“寒邪外盛而内无热证及元气无亏而气清受寒者”。②辛凉汗散法，适用于伤寒“外热里亦热，脉证俱阳”。③辛甘汗散法，适用于伤寒“但有外证，内无寒热而且元气无亏者”。④兼补汗散法，适用于伤寒“表证而素体营卫不足、气血不充者”。故俞根初汲取景岳汗法的精髓并加以发挥，立辛温发汗、益气发汗、养血发汗、滋阴发汗等以下十二法。

一、辛温发汗

苏羌达表汤（苏叶、防风、光杏仁、羌活、白芷、广橘红、鲜生姜、浙茯苓皮）：方证专为风寒四时感冒而设。俞根初认为，浙绍卑湿，凡伤寒恒多夹湿，故予于辛温中佐以渗者，防其停湿也。何秀山认为，人有皮肉筋骨以成躯壳，皆谓之表；其中有脏腑以实之，则谓之罩；而其能入里出表，全在经络，故滑之传经。方中以辛温苏叶为君药，具有发表散汗、辛散通经活络、行气宽中、开宣肺气之功，长于行气宽中，外感风寒之内有气滞者最为适宜；羌活辛温，有解表散寒、祛风胜湿、止痛之功，善治外感风寒夹湿、头痛身痛较晕者，辛散筋骨之风寒；防风辛甘微温，有祛风解表、胜湿、解痉止痛之功，尤善祛风，用于风寒、风湿、风热表证；白芷辛温，有解表、祛风燥湿、消肿排脓、止痛之功，用于外感风寒之鼻寒流涕、头身疼痛。羌活、防风均有较强的发汗作用又善于胜湿，白芷宣通鼻窍，长于止痛，防风、白芷两药又能辛散肌肉之痛。三药相互，具有发散风寒，祛风胜湿之功，故为臣药。光杏仁苦微温，苦能泄降气，有止咳平喘、润肠通便之功；广橘红味辛苦，温，理气宽中，燥湿化痰。两药为佐药，引领筋骨肌肉之风寒，使其从皮毛而出。绍域湿温之地，俞氏深恐其发汗不彻，及有水湿停滞之嫌，配以辛微温的鲜生姜，发汗解表，温中止呕，温肿止咳。虽发汗力弱，协助杏仁、橘红之佐药增强温中化其痰湿，用于风寒感冒轻证及风寒感冒见痰多咳嗽者尤为适宜；配浙茯苓皮利水渗湿，健脾安神，两药辛淡发散为阳，故为使药。综观本方具有发散风寒之功效。其立法周到，组方周密，解伤寒之邪，散筋骨肌肉之风寒，发汗、渗湿而不伤阴，故列为发汗之首剂。

二、辛凉发汗

葱豉桔梗汤（鲜葱白、桔梗、焦山栀、淡豆豉、薄荷、连翘、生甘草、鲜淡竹叶）：葱豉桔梗汤方证为风温初起外感表证所设。风温多发于春月与冬初气候晴暖之时。病起之初，邪多犯肺，可见有头痛身热，微恶风寒，咳嗽，咽痛，口渴，舌苔薄白，脉见浮数。辛凉解表法治之，使邪从肌表而解，而诸证自除。本法俞氏别具一格，以通阳发汗《肘后方》的葱豉汤（葱白、豆豉、麻黄）与清上焦之桔梗散合为一方，减去黄芩，为辛凉解表之剂。何秀山对俞氏葱豉桔梗汤，认为原《肘后方》葱豉汤本为发汗之通剂，已经衍变配合刘河间桔梗汤，君以荷、翘、桔、竹之辛凉，佐以栀、草之苦甘，合成轻扬清散之良方，善治风温、风热等初起证候，历验不爽。惟刘氏原方尚有黄芩一味，而此不用者，畏其苦寒化燥，涸其汗源也。若风火证初起，亦可酌加。由此做了很好的注释，足见俞氏遣药组方的灵活性。

三、益气发汗

九味仓廪汤（党参、羌活、薄荷、茯苓、防风、前胡、苦桔梗、清炙草、陈粳米）：何秀山认为“此方妙在参、苓、粳米，益气和胃，协济羌活、防风、薄荷、前胡、桔梗、炙甘草，各走其经以散寒，又能鼓舞胃中津液，上输于肺以化汗，正俞氏所谓藉胃汁以汗之也。凡气虚者，适感非时之寒邪，混厕经中，屡行疏表不应，邪伏幽隐不出，非藉参、苓、米辅佐之力，不能载之外泄也”。并指出：“独怪近世医流，偏谓参、苓助长邪气，弃而不用，专行群队升发，鼓激壮火飞腾，必至烁竭津液不已，良可慨焉。可见参、苓之品，只要辨证得当，收效良多。”

四、养血发汗

七味葱白汤（鲜葱白、生葛根、细生地、淡豆豉、麦冬、鲜生姜、百劳水）：用于素体阴虚血少、外感风热之证。何秀山说：“葱白香豉汤，药味虽轻，治伤寒寒疫。三日以内。头痛如破。百劳水轻宣流利，即治虚人风热，伏气发温及产后感冒，靡不随手获效，真血虚发汗之良剂。”方中葱白辛，温。发汗解表，散寒通阳。生地甘、苦，寒。滋阴养血，共为主药；配葛根、豆豉、生姜助葱白以解表祛邪，为辅药；佐以麦门冬助生地养血益阴，以滋其汗源；助主药以滋阴。诸药合用，邪正兼顾，表邪解而正不伤，具有滋阴养血、疏散风热之功效，为养血解表的著名方剂。

五、滋阴发汗

加减葳蕤汤（生葳蕤、生葱白、桔梗、白薇、淡豆豉、薄荷、炙甘草、红枣）：本方由唐代孙思邈的《备急千金要方》师仲景之法而又不守仲景方为特点，拟葳蕤汤治风温，开滋阴解表剂之先河，由此加减而来。而《千金》葳蕤汤是在麻黄汤的基础上，加独活、川芎、青木香、葳蕤、白薇组成，是发表清里剂。然方中辛温之药颇多，于温热病证，毕竟不够恰当，故张璐在《千金方衍义》中说："多有热伤津液，无大热而渴者，不妨裁去麻、杏、易入葱、豉以通阳郁；栝蒌以滋津液；喘息气上，芎、独亦勿轻试。虚不胜寒，石膏难以概施，或以竹清心，茯苓守中，则补救备至，于以补《千金》之未逮。”俞根初受张氏之论的启发，保留《千金》之葳蕤、白薇、甘草，另配入葱白、豆豉、薄荷、桔梗、大枣，则创加减葳蕤汤。以发表清里易为解表滋阴之剂，既补《千金》葳蕤汤之未备，又开创阴虚外感风热之治法，是对《千金》葳蕤汤制方用药的丰富与发展。

加减葳蕤汤可治疗素体阴虚、外感风热之证。阴虚者，易生内热，今感风热外邪，头痛身热而微恶风寒，咳嗽咽干而痰稠难出，以及心烦口渴，但舌赤脉数，是素体虚而有内热之症。“汗之为物，以阳气为运用以阴精为材料。……其有阳气有余，阴精不足，又为温热升发之气所烁，而汗自出或不出者，必用辛凉以止其自汗出之汗，用甘凉甘润培养其阴精为材料，以为正汗之地。”方中葳蕤（玉竹）味甘性寒，为滋阴润燥主药，用以润肺养胃，清热生津。配以葱白辛温散寒以通阳；豆豉，则发汗解表；薄荷，消散风热；桔梗，开宣肺气，止咳利咽，为辅药。白薇苦咸，寒、苦咸降泄，凉血清热而除烦渴为佐药。甘草、红枣，甘润滋脾增液，同助玉竹之滋刚润燥，亦为佐药：诸药合用，具有滋阴解表之功效。“养阴而不留邪，发汗并不伤阴”，为阴虚体感冒风温及冬温咳嗽、咽干痰结之良制。

六、助阳发汗

参附再造汤，俞根初从陶节庵再造散加减（高丽参、淡附片、桂枝、羌活、黄芪皮、北细辛、炙甘草、防风）：本方证为伤寒夹阴、阳虚不能作汗、尺脉迟弱之证。由于房劳不谨后感冒风寒者，谓之夹阴伤寒（伤寒夹房劳），或冒雨涉水伤。肾者、阳虑者阴必盛，故方中以辛、热的淡附片，辛、热、温的桂枝，通阳破阴为主约；阴盛者气必弱，以甘、微苦微温的人参，甘、微温的黄芪，扶正益气为辅约；佐以羌活、防风、细辛温散阴寒；使以甘草，以缓辛、附片、羌活、防风性之。专治伤寒夹阴之良剂。

七、理气发汗

香苏葱豉汤（制香附、广陈皮、鲜葱白、紫苏、清炙甘草、淡豆豉）：本方由香苏散合葱豉汤而成，方证为妊娠伤寒。妊妇感受风寒，不可峻剂取汗，以免损津耗液，亦需安胎以护胎元。故方中用辛，温轻薄之苏叶，合香豉、葱白以发散风寒；合香附、陈皮行气解郁，苏叶又具理气解郁安胎之功。何秀山说：女子善怀，每多抑郁，故表郁无汗，以香苏饮为主方。盖香附为气中血药，善疏气郁；紫苏为血中气药，善解血郁；况又臣以葱、豉轻扬发表；佐以陈皮理气，炙草和药，又气血调和，则表郁解而津津汗出矣。此为妊妇伤寒之主方，既能疏郁达表，又能调气安胎。

八、和中发汗

葱豉荷米煎（鲜葱白、淡豆豉、薄荷、生粳米）：本方《肘后》葱豉粳米煎加薄荷而成。《黄帝内经》所谓“因其轻而扬之”。方中用葱白，辛温通阳，合淡豆豉发汗解表；配以薄荷，清散风热之邪，粳米能鼓舞胃中津液。何秀山说：治小儿伤寒初起一二日，头痛身热，发冷无汗，药虽轻稳，用之辄效，医肯勿以平淡而忽之。由此，反映出绍兴伤寒学派用药轻清之特色。

九、宣上发汗

新加三拗汤（麻黄、荆芥穗、桔梗、金橘饼、苦杏仁、薄荷、生甘草、大蜜枣）：本方证为风伤肺、寒伤太阳、头痛恶寒、无汗而喘、咳嗽白痰等证。太阳经为一身之外卫，主皮毛，而皮毛又为肿之合，故足太阳与手太阴二经之病，往往互见，如《伤寒论》头痛恶寒，固太阳经症，鼻鸣而喘，即肺经症矣。此方以麻黄汤去桂枝为主药，而麻黄留节，发中有收；苦杏仁留尖收其发，留皮取其涩，略忤取其味易出；甘草生用，补中有散，三味与仲景法三拗故名。俞根初佐以荆芥穗、薄荷疏风；桔梗、甘草甘平宣上；使以橘饼、蜜枣辛甘微酸，变仲景峻剂为平剂，以治风伤肺、寒伤太阳、头痛恶寒、无汗而喘、咳嗽白痰等证。

十、温下发汗

麻附五皮饮（麻黄、淡附片、浙茯苓皮、大腹皮、细辛、广陈皮、加皮、生姜皮）：本方麻附五皮饮方证为治一身尽肿之证。方以仲景麻附细辛汤合华元化皮饮为剂，方中以麻黄，外走太阳而上开肺气，为主药；辅以细辛、附子，合为温化肾气；佐以茯苓皮、大腹皮、新会皮、五加皮、生姜皮等五皮，开腠理以达皮肤，为治一身尽肿，化气发汗之良方。何廉臣认为，麻黄虽为发汗之峻品，而用于水肿证，其力较减，其性反缓者，以水气抵抗之力大也；妙在下行之性，又能利溺，故前哲于水肿证，多用麻黄者以此。惜世俗无普通医识，辄畏麻黄如虎，致良药见弃，良可慨焉。提出必须先煎数沸，掠去浮沫，以减麻烈之性，庶无流弊。可见绍派伤寒独特的加工炮制经验。

十一、化饮发汗

小青龙汤（麻黄、姜半夏、炒干姜、五味子、桂枝、北细辛、白芍、清炙甘草）：本方俞氏经验方，宗《伤寒论》，方证为素有水饮之人，脾肺之气必虚，一旦感受风寒，水寒相搏，皮毛闭塞，肺气益困，输转不利，水饮蓄积于心下，上犯迫肺，肺寒气逆，所以恶寒发热，无汗，不渴，喘咳痰多，清稀而黏，不易咳出，胸闷，身体疼重，甚则水饮溢于肌肤而为浮肿，舌苔白滑而润，脉浮。若不疏表而徒行治其饮，则表邪难解；不化饮而专散表邪，则水饮不除，故治宜解表散寒与温肺化饮配合，使外邪得解，内饮得化，一举而表邪双解。故方中以麻黄、桂枝发汗解表，除外寒而宣肺气为主药。以干姜、细辛温肺化饮，兼助麻黄、桂枝解表为辅药；然而，肺气逆甚，纯用辛温发散，既恐耗伤肺气，又须防温燥伤津，故配以酸，温五味子敛气，芍药养阴，共为佐药。又以半夏，祛痰和胃而散结，亦为佐药。炙甘草益气和中，又能调和辛散酸收之间，是兼佐、使之药，八味相配，开中有合，宣中有降，使风寒解，营卫和，水饮去，宣降有权，肺气复舒，诸证自平。

十二、蠲痰发汗

越婢加半夏汤（炙麻黄、姜半夏、鲜生姜、生石膏、生粉甘草、黑枣）：越婢加半夏汤方证为外感风寒、水饮内停、内外合邪、肺气胀满之证。何秀山认为“外感风寒，激动肺脏痰火，发为喘嗽，目突如脱，右脉浮大者，则以越婢加半夏汤为正治”。方中用麻黄、生姜解表为主药，辛散外来之风寒；以石膏，清里为辅，以寒降上逆之肺火；妙在佐以辛温的姜半夏之辛滑涤痰，以开肺气之壅塞，使以甘草、大枣滋补中气，缓和诸药，俾肺窍中之痰涎净尽，则火无所依傍而自出矣。故此为辛散风寒、肃清痰火之良方。

伤寒之汗法、方药运用之广。然后汗法的运用，应结合因人、因时、因地之宜异而灵活变通。诚如张景岳所说的“然取汗之法，又当察其元气、病气之虚实，酌而治之”，实为至理名言。

Chapter 2

第五节 传承工作室优势病种

一、咳嗽（感冒后咳嗽或感染后咳嗽）诊疗方案

（一）概述

咳嗽是人体清除呼吸道内的分泌物或异物的保护性呼吸反射动作，虽然有其有利的一面，但长期剧烈咳嗽可导致呼吸道出血，属祖国医学咳嗽范畴，系由邪袭肺系，肺失宣肃，肺气不清所致，以咳嗽、咯痰为主要症状。相当于西医的急性气管－支气管炎及慢性支气管炎：①急性气管－支气管炎：是由生物、物理、化学刺激或过敏等因素引起的急性气管－支气管黏膜炎症。临床症状主要为咳嗽和咳痰。常发生于寒冷季节或气候突变时，也可由急性上呼吸道感染迁延不愈所致。②慢性支气管炎：是气管、支气管黏膜及其周围组织的慢性非特异性炎症。临床上以咳嗽、咳痰为主要症状，每年发病持续3个月，连续2年或2年以上。

（二）诊断

1. 疾病诊断

（1）中医诊断标准：参照《中医内科学》（周仲瑛主编，中国中医药出版社，2003年）、中华人民共和国中医药行业标准《中医病证诊断疗效标准》（ZY/T001. 1-94）。

① 病史：有明确的感冒或呼吸道感染史。

② 主要症状：咳嗽为主，或伴有咯痰，或咽干、咽痒。

③ 辅助检查：胸部查体及 X 线无明显异常。

（2）西医诊断标准：参照《咳嗽的诊断与治疗指南》（中华医学会，2009年）属于急性或亚急性咳嗽的患者。

① 病史：由呼吸道感染引起，感染控制以后迁延不愈的一类咳嗽。

② 主要症状：多表现为刺激性干咳或咳少量白色黏液痰。

③ 主要体征：肺部无阳性体征。

④ 辅助检查：胸部 X 线检查无明显病变，肺通气功能正常，支气管激发试验阴性，诱导痰检测细胞学检查嗜酸细胞比例＜ 2.5%。

2. 证候诊断

（1）风寒袭肺证：咳嗽声重气急，遇风或寒加剧，少量白稀痰，有夜咳，口不干，舌淡，苔白或白滑，脉浮紧或浮弦。

（2）风热犯肺证：咳嗽频剧，口干，咽干，日咳较多，食辛辣燥热之品则咳，少量白黏痰，舌红，苔薄黄，脉弦数或弦。

（3）风燥伤肺证：干咳，少痰，口干，咽干，鼻燥，鼻痒，大便干，夜间咳甚，舌淡红、少津，脉细数。

（4）痰热郁肺证：干咳，气粗息促，痰多质黏厚或稠黄，咯吐不爽，或夹血痰，胸胁胀满，咳时引痛，口干而黏，欲饮水，鼻塞流浊涕，咽痛声哑，舌质红，苔薄黄或腻，脉滑数。

（5）热陷心包证：咳嗽，或伴有持续性高热，剧烈头痛，神昏谵语，循衣摸床，烦躁不安，惊厥抽搐，小便赤涩，舌质红，苔黄厚而干，脉洪数。

（三）治疗方案

1. 风寒袭肺证

治法：疏风宣肺，散寒止咳。

方药：苏羌达表汤加减。选用苏叶 10 克，羌活 12 克，炙麻黄 9 克，干姜 9 克，细辛 3 克，杏仁 9 克，桔梗 9 克，白前 12 克，炙紫菀 15 克，防风 12 克，甘草 10 克。

中成药：通宣理肺丸等。

2. 风热犯肺证

治法：疏风宣肺，清热止咳。

方药：葱豉桔梗汤加减。选用鲜葱白 5 片，豆豉 9 克，桑叶 9 克，连翘 12 克，杏仁 9 克，桔梗 9 克，薄荷 9 克，白前 10 克，炙紫菀 15 克，鱼腥草 15 克，黄芩 9 克，甘草 9 克。

中成药：麻杏止咳片等。

3. 风燥伤肺证

治法：疏风宣肺，润燥止咳。

方药：桑丹泻白汤加减。选用桑白皮 12 克，牡丹皮 10 克，川贝母 9 克，杏仁 9 克，沙参 12 克，麦冬 9 克，地骨皮 9 克，姜竹茹 9 克，枇杷叶 12 克，粳米 12 克，甘草 9 克。

中成药：养阴清肺丸等。

4. 痰热郁肺证

治法：清热肃肺，化痰止咳。

方药：五子五皮饮合清金化痰汤加减。选用紫苏子 15 克，莱菔子 15 克，陈皮 9 克，白芥子 12 克，葶苈子 12 克，车前子 12 克，大腹皮 9 克，生姜皮 9 克，桑白皮 10 克、黄芩 12 克、栀子 12 克、瓜蒌皮 10 克、浙贝母 10 克、橘红 9 克、前胡 10 克、桔梗 10 克、甘草 6 克。

5. 热陷心包证

治法：开窍透络，清热止咳。

方药：玳瑁郁金汤加减。选用生玳瑁 6 克，生山栀 12 克，细木通 6 克，竹沥（冲）15 毫升，广郁金 12 克，青连翘 15 克，粉丹皮 12 克，生姜汁

10 毫升，鲜石菖蒲汁 15 毫升，紫金片（开水烊冲）2 克，野荞根 40 克，鲜竹叶 15 克，灯心草 6 克。

（四）难点分析及解题思路

急性支气管炎是临床常见、多发病，其涉及人群面广，常年均可发生。如治疗控制不当，可发展为肺炎。反复发作者，可导致慢性支气管炎、支气管扩张的发生。西医治疗以控制感染和对症治疗为主，中医多从外感咳嗽论治，对久治不愈和反复发作者，则从内伤咳嗽入手。目前也根据其发病有病毒感染的基础上合并细菌感染的特点，采用中西医结合方法治疗。于此，如何防止急性支气管炎反复发作而转变为慢性支气管炎，如何针对急性支气管炎迁延不愈而见顽固性咳嗽的治疗等，是临床上有待解决的难点。

1. 难点之一：如何防止急性支气管炎转变为慢性支气管炎

急性支气管炎若治疗不及时，或失治误治，或反复发作，易迁延成慢性支气管炎，最终导致肺气肿、肺心病的发生。其结果是患者的心肺功能受损，发生呼吸循环衰竭，后果严重，不可忽视。故应重视急性支气管炎的防治，中止其迁延演变，杜绝慢性支气管炎的发生。急性支气管炎的治疗，在辨证的基础上大体分三期。早期宜"宣散"，早期邪气轻浅于上焦，宜辛凉宣肺，外邪自散。不宜过早用润降之品，否则不但邪气不解，反有恋邪之弊。中期宜"肃肺"，外邪既出，则须调理气机陡肺气宣肃待常而不上逆。后期宜"补肺健脾"，外邪已除，气机调畅，此时宜补肺固本脏之气，以防止复发。在补肺的同时要处处顾及脾气，有言："培土以生肺金"，同时配合酸敛之品，以收敛耗散之肺气，巩固疗效。急性支气管炎若按上法，治疗得法，则可防止反复咳嗽，发展为慢性支气管炎。对于一些气虚体弱容易反复的病者，可常服玉屏风散治疗以提高免疫力。

2. 难点之二：顽固性咳嗽的治疗

顽固性咳嗽的治疗是呼吸内科的常见病、多发病，目前尚无完善的诊断标准，一般认为咳嗽常规治疗无效，超过 4 周以上者，即可称为顽固性咳嗽。在长期临床实践中体会到：风寒为患之咳嗽每因失治，或医者未详审寒热，妄投辛凉甘寒之品，或过早使用敛肺镇咳之剂，则寒邪留恋，风寒郁闭于肺，症见咳嗽日久不愈，痰稀白或痰黏稠，咽干咽痒，声嘶，口渴喜热饮，舌质淡红，苔薄白，脉紧。咽痒声嘶，为风寒内郁的表现。若寒郁日久而化火，寒火内闭，则成为寒热错杂之寒火咳嗽，症见：咽干咽痛，咳痰黄稠，舌红，苔黄白少津。如此时医者不详审病因，将寒咳或寒热错杂之寒火咳误诊为热咳，而从热证论治，投寒凉之品，则冰伏其邪，使咳嗽迁延不愈，肺气日损，肺失肃降，肾不纳气，终成为反复发作之慢性咳嗽。

风寒郁闭于肺，是外感咳嗽日久不愈之因，治疗仍应辛温疏散，宣肺止咳，外邪得散，肺气得宣，则咳可愈。药可用细辛、五味子、陈皮、杏仁、法半夏、射干、桔梗、枳壳、瓜蒌皮之品。临床体会：久咳患者往往因咽痒而作咳，疏风利咽可以减轻刺激，则咳嗽亦止；枳壳、瓜蒌皮宽胸利气，与桔梗相伍，则一升一降，宣畅气机；咳嗽已久，则肺气耗散不收。故用五味子之酸补肺体，收敛其耗散之；鼻塞流涕者，加辛夷，辛温散寒以通肺窍；伴发热恶寒，则加麻黄，宣肺散寒。

对于寒邪化火之寒火咳嗽，不宜率用甘寒之品，仍以辛温宣散为主，佐以苦寒，寒邪祛，其肺热亦散。可酌加黄芩、桑白皮以清热泻肺，苦辛并用。

其次在治疗顽咳过程中，注意痰浊内蕴这一方面问题，久咳肺气失宣，水液失化，痰浊内生，痰性黏滞，蕴阻于肺，肺气更为不利。故治疗过程中酌加厚朴、法半夏、茯苓以燥湿祛痰，后期注意固护正气，以培土生金法，方以生脉散以固敛肺气。

（五）疗效评价

1. 评价标准

以咳嗽症状分为疗效评价标准。

痊愈：咳嗽症状完全消失（治疗后降至 0 分）。

显效：咳嗽症状明显减轻（治疗后较治疗前减少 6~9 分）。

有效：咳嗽症状减轻（治疗后较治疗前减少 2~5 分）。

无效：咳嗽症状无改善或加重。

2. 评价方法

咳嗽症状计分：由患者每天根据自己前 24 小时的咳嗽症状，对照计分表进行判断及记录：总分值 = 日间计分 + 夜间计分。

计分	日间咳嗽症状	夜间咳嗽症状
0	无咳嗽	无咳嗽
1	1～2次短暂咳嗽	仅在清晨或将要入睡时咳嗽
2	2次以上短暂咳嗽	因咳嗽导致惊醒1次或早醒
3	频繁咳嗽，但不影响日常活动	因咳嗽导致夜间频繁惊醒
4	频繁咳嗽，影响日常活动	夜间大部分时间咳嗽
5	严重咳嗽，不能进行日常活动	严重咳嗽，不能入睡

（六）2014年急性咳嗽病疗效年度分析总结与评估

急性咳嗽病是优势病种之一，2014年度共收治患者病例130例，有效123例，有效率95%全部执行诊疗方案，现将2014年度中医优势病种的中医疗效进行分析、总结、评估及优化并分述如下。

急性咳嗽导致肺气上逆，冲击气道，发出咳声或咳吐痰液。历代将有声无痰称为咳，有痰无声称为嗽，有痰有声谓之咳嗽，咳嗽的原因有外感、内伤两大因素。

1. 分析

入院患者均以急性咳嗽病诊疗常规为指南，在咳嗽病的各个阶段进行中医药干预治疗。

咳嗽的治疗应分清邪正虚实。外感咳嗽，病位主要在肺，以邪实为主，治法宜宣肺祛邪。但应按病邪性质分风寒、风热、风燥施治。由于肺为脏腑之华盖位高居于膈上，药力易达病所，故用药宜清扬，即“治上焦如羽，非轻不举”。需要注意的是，外感咳嗽忌敛肺止咳，或病起即予补涩，否则易使外邪内郁，肺气不畅，痰浊不易排出，咳嗽愈重。

内伤咳嗽的治疗，当分虚实和脏腑。邪实为主者，当祛邪止咳，或清肝泻肺，兼以扶正等治法；正虚为主者，则当根据虚之所在脏腑，而选用补肺、健脾、益肾等扶正治法。

2. 总结

咳嗽是肺系疾病的主要症候之一，有外感、内伤之分。外感为六淫犯肺；内伤为脏腑功能失调，而致肺失宣肃，肺气上逆，发为咳嗽。

辨证首当分清外感与内伤，进而根据咳嗽的声音与发作时间及其痰的色、质、量等辨其病性。

咳嗽既是肺气上逆，亦是祛邪外达的保护性生理反应，故治疗不能单纯性的见咳止咳，必须按不同的病因分别处理。外感新病属于邪实，治应祛邪宣肺；内伤咳嗽多属邪实正虚，治应祛邪止咳、扶正补虚，分别主次处理。咳嗽的治疗，除直接治肺外，还应注意治脾、治肝、治肾等整体疗法。外感咳嗽一般均应忌敛涩留邪，当因势利导，邪祛正安。内伤咳嗽忌宣散伤正，当调护正气，还可配合单方草药，结合生活调理以提高疗效。

3. 评估

在治疗的患者中，辨证分型以风寒袭肺和风热犯肺证为主，综合采用中药口服，疗效确切，一般疗程在一周左右，配合西药治疗者疗效为佳，同是对患者进行持续健康宣教，深化患者对咳嗽的认识，患者受益颇深。总之，本科的中医优势病种以口服中药治疗为主，治疗方案简单、费用低廉、疗效肯定，深受患者好评。

4. 优化

急性咳嗽病患者在采用中药同时采用西药治疗，在改善症状方面，优势明显，但是若明显感染则效果不如西药显著，因此为发挥自身优势和特色，下一步应着力针对并发症的中医药治疗深入研究。

二、胃脘痛（慢性胃炎）诊疗方案

（一）概述

慢性胃炎是胃黏膜的慢性炎性病变，一般分为慢性非萎缩性胃炎、慢性萎缩性胃炎和特殊类型胃炎三种。临床可见胃脘胀满或胀痛，嗳气，嘈杂，纳少，消瘦等。该病缺乏特异性症状，且症状的轻重与胃镜所见的病变程度往往不一致，部分患者可无症状，相当于中医学“胃脘痛”“胃痞”等范畴。

（二）诊断

1. 疾病诊断

（1）中医诊断标准：参照《慢性萎缩性胃炎中医诊疗共识意见》（中华中医药学会脾胃病分会，2009 年）《慢性浅表性胃炎中医诊疗共识意见》（中华中医药学会脾胃病分会，2009 年）及《中药新药临床研究指导原则（2002

年)》。

① 主要症状：不同程度和性质的胃脘部疼痛。

② 次要症状：可兼有胃脘部胀满、胀闷、嗳气、吐酸、纳呆、胁胀、腹胀等。

③ 本病可见于任何年龄段，以中老年多见，常反复发作。

（2）西医诊断标准：参照《中国慢性胃炎共识意见》（中华医学会消化病学分会 2012 年全国慢性胃炎诊治共识会议，2012，上海）。

慢性胃炎常见上腹部疼痛，腹胀，早饱，食欲减低，饮食减少，或伴有烧心泛酸等。症状缺乏特异性，确诊依赖于胃镜及内镜下病理。

① 内镜诊断：浅表性胃炎——内镜下可见红斑（点状、条状、片状），黏膜粗糙不平，出血点或出血斑，黏膜水肿或渗出。

萎缩性胃炎——内镜下可见黏膜红白相间、以白为主，黏膜皱襞变平甚至消失、黏膜血管显露、黏膜呈颗粒状或结节样。如伴有胆汁反流、糜烂、黏膜内出血等，描述为萎缩性胃炎伴胆汁反流、糜烂、黏膜内出血等。

② 病理诊断：根据需要可取 2 ～ 5 块活检组织，内镜医师应向病理科提供取材的部位、内镜检查结果和简要病史。病理医师应报告每一块活检标本的组织学变化，对 Hp、慢性炎症、活动性炎症、萎缩、肠上皮化生和异型增生应予以分级。

慢性胃炎活检显示有固有腺体的萎缩，即可诊断为萎缩性胃炎，不必考虑活检标本的萎缩块数与程度，临床医师可结合病理结果和内镜所见，做出病变范围与程度的判断。

2. 证候诊断

参照《慢性萎缩性胃炎中医诊疗共识意见（2009年）》《慢性浅表性胃炎中医诊疗共识意见（2009年）》及《中药新药临床研究指导原则（2002年）》。

（1）肝胃气滞证：胃脘胀满或胀痛，胁肋胀痛，症状因情绪因素诱发或加重，嗳气频作，胸闷不舒，舌苔薄白，脉弦。

（2）肝胃郁热证：胃脘饥嘈不适或灼痛，心烦易怒，嘈杂反酸，口干口苦，大便干燥，舌质红苔黄，脉弦或弦数。

（3）脾胃湿热证：脘腹痞满，食少纳呆，口干口苦，身重困倦，小便短黄，恶心欲呕。舌质红，苔黄腻脉滑或数。

（4）脾胃气虚证：胃脘胀满或胃痛隐隐，餐后明显，饮食不慎后易加重或发作，纳呆，疲倦乏力，少气懒言，四肢不温，大便溏薄，舌淡或有齿印，苔薄白，脉沉弱。

（5）脾胃虚寒证：胃痛隐隐，绵绵不休，喜温喜按，劳累或受凉后发作或加重，泛吐清水，神疲纳呆，四肢倦怠，手足不温，大便溏薄，舌淡苔白，脉虚弱。

（6）胃阴不足证：胃脘灼热疼痛，胃中嘈杂，似饥而不欲食，口干舌燥，大便干结，舌红少津或有裂纹，苔少或无，脉细或数。

（7）胃络瘀阻证：胃脘痞满或痛有定处，胃痛拒按，黑便，面色暗滞，舌质暗红或有瘀点、瘀斑，脉弦涩。

（三）治疗方案

1. 肝胃气滞证

治法：疏肝理气。

方药：清肝达郁汤加减。选用栀子12克，炒白芍10克，菊花12克，当归15克，橘白9克，柴胡12克，薄荷9克，牡丹皮12克，鲜橘叶9克，炙甘草9克。

2. 肝胃郁热证

治法：清肝利胆和胃。

方药：芩连二陈汤加减。选用淡竹茹9克，仙半夏9克，赤茯苓9克，青子芩9克，生枳壳12克，陈广皮12克，碧玉散9克（包煎），黄连6克。

3. 脾胃湿热证

治法：清热化湿。

方药：蒿芩清胆汤加减。选用青蒿10克，黄连6克，陈皮10克，枳实10克，淡竹茹10克，黄芩10克，滑石10克，乌贼骨10克。

4. 脾胃气虚证

治法：健脾益气。

方药：白术和中汤加减。选用炒白术12克，炒陈皮12克，佛手花9克，茯苓 20 克，砂仁 6 克，焦神曲 12 克，五谷虫 12 克，黄芪 15 克。

中成药：香砂六君丸。

5. 脾胃虚寒证

治法：温中健脾。

方药：黄芪建中汤。选用炙黄芪 15 克，干姜 5 克，炒白术 6 克，陈皮 10 克，党参 10 克，三七 3 克，白及 10 克。

6. 胃阴不足证

治法：养阴益胃。

方药：沙参麦冬汤加减。选用北沙参 12 克，麦冬 12 克，玉竹 15 克，乌药 10 克，佛手 10 克，生甘草 3 克。

7. 胃络瘀阻证

治法：活血通络，扶正化积。

方药：扶正化积方。选用生黄芪 10 克，炒白术 10 克，绞股蓝 10 克，当归 10 克，白花蛇舌草 15 克，三七 1 克（研粉冲服），穿山甲 1 克（研粉冲服），生蒲黄 10 克（包煎），五灵脂 10 克（包煎）。

（四）难点分析及解决思路

慢性胃炎的难点在于病情迁延、难以根治和药物治疗不易阻断肠上皮化生与非典型增生。

1. 难点之一：病情迁延、难以根治

慢性胃炎患者往往在服药期间上消化道症状可减轻或缓解，但停药后症状又发作，不少患者认为本病不能根治，有的医生也认为要根治确实困难。分析原因可能是因为饮食不洁，幽门螺杆菌没有根除或重新感染，精神紧张，胃肠动力障碍，十二指肠液反流没纠正，破坏胃黏膜屏障，这些因素致胃黏膜炎症逐渐加重甚或腺体萎缩、肠上皮化生或非典型增生，病情加重。但临床上有的病人症状的严重与胃黏膜炎症的程度并不吻合，症状发作、缓解与炎症程度亦无密切关系，炎症并不是引起临床症状的唯一原因，很大程度还与胃的动力障碍和容纳性张力、对胃内容物敏感性增加等有关。所以在治疗上除了要根除 Hp、保护胃黏膜、制酸减少 H^+ 弥散外，安定病人情绪、调整胃肠动力也显得非常重要。理论上，吗丁啉、西沙比利等胃肠动力药有促胃动力和调整肠胃括约肌作用，临床上也有一定效果。但事实上，不少病人用久了也不奏效，体虚病人用了会有头晕或腹泻副作用，影响了这部分病人依从性。因此，要发挥中医药的优势，以中医的健脾养胃、行气降逆法调整，守法守方，灵活加减，结合饮食、起居、精神的调理。评价疗效的标准要重视临床症状缓解与消失与否，不应以活检病理中的炎症程度轻重作为唯一标准，这样才能增强病人和医生治愈疾病的信心。经过相当一段时期的中医药调整，慢性胃炎是可以彻底治愈的。

2. 难点之二：药物治疗不易阻断肠上皮化生与非典型增生

慢性胃炎特别是慢性萎缩性胃炎易伴肠上皮化生与非典型增生，这称为胃黏膜的癌前病变。肠上皮化生系胃黏膜及腺管出现肠腺上皮，根据肠化生上皮分泌黏液所含酶的不同，采用生物化学和组织化学染色可将其分成小肠型化生和大肠型化生。小肠型化生的上皮分化好，而大肠型化生上皮分化差，因此大肠型化生上皮与癌的关系更密切，可视为癌前病变。非典型性增生系胃黏膜上皮细胞及腺管结构偏离了正常状态，其增生的细胞向不成熟的方向发展，介于癌前状态，尤其是重度非典型增生，有人认为已近胃癌，宜手术治疗。对于上述两种胃癌前病变，目前尚无能明确阻断其进展的西药，即使找到导致个体慢性胃炎的原因，如针对幽门螺杆菌行杀菌治疗，或针对胆汁反流用促胃动力药物治疗，对于将发的胃癌前病变也无济于事。因此，开展中医药逆转胃癌前病变的研究显得非常重要。中医学认为，本病变多因慢性胃炎日久损伤脾胃，在正虚的情况下，气滞血瘀，内毒由生。治疗宜益气养阴，行气活血，祛瘀解毒。正气充足，阴阳调和，气血通畅，癌前病变就会逆转。临床上常用的益气药有黄芪、党参、茯苓、白术等；养阴药有沙参、麦门冬、生地黄、女贞子等；行气药有郁金、延胡索、佛手、木香等；祛瘀药有三棱、莪术、丹参、桃仁等；解毒药有半枝莲、半边莲、白花蛇舌草等。只有不脱离中医辨证论治，在辨证施治的基础上，适当选用上述中药，胃癌前病变是可以预防、阻断和逆转的。

（五）疗效评价

1. 评价标准

（1）主要症状疗效评价标准。主要症状（胃脘痛及痞满）的记录与评价按

症状改善百分率 =（治疗前总积分 − 治疗后总积分）/ 治疗前总积分 ×100%，计算主要症状改善百分率。

① 痊愈：症状消失。

② 显效：症状改善百分率≥ 80%。

③ 进步：50%≤症状改善百分率< 80%。

④ 无效：症状改善百分率< 50%。

⑤ 恶化：症状改善百分率为负值。

按痊愈和显效病例数计算总有效率。

（2）证候疗效评定标准。采用尼莫地平法计算，疗效指数 =（治疗前积分 − 治疗后积分）/ 治疗前积分 ×100%。

① 痊愈：症状、体征消失或基本消失，疗效指数≥ 95%。

② 显效：症状、体征明显改善，70%≤疗效指数< 95%。

③ 有效：症状、体征明显好转，30%≤疗效指数< 70%。

④ 无效：症状、体征无明显改善，甚或加重，疗效指数< 30%。

（3）内镜下胃黏膜疗效评定。分别对胃镜下红斑、糜烂、出血、胆汁反流、花斑、苍白、血管显露、黏膜结节等情况加以统计，计算各单个镜下表现的改善等级及总积分改善程度。

① 痊愈：胃黏膜恢复正常。

② 显效：胃黏膜病变积分减少 2 级。

③ 有效；胃黏膜病变积分减少 1 级。

④ 无效：胃黏膜病变无改变或加重。

（4）胃黏膜组织学疗效评定。分别对病理状态下慢性炎症、活动性、肠上皮化生、异型增生的情况加以统计，计算各单个病理表现的改善等级及总积分改善程度。

① 痊愈：胃黏膜病理恢复正常。

② 显效：胃黏膜病理积分减少 2 级。

③ 有效：胃黏膜病理积分减少1级。

④ 无效：胃黏膜炎症程度无改变或加重。

（5）量表评价标准。以所采用量表（如 SF−36.PRO 量表）的总积分及各领域积分前后变化进行直接比较判定。

2. 评价方法

（1）入院时的诊断与评价：在入院 1 ～ 7 天内完成。内容包括评价标准的各项内容。

（2）治疗过程中的评价：对中医证候学内容进行定期评价，每周进行一次。

（3）出院时的评价：对所有患者进行“评价标准”中“中医证候学”和“生活质量进行评价，根据需要和实际情况进行“胃镜、病理组织学”评价。

（六）2014 年胃脘痛病疗效年度分析总结与评估

胃脘痛是优势病种之一，2014 年度共收治胃脘痛患者病例约 151 例，有效 143 例，有效率 95%，全部执行诊疗方案。现对 2014 年度中医优势病种的中医疗效进行分析、总结、评估及优化并分述如下。

胃脘痛是以胃气郁滞而致上腹胃脘部近心窝处经常发生疼痛为主症的病症。其疼痛性质有胀痛、刺痛、隐痛、剧痛或痛连胁背等，常伴胃脘胀满、嗳气或反酸，恶心呕吐，纳呆，便秘或便溏，神疲乏力。发生胃痛的病因较多，病机演变亦较复杂，但胃气阻滞、胃失和降是胃痛的主要病机，病位主要在胃，但与肝脾关系密切。

1. 分析

入院患者均以胃脘痛病诊疗常规为指导，在胃脘痛病的各个阶段进行中医药干预治疗。胃痛是指上腹胃脘部近心窝处经常发生疼痛的病症。胃痛的病因有情志失调、饮食不节、寒邪客胃、体虚久病等。主要病机为胃气郁滞，不通则痛。临床辨证有虚、实、寒、热，在气在血之分。胃痛的治疗原则为和胃理气止痛。实证以祛邪为急，虚证以扶正为先。对于肝胃不和之胃痛，用理气药时应注意疏肝不忘和胃，理气还防伤阴，要慎用、少用辛燥耗气之药。

2. 总结

在本病的治疗中应诊辨虚实寒热与兼夹，还当辨在气在血，久病邪实与正虚每多错杂为患，治本不忘理气和胃，调肝理气，活血化瘀，清热利湿，温中补虚，还可以配合单方草药、针灸等。结合生活调理，以提高疗效。

3. 评估

在收治的患者中，辨证分型以肝胃气滞不足为主，综合采用中药口服，疗效确切，一般疗程在一周左右，配合西药治疗者疗效为佳，尤其对缓解胃脘痉痛疗效显著；同时，对患者进行持续健康宣教，深化患者对胃脘痛的认识，患者受益颇深。总之，本科的中医优势病种以口服中药治疗为主，治疗方案简单，费用低廉、疗效肯定，深受患者好评。

4. 优化

胃脘痛在采用中药同时采用西药治疗，在改善症状方面，优势明显。另一方面血瘀、食积等证型一般情况下不单独出现，因此将共作为兼证型，可出现在各证型之中，辨证可为“脾胃虚弱夹痰”等，故下一步应着力发挥自身优势和特色，提高疗效。

三、肝癖（非酒精性脂肪性肝炎）诊疗方案

（一）概述

肝癖是因肝失疏泄，脾失健运，痰浊瘀积于肝，以胁胀或痛、右胁下肿块为主要表现的积聚类疾病。相当于西医脂肪肝，该病是指由于肝脏本身及肝外原因引起的过量脂肪（主要为甘油三酯）在肝内持久贮积所致的疾病。近年来，随着人们生活水平的提高、饮食结构及生活方式的改变，其发病率呈逐渐上升趋势。如得不到有效控制，相当部分患者可演变成脂肪性肝炎、肝纤维化，甚至肝硬化、肝衰竭，并有引发高血压、糖尿病、动脉硬化、冠心病的潜在危险。目前，对脂肪肝尚缺乏理想的治疗方法。

（二）诊断

1. 疾病诊断

（1）中医诊断标准：参照 2009 年由中华中医药学会脾胃病分会制订的《非酒精性脂肪性肝病中医诊疗共识意见》。

（2）西医诊断标准：参照 2010 年由中华医学会肝脏病学分会制订的《非酒精性脂肪性肝病诊疗指南》。

① 具备非酒精性脂肪性肝病临床诊断标准中：a. 无饮酒史或饮酒折合乙醇量男性每周＜ 140 克，女性每周＜ 70 克；b. 除外病毒性肝炎、药物性肝病、全胃肠外营养、肝豆状核变性等可导致脂肪肝的特定疾病；c. 除原发疾病临床表现外，可有乏力、消化不良、肝区隐痛、肝脾肿大等非特异性症状及体征。

② 存在代谢综合征或不明原因性血清 ALT 水平升高持续 4 周以上。

③ 影像学表现符合弥漫性脂肪肝诊断标准。

④ 肝脏组织学表现符合脂肪性肝炎诊断标准。

凡具备上列第 1 ～ 3 项或第 1 项和第 4 项者即可诊断。

2. 症候诊断

参照《非酒精性脂肪性肝病中医诊疗共识意见》（中华中医药学会脾胃病分会，2009，深圳）及《中药新药临床研究指导原则（2002 年）》。

（1）痰湿阻滞证：胁肋隐痛，胸脘痞闷，体胖，头晕恶心，食欲不振，舌淡红苔白腻，脉弦滑。

（2）湿热蕴结证：胁肋胀痛，胸脘痞满，纳呆恶心，口干咽干，身目发黄，小便色黄，低热，厌食油腻，腹胀，舌红舌苔黄腻，脉滑数或濡数。

（3）肝郁气滞证：胁肋胀痛，每遇烦恼郁怒而发，心烦易怒，嗳气腹胀，纳呆恶心，倦怠乏力，舌淡红苔薄白，脉弦。

（4）痰瘀互结证：面色晦暗，胁下痞块，胁肋刺痛，纳呆厌油，身目发黄，舌质紫暗有瘀斑瘀点，舌苔腻，脉弦滑。

（三）治疗方案

1. 痰湿阻滞证

治法：理气化痰，祛湿泄浊。

方药：胃苓汤加减。选用陈皮 10 克，厚朴 10 克，白术 12 克，猪苓 12 克，茯苓 12 克，桂枝 10 克，泽泻 10 克，甘草 8 克，丹参 10 克，赤芍 10 克。

2. 湿热蕴结证

治法：调肝理脾，清热化湿。

方药：蒿芩清胆汤加减。选用青蒿 10 克，黄芩 10 克，枳实 10 克，甘草 8 克，苍术 10 克，竹茹 10 克，猪苓 12 克，茯苓 12 克，泽泻 10 克，白术 10 克，金钱草 12 克，郁金 10 克。

3. 肝郁气滞证

治法：疏肝解郁，理气行滞。

方药：柴胡疏肝散加减。选用柴胡 10 克，枳壳 10 克，白芍 12 克，甘草 10 克，川芎 10 克，香附 10 克，陈皮 10 克，黄芩 8 克。

4. 痰瘀互结证

治法：活血化瘀，祛痰散结。

方药：血府逐瘀汤合二陈汤加减。选用赤芍 10 克，川芎 10 克，桃仁 8 克，红花 10 克，当归 12 克，生地 10 克，柴胡 10 克，枳壳 10 克，桔梗 10 克，甘草 6 克，牛膝 15 克，半夏 10 克，陈皮 10 克，茯苓 15 克。

药物加减：在上述所有证型中均可加药理研究有调脂作用的药物：如泽泻 10 克，决明子 15 克，红曲 6 克，山楂 12 克等。

（四）疗效评价

1. 评价标准

参考国家食品药品监督管理总局《中药新药临床指导原则》及中华医学会肝脏病学分会脂肪肝和酒精性肝病学会《非酒精民生脂肪肝病疗效指南》（2006 年 2 月）。

（1）中医证候疗效评定标准。

① 基本痊愈：中医临床症状、体征消失或基本消失，证候积分减少≥ 95%。

② 显效：中医临床症状、体征明显改善，证候积分减少≥ 70%。

③ 有效：中医临床症状、体征均有好转，证候积分减少≥ 30%。

④ 无效：中医临床症状、体征无明显改善，甚或加重，证候积分减少＜ 30%。

（2）肝脾 CT 值疗效评价标准。

临床控制：肝脏与脾脏的 CT 值之比＞ 1。

① 显效：肝脏与脾脏的 CT 值之比恢复 2 个等级。

② 有效：肝脏与脾脏的 CT 值之比恢复 1 个等级。

③ 无效：肝脏与脾脏的 CT 值之比无变化。

（3）B 超疗效评价标准。

临床控制：肝脏 B 超恢复正常。

① 显效：肝脏 B 超恢复 2 个等级。

② 有效：肝脏 B 超恢复 1 个等级。

③ 无效：肝脏 B 超无变化。

（4）ALT 疗效评价标准。

临床控制：ALT 恢复正常，停药 3 个月 ALT 无反跳。

① 显效：ALT 降低 80%，停药 3 个月 ALT 反跳＜ 50%。

② 有效：ALT 降低 50%，停药 3 个月 ALT 反跳＜ 80%。

③ 无效：ALT 无变化。

2. 评价方法

根据患者治疗前的临床症状和各项检查情况，选择相应的评价指标进行疗效评价。中医症状体征治疗前后的变化情况采用《中医四诊资料分级量化表》，实验室指标评价采用检测肝功能、血脂等指标变化的方法进行评价，影像学指标评价采用 CT 或 B 超检查肝脾前后变化情况的方法进行评价。

（五）难点分析

脂肪性肝病已成为人类健康面临的新挑战，发病率有明显上升的趋势，而目前缺乏特效的治疗方法。尽管中西医结合取得了一定的进展，但仍然有不少问题需要解决。主要表现在：①对病机的认识不足，辨证分析缺乏统一标准，特别是从中医证候、实验室指标、影像学、组织学等角度探索辨证分型的力度不够。②治疗手段单一，基本上是自拟方剂加水飞蓟宾、多烯磷脂胆碱、熊去氧胆酸等。③中药对胰岛素抵抗脂毒性、脂质代谢和运转，以及对各种细胞因子介质的影响的研究不足。

针对上述问题，应采取如下解决措施。

（1）深入地探讨本病的病因病机及证候规律，针对清除肝内脂质、改善影像学为目标，研制切实有效的中药制剂，或优化中药辨证系列方药。

（2）探索具有中医特色的运动疗法和饮食疗法，建立脂肪肝中医防治体系。

（3）加强基础研究，筛选有效的降血脂中草药，改进剂型，研制疗效确切、作用迅速的降血脂中药制剂，以提高中药降血脂效果。

四、泄泻病（腹泻型肠易激综合征）诊疗方案

（一）概述

泄泻是以大便次数增多，粪质稀薄或如水样为特征的一种以小儿为多的常见病。本病一年四季均可发生，以夏秋季节发病率为高，不同季节发生的泄泻，其证候表现有所不同。2 岁以下小儿发病率高，因婴幼儿脾常不足，易于感受外邪、伤于乳食或脾肾气阳亏虚，均可导致脾虚湿盛而发生泄泻。轻者治疗得当，预后良好；重者下泄过度，易见气阴两伤，甚至阴竭阳脱；久泻迁延不愈者，则易转为疳证。

（二）诊断

1. 疾病诊断

（1）中医诊断标准：参照中华中医药学会《脾胃病分会肠易激综合征中医诊疗共识意见》（2010 年）。

诊断要点：泄泻以腹痛、大便粪质清稀为主要依据。或大便次数增多，粪质清稀，甚则如水样；或泻下完谷不化。常先有腹胀腹痛，旋即泄泻。

（2）西医诊断标准：参照中华医学会消化病学分会胃肠动力学组《肠易激综合征诊断和治疗的共识意见》（2008 年）。

反复发作的腹痛或不适，诊断前症状出现至少 6 个月，最近 3 个月内每个月至少有 3 天出现症状，合并以下 2 条或多条：

① 排便后症状缓解。

② 发作时伴有排便频率改变。

③ 发作时伴有大便性状（外观）改变。

不适意味着感觉不舒服而非疼痛。在病理生理学研究和临床试验中，筛选可评估的患者时，疼痛和（或）不适出现的频率至少为每周 2 天。

2. 证候诊断

（1）寒湿泄泻证：大便色淡，带有泡沫，无明显臭气，腹痛肠鸣。或伴鼻塞，流涕，身热。舌苔白腻，脉滑有力。

（2）湿热泄泻证：下利垢浊，稠黏臭秽，便时不畅，似痢非痢，次多量少，肛门赤灼，发热或不发热，渴不思饮，腹胀。面黄唇红，舌红苔黄厚腻，指纹紫滞，脉濡数。

（3）伤食泄泻证：大便酸臭，或如败卵，腹部胀满，口臭纳呆，泻前腹痛哭闹，多伴恶心呕吐。舌苔厚腻，脉滑有力。

（4）脾虚泄泻证：久泻不止，或反复发作，大便稀薄，或呈水样；婴幼儿带有奶瓣，或不消化食物残渣。神疲纳呆，面色少华，舌质偏淡，苔薄腻，脉弱无力。

（5）脾肾阳虚泄泻证：大便稀溏，形体消瘦，或面目虚浮，四肢欠温。舌淡苔白，脉细无力。

（6）肝郁脾虚证：每因情志怫郁即腹痛肠鸣泄泻，泻后痛减，脘痞胸闷，急躁，易怒，嗳气少食，舌边红，苔薄白，脉弦。

（三）治疗方案

1. 寒湿泄泻证

治法：散寒化湿。

方药：藿香正气汤合仁香汤加减。选用藿梗9克，姜半夏9克，厚朴12克，苏梗9克，陈皮12克，白芷12克，茯苓皮12克，砂仁（研冲）4克，苍术9克，白蔻仁（后下）12克，木香9克。

2. 湿热泄泻证

治法：清热利湿。

方药：蒿芩清胆汤加减。选用青蒿9克，黄连4克，黄芩9克，栀子9克，生枳壳10克，制半夏9克，茯苓10克，白术12克，陈皮12克，碧玉散（包煎）9克，甘草9克。

3. 伤食泄泻证

治法：消食导滞。

方药：消导二陈汤加减。选用枳实10克，神曲15克，炒山楂20克，法半夏9克，厚朴12克，橘红9克，茯苓12克，党参12克，焦苍术9克，砂仁（后下）4克，炒白术15克，木香9克，炙甘草9克。

4. 脾虚泄泻证

治法：健脾益气。

方药：白术和中汤加减。选用炒白术 15 克，党参 15 克，茯苓 12 克，桔梗 12 克，山药 15 克，砂仁（后下）4 克，佛手花 9 克，薏苡仁 20 克，莲肉 15 克，炙甘草 9 克。

5. 脾肾阳虚证

治法：温补脾肾。

方药：附子理中汤和加味小建中汤加减。选用附子 6 克，桂枝 12 克，党参 15 克，白术 15 克，干姜（炮）12 克，山药 20 克，补骨脂 15 克，肉豆蔻 12 克，吴茱萸 3 克，五味子 9 克，炙甘草 9 克。

6. 肝郁脾虚证

治法：抑肝扶脾。

方药：清肝达郁汤加减。选用栀子 12 克，白术 12 克，白芍 9 克，鲜橘叶 5 片、菊花 6 克，当归 10 克，柴胡 9 克，薄荷 9 克，防风 10 克，佛手 12 克，茯苓 10 克，炙甘草 9 克。

（四）疗效评价

1. 主要症状单项的记录与评价

症状判定标准：①腹痛和腹胀程度评分：无症状为 0 分；经提示后方觉有症状为 1 分，轻度；不经提示即有症状为 2 分，中度；患者主诉为主要症状为 3 分，重度。②腹泻的频率评分：无症状为 0 分；＜ 3 次 / 天为 1 分，轻度；3 ～ 5 次 / 天为 2 分，中度；6 次 / 天为 3 分，重度。③便秘的频率评分：无症状为 0 分；排便≥ 3 次 / 周为 1 分，轻度；1 ～ 2 次 / 周为 2 分，中度；＜ 1 次 / 周为 3 分，重度。

单一症状疗效判定标准：①显效：症状消失；②有效：症状减轻，积分下降 2 分以上（含 2 分）；③进步：症状减轻，1 分＜积分值下降＜ 2 分；④无效：症状无改善。改善包括显效、有效和进步，计算各主要症状的总改善率进行症状评价。

2. 主要症状综合疗效评定标准

按改善百分率 =（治疗前总积分 － 治疗后总积分）/ 治疗前总积分 ×100%，

计算症状改善百分率。症状消失为痊愈，症状改善百分率≥ 75% 为显著改善，50% ≤症状改善百分率＜ 75% 为中度改善，30% ≤症状改善百分率＜ 50% 为轻度改善，症状改善百分率＜ 30% 为无效，症状改善百分率负值时为恶化。痊愈和有效病例数计算总有效率。

（五）泄泻患者中医疗效分析、总结及评估

1. 分析、总结

2014 年度收治泄泻患者共计 92 人次，取得了较好临床疗效。其辨证分型为六型，其中寒湿内盛型为 21 人次，占泄泻总病例数 14.6%；湿热内蕴型为 26 人次，占泄泻总病例数 18.1%；伤食泄泻证为 27 人次，占泄泻总病例数 18.8%；肝郁脾虚型为 23 人次，占泄泻总病例数 16.0%；脾气虚弱型为 22 人次，占泄泻总病例数 23.9%；脾肾阳虚证为 25 人次，占泄泻总病例数 17.4%。中医参与治疗率 100%。合并幽门螺旋杆菌感染 62 人次，抗生素使用率：62/92=67.4%，平均住院天数 13.7 天。详见表 1。

表 1　泄泻患者中医疗效分析

辩证分型	治疗病例数	总有效率
寒湿内盛型	21（14.6%）	100%
湿热内蕴型	26（18.1%）	100%
伤食泄泻证	27（18.8%）	100%
肝郁脾虚型	23（16.0%）	100%
脾气虚弱型	22（23.9%）	100%
脾肾阳虚证	25（17.4%）	100%
总计	144	100%

2. 评估

梳理 2014 年度所诊治的泄泻病例，约 20% 的患者在 3 个月之内复发，伴一定程度焦虑。部分患者使用抗焦虑药物后显著好转，但有部分患者不承认自己有焦虑，拒绝相关治疗，疗效较差。泄泻是在特殊个体基质基础上，以神经系统、内分泌系统及免疫系统为中介，以社会心理因素刺激为诱因而引发的心身疾病。目前临床医师及患者对心身疾病的了解程度不够，导致医师治疗的选择面狭窄、患者依从性差。

3. 对策

在医师的持续关注下，许多患者经进一步咨询、健康教育和合理用药，可在数周至数年内达到症状的缓解。无疗效者可增加精神社会学的支持治疗和应用一些有特殊作用的药物；对重症、顽固的病例，不必追求治愈，更应着力于患者功能的改善，提高生活质量。

（六）中西医结合治疗难点

1. 难点分析

（1）难点一：对于腹泻病的认识上，西医把腹泻病分为感染性腹泻与非感染性腹泻。感染性腹泻夏季较多，多为饮食不洁所致，西医予抗感染治疗，疗效确切，但若长期使用抗生素，可造成细菌耐药性、菌群失调等问题；若为非感染性腹泻，比如秋季腹泻，西医治疗讲究调理紊乱的肠道功能并预防并发症，而中医讲究辨证论治，可探寻无形之邪，驱邪扶正，治疗效果较好。较之西医被动地等待患者肠道功能恢复，更有优势。

（2）难点二：对于腹泻的治疗上，西医讲究补液、补充电解质等，对于重症脱水患者无可厚非，对于轻症，则很容易矫枉过正，愈补愈泻；而中医在治疗上，邪轻，予以轻利水分，效果明显。

（3）难点三：在人文关怀上，西医治疗补液相对较多，痛苦大，中医治疗可减少补液量，予中药外治法、推拿等对症处理。

2. 解决措施

（1）加强学习中医辨证论治，对于感染性腹泻可先考虑中医治疗而非抗感染治疗，对于非感染性腹泻，使用中药、中成药口服。

（2）予中医治疗同时，减少一定补液量。

（3）跟患者沟通，配合服用中药汤剂和其他外治疗法等以提高临床疗效。

五、中风病（脑梗死恢复期）诊疗方案

（一）概述

中风又名卒中，是由于正气亏虚，饮食、情志、劳倦内伤等引起气血逆乱，

产生风、火、痰、瘀，导致血脉痹阻或血溢脉外为基本病机，以突然昏仆、不省人事、半身不遂、口舌㖞斜、言语謇涩或不语、偏身麻木为主要临床表现的病证。根据脑髓神机受损程度的不同，有中经络、中脏腑之分，有相应的临床表现。本病多见于中老年人。中风病临床表现与西医的脑血管病相似，脑血管病主要包括缺血性与出血性两大类型。不论是缺血性还是出血性脑血管病均可参考中风辨证诊治。

（二）诊断

1. 疾病诊断

（1）中医诊断标准：参照国家中医药管理局脑病急症科研协作组起草制订的《中风病中医诊断疗效评定标准（1995 年试行）》。

① 主要症状：偏瘫，神识昏蒙，言语謇涩或不语，偏身感觉异常，口舌㖞斜。

② 次要症状：头痛，眩晕，瞳神变化，饮水发呛，目偏不瞬，共济失调。

③ 急性起病，发病前多有诱因，常有先兆症状。发病年龄多在 40 岁以上。具备 2 个主症以上，或 1 个主症、2 个次症，结合起病、诱因、先兆症状、年龄等，即可确诊；不具备上述条件，结合影像学检查结果亦可确诊。

（2）西医诊断标准：参照中华医学会神经病学分会脑血管病学组急性缺血性脑卒中诊治指南撰写组制订的《中国急性缺血性脑卒中诊治指南 2010（2010 年）》。

① 急性起病。

② 局灶性神经功能缺损，少数为全面神经功能缺损。

③ 症状和体征持续数小时以上。

④ 脑 CT 或 MRI 排除脑出血和其他病变。

⑤ 脑 CT 或 MRI 有责任梗死病灶。

2. 疾病分期

①急性期：发病 2 周以内。

②恢复期：发病 2 周至 6 个月。

③后遗症期：发病 6 个月以后。

3. 证候诊断

（1）风火上扰证：眩晕头痛，面红耳赤，口苦咽干，心烦易怒，尿赤便干，舌质红绛，舌苔黄腻而干，脉弦数。

（2）痰瘀阻络证：头晕目眩，痰多而黏，舌质暗淡，舌苔薄白或白腻，脉弦滑。

（3）痰热腑实证：腹胀便干便秘，头痛目眩，咯痰或痰多，舌质暗红，苔黄腻，脉弦滑或偏瘫侧弦滑而大。

（4）阴虚风动证：半身不遂，口舌㖞斜，言语謇涩或不语，感觉减退或消失，眩晕耳鸣，手足心热，咽干口燥，舌质红而体瘦，少苔或无苔，脉弦细数。

（5）气虚血瘀证：半身不遂，口舌㖞斜，言语謇涩或不语，面色㿠白，气短乏力，口角流涎，自汗出，心悸便溏，手足肿胀，舌质暗淡，舌苔白腻，有齿痕，脉沉细。

（三）治疗方案

1. 辨证选择口服中药汤剂、中成药

中风病（脑梗死）恢复期治疗应标本兼顾、扶正祛邪，后遗症期则以扶正固本为主。因此，恢复期以益气活血、育阴通络为主要治法。

（1）风火上扰证。

治法：清热平肝，潜阳息风。

推荐方药：

① 天麻钩藤饮加减。天麻、钩藤（后下）、生石决明（先煎）、川牛膝、黄芩、山栀、夏枯草等。

② 羚角钩藤汤加减。羚羊角粉（冲服）、生地、钩藤、菊花、茯苓、白芍、赤芍、竹茹、川牛膝、丹参等。

中成药：天麻钩藤颗粒、牛黄清心丸等。

（2）痰瘀阻络证。

治法：化痰通络。

推荐方药：

① 化痰通络方加减。法半夏、生白术、天麻、紫丹参、香附、酒大黄、

胆南星等。

② 半夏白术天麻汤合桃红四物汤加减。半夏、天麻、茯苓、橘红、丹参、当归、桃仁、红花、川芎等。

中成药：中风回春丸、华佗再造丸、通脉胶囊等。

（3）痰热腑实证。

治法：化痰通腑。

推荐方药：

① 星蒌承气汤加减。生大黄（后下）、芒硝（冲服）、胆南星、瓜蒌等。

② 大承气汤加减。大黄（后下）、芒硝（冲服）、枳实、厚朴等。

中成药：安脑丸、牛黄清心丸等。

（4）阴虚风动证。

治法：滋阴息风。

推荐方药：

① 育阴通络汤加减。生地黄、山萸肉、钩藤（后下）、天麻、丹参、白芍等。

② 镇肝熄风汤加减。生龙骨（先煎）、生牡蛎（先煎）、代赭石（先煎）、龟板（先煎）、白芍、玄参、天冬、川牛膝、川楝子、茵陈、麦芽、川芎等。

中成药：大补阴丸、知柏地黄丸等。

（5）气虚血瘀证。

治法：益气活血。

推荐方药：补阳还五汤加减。生黄芪、全当归、桃仁、红花、赤芍、川芎、地龙等。

中成药：消栓通络片、脑安胶囊、脑心通胶囊、通心络胶囊等。

2. 针灸治疗

（1）治疗原则：根据不同分期、不同证候选择合理的穴位配伍和适宜的手法进行治疗。治疗方法包括体针、头针、电针、耳针、腕踝针、眼针、腹针、梅花针、耳穴敷贴、灸法和拔罐等。

（2）针灸方法：临床可分为中脏腑、中经络，采用传统针刺方法辨证取穴和循经取穴。主穴：肩髃、极泉、曲池、手三里、外关、合谷、环跳、阳陵泉、足三里、丰隆、解溪、昆仑、太冲、太溪等。在选择治疗方案的同时，根据中风病（脑梗死）恢复期常见症状如吞咽困难、便秘、尿失禁、尿潴留、血管性痴呆、肩－手综合征等加减穴位，如吞咽困难可加翳风等，或采用咽后壁点刺等；尿失禁或尿潴留可加针中极、曲骨、关元等，局部施灸、按摩或热敷；肩－手综合征可加针肩髃、肩髎、肩内陵、肩贞、肩中俞、肩外俞，痛点刺络拔罐；语言－言语障碍可加针风池、翳风、廉泉、哑门、金津、玉液、通里等。

可按照软瘫期、痉挛期和恢复期不同特点和治疗原则选用不同的治疗方法，如头穴丛刺长留针间断行针法、抗痉挛针法等。可根据临床症状选用张力平衡针法治疗中风后痉挛瘫痪技术、项针治疗假性延髓麻痹技术、病灶头皮反射区围针治疗中风失语症技术等。

① 张力平衡针法治疗中风病痉挛瘫痪。适应证：脑卒中痉挛瘫痪恢复期或后遗症期患者。

操作方法：取穴——上肢屈肌侧：极泉、尺泽、大陵；上肢伸肌侧：肩髃、天井、阳池；下肢伸肌侧：血海、梁丘、照海；下肢屈肌侧：髀关、曲泉、解溪、申脉。

手法——弱化手法；强化手法。

注意事项：病人体位要舒适，留针期间不得随意变动体位。医者手法要熟练，进针宜轻巧快捷，提插捻转要指力均匀，行针捻转角度不宜过大，运针不宜用力过猛。

② 项针治疗假性延髓麻痹。适应证：假性延髓麻痹。

操作方法：患者取坐位，取 0.40mm × 50mm 毫针，取项部双侧风池、翳明、供血，刺入约 1 ～ 1.5 寸，针尖稍向内下方，施以每分钟 100 转捻转手法各约 15 秒，留针 30 分钟，期间行针 3 次后出针。再取颈部廉泉、外金津玉液，用 60mm 长针向舌根方向刺入约 1 ～ 1.5 寸，吞咽、治呛、发音分别直刺刺入 0.3 寸，上述各穴均需快速捻转行针 15 秒后出针，不留针。

注意事项：饥饿、疲劳、精神过度紧张时，不宜针刺。年纪较大、身体虚弱的患者，进行针刺的手法不宜过强。

③ 病灶头皮反射区围针治疗中风失语症。适应证：中风失语症。

操作方法：CT片示病灶同侧头皮的垂直投射区的周边为针刺部位，用28～30号1～1.5寸不锈钢毫针，围针平刺，针数视病灶大小而定，针尖皆刺向投射区中心。得气后以180～200次/分的频率捻转1～2分钟，留针30分钟，中间行针1次。配穴哑门、廉泉、通里穴用平补平泻手法。

注意事项：饥饿、疲劳、紧张时不宜针刺；有自发性出血或损伤后出血不止的患者，不宜针刺；出针按压针孔。

3. 熏洗疗法

中风病（脑梗死）恢复期常见肩－手综合征、偏瘫痉挛状态、瘫侧手部或同时见到瘫侧手、足部的肿胀，按之无凹陷，似肿非肿，实胀而非肿。可在辨证论治原则下给予具有活血通络的中药为主加减局部熏洗患肢，每日1～2次或隔日1次。

可选用智能型中药熏蒸汽自控治疗仪配合治疗。

4. 推拿治疗

依据辨证论治原则，根据肢体功能缺损程度和状态进行中医按摩循经治疗，可使用不同手法以增加全关节活动度，缓解疼痛，抑制痉挛和被动运动等。避免对痉挛组肌肉群的强刺激，是偏瘫按摩中应注意的问题。按摩手法常用揉、捏法，亦可配合其他手法如弹拨法、叩击法、擦法等。

5. 其他疗法

根据病情可选择有明确疗效的治疗方法，如香疗法、蜡疗法、水疗法等。

根据病情需要和临床症状，可选用以下设备：多功能艾灸仪、数码经络导平治疗仪、针刺手法针疗仪、特定电磁波治疗仪及经络导平治疗仪、智能通络治疗仪等。

（四）内科基础治疗

参考2010年中华医学会神经病学分会脑血管病学组急性缺血性脑卒中诊治指南撰写组制订的《中国急性缺血性脑卒中诊治指南（2010年）》。主要包括：并发症的预防和治疗、血压血糖的调整、合并感染及发热的处理原则与方法等。

（五）康复训练

康复训练内容包括物理治疗（良肢位设定、被动关节活动度维持训练、体位变化适应性训练、平衡反应诱发训练、抑制痉挛训练、吞咽功能训练）、作业治疗、语言康复训练等多项内容。

（六）护理

护理的内容包括体位选择、饮食、口腔护理、呼吸道护理、皮肤护理、导管护理、血压的调理与护理、并发症的预防与护理等。

（七）疗效评价

1. 评价标准

（1）中医证候学评价：通过《中风病辨证诊断标准》动态观察中医证候的改变。

（2）疾病病情评价：通过美国国立卫生研究院卒中量表（NIHSS）评价神经功能缺损程度，如神志、肢体偏瘫、面瘫、失语等；通过 Barthel 指数评价日常生活能力，如吃饭、穿衣、活动能力等；通过改良 Rankin 量表评价病残程度或日常生活的依赖性。

（3）神经功能缺损症状与并发症评价：必要时针对患者出现的神经功能缺损症状和并发症进行评价，可通过实验室检查和相关量表进行评价，如通过简短精神状态量表（MMSE）评价认知功能、脑电图评价癫痫、洼田饮水试验评价吞咽障碍等。

2. 评价方法

可在患者不同入院时间选用不同的评价量表进行评价。

（1）入院当天：可选用《中风病辨证诊断标准》、NIHSS 量表、Barthel 指数等进行评价。

（2）入院 15 ~ 20 天：可选用《中风病辨证诊断标准》、NIHSS 量表、Barthel 指数、改良 Rankin 量表等评价。

（八）中风患者中医疗效分析、总结及评估

2014 年度共收治患者病例约 85 例，有效 78 例，有效率 91.8%，全部执行诊疗方案，现将 2014 年度中医优势病种的中医疗效进行分析、总结、评估及优化并分述如下。

在中风的治疗中，在按照西医（脑梗死）诊疗指南处理时，加用中医辨证施治。中医认为中风由于正气亏虚，饮食、情志、劳倦内伤等引起气血逆乱，产生风、火、痰、瘀，导致脉痹阻或血溢脉外为基本病机，治疗方法以祛风化痰、平肝潜阳、滋阴息风、活血化瘀等为主。结果表明，在西药综合治疗基础上加用中药治疗，很大程度上提高了疗效，缩短了疗程。特别配合针灸、理疗大大地促进了肢体的恢复。

中风系急性脑血管病，其发病率、病死率、致残率、复发率仍居高不下，如何有效降低“四高”，是目前中风病的难点和焦点，从临床的角度来说，提高救治效果和康复效果是关键所在。

1. 难点之一：如何提高中医救治水平，降低病死率和致残率

（1）加强宣教。提高人们对中风病发病特点认识，及早就诊，紧急治疗。全社会及医务人员树立“时间就是生命，时间就是大脑功能”的健康观念。

（2）改善医疗条件。建立快速救治体系，进一步强调卒中单元为神经科急诊超急的意义，不断提高救治质量，力求使中风病人能够在最有效的治疗时间窗内得到有效的救治，从而降低病死率及减轻致残程度。

（3）中西医结合，取长补短。中医要发挥传统中医急救药物的研究和开发，如传统中成药安宫牛黄丸，同时发挥中药的整体治疗优势。

（4）动态的辨证施治，治疗个体化。中风病情复杂、变化迅速、个体差异极大，不能一个证型，一个处方一直治到底。必须密切观察病情变化，随病情演变及时调整治疗方案，以使治疗更具针对性。

（5）早期康复，提高生存质量。脑病科建立具有中医特色的卒中单元，形成救治—康复—健康教育与预防一体化的治疗体系。充分利用现代医学的康复理论及康复设施，与中医针灸、推拿等有机结合。

（6）加强研究力度。深入探索中风病病因病机，寻找新的治疗方法与措施，研制新的高效中药。

2. 难点之二：患者有延髓麻痹、服中药困难的问题

加强针灸等治疗延髓麻痹，促使患者能顺利进食，必要时下鼻饲，灌服中药。

3. 难点之三：如何降低发病率和复发率

（1）进一步加强中风病的流行病研究，特别是中医中风病流行学的研究，寻找出规律，制订防治措施。

（2）进一步加强中医药在预防中风危险因素及中风病发生的古籍文献研究，以及饮食疗法、药物治疗、养生保健等方面的研究力度。

（3）临床治疗与中医治未病有机结合。如中医灸法预防中风。

（4）加强基础疾病，如高血压、糖尿病、高脂血症的治疗和控制。

4. 难点之四：如何进一步提高中医药的疗效

及时分析总结诊疗方案，优化方剂，提高疗效。

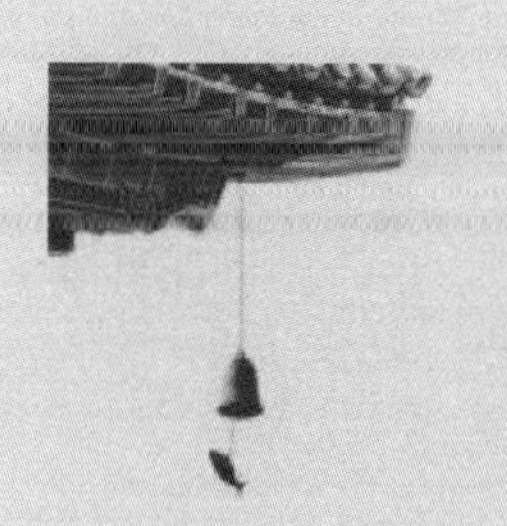

第三章

一代名医
俞根初

YIDAI MINGYI
YUGENCHU

医学名家，代有人出。俞根初研究仲景学说，不拘古、不薄今，因地制宜，活法圆机，集仲景学说与吴门温病学说之长，博采众长，融于一炉，自成一体，写下了不朽名著《通俗伤寒论》，提出寒温统一，使伤寒温病兼收并蓄，创立了“绍派伤寒”。故俞根初被后世誉为“绍派伤寒”学理之集大成者。

辨证外感时病，宗仲景，兼参诸家学说，奠定了论治外感病的理论基础。临证四诊合参，注重观目及腹诊、舌诊、按脉，首创六经之下，每经有其主脉、主舌，统领为纲；重祛邪以发表、攻里为主，使祛邪而留有出路；以通为补，灵活应用为成法；重护胃气，全藉阳明具有新意；方药以轻灵见长，切实有用；疗疾重调护，饮食讲宜忌；瘥后之调理更注重脾胃等。成为重于实践、敢于创新、善于总结、知行合一的独特个性，成为一代名家。

Chapter 3

第一节 俞根初生平传略

俞根初，名肇源，根初为其字，素以字行世。生于清雍正十二年（1734年），卒于清嘉庆四年（1799年）。浙江山阴（今浙江省绍兴市）陶里村人。在家中排行第三，人称“俞三先生”。其先世祖俞享宗公，为宋隆兴进士。据《绍兴府志》载：“仕至秘阁修撰，后为刑部尚书。”至明洪武年间（1368—1398年），由享宗后裔俞日新迁居陶里村，操轩岐业，早在明朝洪武间即有医名，遂世代沿袭，迄俞根初已历十代有余。

俞根初出生于世医家庭，对岐黄之学自幼耳濡目染，加之生性慧悟，且勤奋好学，才及弱冠即已通晓《黄帝内经》《难经》等岐黄经典，而对伤寒一门研习颇深，卓有功力。不仅论病议证多有卓识，而且临证治病更是每每应手奏效，屡起重笃之疾，而立之年就已名噪乡里。

俞根初博古通今，善采众长，但并不泥古，同时更看重临证实务经验。俞氏自己也说：“熟读王叔和，不如临证多，非谓临证多者不必读书也，亦谓临证多者乃为读书耳。”何秀山在《通俗伤寒论·序》中评俞根初说：“其学术手法，皆从病人实地练习、熟验而得，不拘于方书也，一在于其经验耳。”

俞根初诊治伤寒外感证注重四诊合参，尤其重视六经所主的舌、脉、目、候，更能师古而不泥古，善于创新。对于腹诊，他基于古代前贤之说并联系临床实际加以总结。俞根初治病疗疾总以祛邪为要，但亦特别重视顾护正气。因为正气内溃则邪气无由外出，六经之治独重阳明便是其慧眼所见。其遣方用药，既法度严明，又不拘一格，重视透邪达郁，三因制宜，灵动活泼，临床效验颇丰。

《通俗伤寒论》初稿分列勘伤寒要诀、伤寒本证、伤寒兼证、伤寒夹证、伤寒坏证、伤寒复证、瘥后调理法七章。俞根初宗古而不守旧，敢于创新。内容都是诊疗伤寒的临床经验，简明切要、完全；系当时传道授业之口诀，浮泛语少，实用价值高。他不拘于前人的成方定论，擅于结合自己的诊治经验和临床实际辨证组方遣药，自拟了很多灵稳清轻的有效方剂，其六经方药，共一百零一方，每方都有立法，每法又各有含义，都是随证制订的经验方剂。其中，有不少方剂被收入全国高等中医院校《方剂学》教材中。如：加减葳蕤汤、葱豉桔梗汤、蒿芩清胆汤、羚角钩藤汤、柴胡枳桔汤、柴胡达原饮、玳瑁郁金汤等。

俞根初十分强调瘥后调理，在其著述中专设调理诸法，示人治、养并重之规范。俞根初曾说："治伤寒兼证稍难，治伤寒夹证较难，治伤寒变证更难，治伤寒坏证最难。盖其间寒热杂感，湿燥互见，虚实混淆，阴阳疑似，非富于经验而手敏心灵、随机应变者，决不当此重任，日与伤寒证战。"其超凡的医学造诣，从中可窥见一斑。

从"绍派伤寒"形成的过程来看，除了萌芽期外可分奠基和发展两个阶段。俞根初之学源于《黄帝内经》《难经》，一生审证察病秉承张仲景六经辨证之旨意，"……又旁参张景岳、朱南阳、陶节庵、方中行、吴又可诸家；其立方，出入于辛散、透发、和解、凉泻、温补等五法；其断病，若者七日愈，若者十四日愈，若者二十一日愈，十有九验，就诊者奉之如神明。"俞氏论伤寒，研究仲景之心法，变迁仲景之方，出自心裁。六经三焦，必勘其证，寒热虚实，心剂其平。或辨或析，有扬有弃。其从伤寒中析出温病证治，汇集众善精华，触类旁通，熔铸伤寒、温病于一炉而独树一帜，自成一家，不仅为"绍派伤寒"奠定了坚实的理论基础，"寒温统一论”也因此发端，并争鸣学界。故俞根初被后世推为“绍派伤寒”的开山功臣。正如何秀山在《通俗伤寒论》前序中说：“吾绍伤寒有专科，名曰绍派，先任濵波而负盛名者，曰俞根初。”

其哲嗣赓香先生亦负有医林盛名，然随着家资日渐丰厚，便培植子孙读书，或入政界，或从幕道，由此俞氏医道遂绝。但“绍派伤寒”学说，迄至民国，通过何廉臣、曹炳章、徐荣斋等不断阐发，以及邵兰荪、胡宝书等的大力发展，逐渐扬名全国，盛行于世，成为杏林中的一朵奇葩。

Chapter 3

第二节 俞根初年谱

清雍正十二年（1734年），出生于浙江山阴（今浙江省绍兴市）陶里村。

清乾隆十五年（1750年），行医乡里。

清乾隆二十九年（1764年），名噪乡里。

清乾隆四十年（1775年），《通俗伤寒论》（3卷）成书。

清乾隆四十一年（1776年），同邑友人何秀山为《通俗伤寒论》选加按语。

清嘉庆四年（1799年），病逝，享年65岁。

“民国”五年（1916年），经何廉臣勘订，《通俗伤寒论》在裘吉生主编的《绍兴医药学报》上陆续刊出。

“民国”二十三年（1934年），上海六也堂书局刊出《通俗伤寒论》（12卷）。

Chapter 3

第三节 《通俗伤寒论》成书

一、成书背景

明代已显端倪的学术之争，到了清代则更为明朗。主张错简重订或主张维护旧有编次的不同医家，观点突现，均宣称自己最能反映张仲景的原意。清代主张错简重订的代表医家是喻昌，其《尚论篇》影响之大超过了明代方有执的《伤寒论条辨》。在他之后，持这一观点的医家大致可分为两部分。一派医家推崇方、喻提出的编次，著书立说也基本在此二家的基础上进行。如周扬俊、张璐、吴仪洛、程应旄、沈明宗、陈知等等。另一派医家则认为即便是方、喻二家也未能尽复仲景原貌，因而他们的重订工作往往另辟蹊径而不循方、喻。如黄元御撰《伤寒悬解》，钱潢撰《伤寒溯源集》，主张维护旧有编次的医家有钱塘二张即张志聪、张锡驹，以及陈修园等人。这种学术之争有一定意义，许多医家为了使自己的观点更有说服力，往往博览群书，寻流溯源，深思熟虑，力求得出精辟的分析、独到的见解，因此其中不乏出现具有影响的佳作。二是清代前中期的医学发展，呈现出一个比较错综复杂的局面，中医学传统的理论和实践经过长期的历史检验和积淀，至此已臻于完善和成熟，无论是总体的理论阐述，抑或临床各分科的实际诊治方法，都已有了完备的体系，而且在当时的条件下疗效卓著。三是清代温病流行，特别是江南湿地，气候温暖，河网密布，人口稠密，流动性大，温病流行频繁。尤其是温病学派形成，其观点与传统的仲景伤寒学说，外感由寒邪所致，六经辨证的理论迥异，主张“温病与伤寒对立”。俞根初强调勘病、辨证、论治的统一，干脆把四时外感热病统称之为风温伤寒、春温伤寒、湿温伤寒、秋温伤寒、冬温伤寒等。在这样的背景下，《通俗伤寒论》产生了。

二、成书年代

清代康熙以来，医家尊崇经典成为学风，呼应而起的经典医书注家，盛极一时。之于《通俗伤寒论》成书的年代，据何秀山在《通俗伤寒论》前序中说：“俞根初先任瀰波而负盛名，日诊百数十人，一时大名鼎鼎，妇孺咸知。其学术折衷仲景，参证朱南阳、方中行、陶节庵、吴又可、张景岳诸家；其立方，出入于辛散、透发、和解、凉泻、温补等五法；其断病，若者七日愈，若者十四日愈，若者二十一日愈，十有九验，就诊者奉之如神明。”内子胡患伤寒，延请者三，次诊病即有转机，三诊热退神清，能饮稀粥，自用调养法而痊。从此成为知已。赴安镇诊病毕，即来晤谈，余对曰：“勘伤寒证，全凭胆识。望形察色，辨舌诊脉，在乎识选药制方，定量减味，在乎胆。必先有定识于平时，乃能有定见于俄顷。然临证断病，必须眼到手到心到，三者俱到，活泼泼地而治病始能无误。熟能生巧，非笨伯所能模仿也。”余啧啧赞叹之不已。一日，出《通俗伤寒论》示余。一一浏览，其学术手法皆从病人实地练习，熟验而得，不拘于方书也，一在于其经验耳。从何秀山氏前序中可以看出，《通俗伤寒论》大概在乾隆四十一年乙未年（1775 年）前已成稿，但其原著并未流传，而是经由后人整理、增订成 12 卷后出版传世。

初稿原为勘伤寒要诀、伤寒本证、伤寒兼证、伤寒夹证、伤寒坏证、伤寒复证、瘥后调理法七章。内容都是诊疗伤寒的临床经验，简明切要、完全；系当时传道授业之口诀，浮泛语少，实用价值高。其六经方药，共101方，每方都有立法，每法又各有含义，都是俞氏随证制订的经验方。可见俞根初之论伤寒，究心仲景之法，变遣仲景之方，出自心裁。六经三焦，必勘其证，寒热虚实，心剂其平。或辨或析，有因有革，自成一家言。

但据徐荣斋先生《重订通俗伤寒论》后记中叙述：《通俗伤寒论》作者年代有误。徐氏认为，由于何秀山前序为乾隆乙未年，考乾隆乙未年（1775年）至“民国”十九年（1930年）相差155年，祖孙之隔，决不会有如此许距离；且其时俗尚早婚，假定祖生子年为二十五，生孙又二十五，至孙七十岁，总计亦不过120年左右，何以会有155年之差？又序中提及俞根初先任沨波而负盛名，则年代相等可知，而任沨波据绍兴一般老中医确定，他是咸丰、同治年间人，绝不在乾隆之际。根据这两点，徐氏认为，序文中的“乾隆”二字，或许是“道光”之误；如果以道光乙未年（1835年）计，则人与人（俞根初与任沨波）的时代相近，祖与孙（何秀山与何廉臣）的年差也相近。徐氏说：虽然前者有些凭乎推测，而后者则完全是事实反映出来的。尽管在年代上有误，并有待进一步考证，但无损于《通俗伤寒论》这不朽的著作。

三、通俗伤寒论概要

《通俗伤寒论》全书十二章。第一章为“伤寒要义”，是一个纲领，贯穿着后面的十一章，分述六经形层、六经病理、六经病证、六经脉象、六经舌苔、六经治法，并设六经、三焦用药法，六淫病用药法，用药配制法，最后为六经总诀，论述六经治则。

第二章为“六经方药”，以按经审证，对证立方，设发汗剂、和解剂、攻下剂、温热剂、清凉剂、滋补剂，共附方101首。

第三章为“表里寒热”，分述了表寒、里寒、表里皆寒、表热、里热、表里皆热、表寒里热、表热里寒、里真热表假寒、里真寒表假热诸证。

第四章为“气血虚实”，分述了气虚证、气实证、血虚证、血实证、气血皆虚证、气血皆实证、气虚血实证、气实血虚证、气真虚而血假实证、血真实而气假虚证诸证。

第五章为“伤寒诊法”，分述了观两目法、看口齿法、看舌苔法，按胸腹，问渴否，询二便，查旧方，察新久。其中观目法及按胸腹，更为俞根初所发明。俞根初认为：“凡诊伤寒时病须先观病人两目，此看口舌，已后以两手按其胸脘至小腹……”“五脏六腑之精皆注于目，目系则上入于脑，脑为髓海，髓之精为瞳子。凡病至危，必察两目，视其目色以知病之存亡也。”故列观目为诊法之首要。对腹诊，俞氏认为“胸腹为五脏六腑之宫城，阴阳气血之发源。若欲知脏腑何知，则莫如按胸腹，名曰腹诊”。故将腹诊（按胸腹），推为诊法之第四要诀。

第六章为“伤寒脉舌”，详述了伤寒脉舌之诊法，以不总论中“六经脉舌”之末备。对望、切二诊中的舌诊、按脉也有其特色，首创了六经之下，每经有其主脉、主舌（苔）统领以为纲，以下细分相兼脉夹杂苔（舌）为其目，以纲统目，纲举目张，便利分证识证，对临床诊断有很高的实用价值。

第七章为“伤寒本证”。所谓本证者，谓受病而致病者也。分小伤寒、大伤寒、两感伤寒、伏气伤寒、阴证伤寒加以论述。

第八章为“伤寒兼证”。所谓兼证者，或寒邪兼宅邪，或宅邪兼寒邪，二邪兼发者也。分述了伤寒兼风、伤寒兼湿、伤寒兼痧、伤寒兼虐疟、伤寒兼疫、风温伤寒、风湿伤寒、湿温伤寒、春温伤寒、热证伤寒、暑湿伤寒、伏暑伤寒、秋燥伤寒、冬温伤寒、大头伤寒、黄耳伤寒、赤膈伤寒、发斑伤寒、发狂伤寒、漏底伤寒、脱脚伤寒等二十一证。

第九章为“伤寒夹证”。俞氏认为伤寒最多夹证，其病因外夹发，较兼证尤为难治。分述了夹食伤寒、夹痰伤寒、夹饮伤寒、夹血伤寒、夹阴伤寒、夹哮伤寒、夹痞伤寒、夹痛伤寒、夹胀伤寒、夹泻伤寒、夹痢伤寒、夹疝伤寒、夹痨伤寒、临经伤寒、妊娠伤寒、产后伤寒等十六证。

第十章为“伤寒坏证”，论述了伤寒转痉、转厥、转闭、转脱四大重证的证治。

第十一章为“伤寒复证”，论述了伤寒劳复、食复、房复、感复、怒复五大难症的证治。

第十二章为“调理诸法”。俞氏原书中列“瘥后调理法”，但尚不完臻，经徐荣斋先生重订后，补充了病中调护法、食物调理法、起居调理法、瘥后药物调理法、气候调法五个方面，特别对病中、瘥后的饮食“忌口”（忌宜）论述更为详细。其言语精炼、举纲执领完臻备至，颇有新意。

第四节 《通俗伤寒论》版本沿革

一、内容特点

《通俗伤寒论》之著作体例，“一曰伤寒要诀，二曰伤寒本证，三曰伤寒兼证，四曰伤寒夹证，五曰伤寒坏证，六曰伤寒复证，七曰瘥后调理诸法”，条理明晰，一目了然。俞根初论病议证法宗张仲景，紧紧围绕六经展开，又旁参寒温诸家，尤受张景岳影响；在汲取各家之要、融会贯通的基础上，铸六经、脏腑、三焦、气血辨证于一炉，倡导“寒温统一”；提出“以六经钤百病，为确定之总诀；以三焦赅疫证，为变通之捷诀”的新观点，执简驭繁，更加切合临床。对于治法与方剂，俞根初专设六经用药法、三焦用药法、六淫病用药法，列方101首，并以法统方，分为发汗剂、和解剂、攻下剂、温热剂、清凉剂、滋补剂六大类，以应六经之治。对于伤寒诊法，其在前人的基础上，结合临床实践提出了一系列新的见解，如观目、察舌、验口齿、按胸腹、问渴否、询二便、辨新久、查旧方等，阐前人之未发，补前人之未备。最后，俞根初通过总结先贤经验和个人心得，单独列举调理诸法，使得全书理、法、方、药、护一应俱全，系统完备。

俞根初《通俗伤寒论》一书不仅继承了张仲景《伤寒论》的学术思想，而且融入了伤寒、温病两大学派的学术精华，同时又结合了浙绍一带的人文、地理、气候特点与三因制宜等内容，对张仲景学术的发扬和中医外感病学的发展都做出了重要的贡献，无疑是浙绍地区对中医学术承传与发展的一个重要里程碑。此书内容翔实，通俗易懂，能有效指导临床，在中医学术界享有“四时感证之诊疗全书”之称，并被推崇为“绍派伤寒”的奠基之作。《通俗伤寒论》的成书，标志着“绍派伤寒”的正式形成。

二、版本沿革

俞根初与绍地长乐乡名医何秀山交从甚密，曾为何氏之子治伤寒病，在诊疗之余常互相切磋医技。俞氏把自著《通俗伤寒论》原稿赠予何秀山，何氏阅读后颇受启发，于乾隆四十一年（1776 年），选加按语，注解其意。后于民国初期由何秀山之孙何廉臣校勘。

初稿曾在《绍兴医药学报》“大增刊”发表，随编随印，一时风行遐迩，然刊行未及三分之二，至“民国”十八年（1929 年），因何廉臣先生逝世而暂停印，中卷及下卷未能刊出发行，致使是书功亏一篑。直至何廉臣哲嗣何幼廉不忍先人未竟之志湮没不彰，“民国”二十一年（1932 年），受上海六也堂书局之邀，遗稿由何廉臣之子何幼廉、何筱廉，门人曹炳章共同编校，并由曹炳章执笔，于“民国”二十一年（1932 年）冬补苴续成。“民国”二十三年（1934 年）三月，由上海六也堂书局刊出《增订通俗伤寒论》十二卷本。

但是由于时间仓促，书中章节有所重复，若干文字存在谬误，曹氏拟重新整理，因为年事已高，力不从心，于是让其学生徐荣斋继续整理。在曹炳章先生的指导下，徐荣斋对《通俗伤寒论》进行了重订，对原书第二章六经方药中周越铭附入的方歌及第六章增附的“六经舌苔歌”，第十二章第四节“情欲调理法”予以删除，六经部分补入陈逊斋的“六经病理”；脉象部分补入姜白鸥的“脉理新解”，其他节目有重复的，均予适当合并。

曹炳章先生亦斟酌若干条应修订之处，从而使原书更臻于完善。1956年1月，《重订通俗伤寒论》由杭州新医书局出版。

此后，徐荣斋又采纳了全国各地读者的反馈意见，对全书再予修订，个别文字加以修润，于1959年2月由上海卫生出版社再版，一时风靡全国中医学界。

1981年徐氏与其学生连建伟谈及《重订通俗伤寒论》，打算再次修订，无奈因次年重病谢世未能完成心愿。连建伟以1959年2月由上海卫生出版社出版《重订通俗伤寒论》新1版为底本，以1934年5月上海六也堂书局铅印《通俗伤寒论》十二卷本为主校本，1916年《绍兴医药学报》铅印"大增刊"《通俗伤寒论》为旁校本，1956年杭州新医书局《重订通俗伤寒论》为参校本，对全书进行校勘。底本中错字直接改正，文字重复加以删除，明显脱字增补并出校，某些重要的名词术语力求前后统一，旧式句读改为标点，文中的谬误或费解之处加撰简要按语。

2002年5月，《三订通俗伤寒论》由中国古籍出版社出版。经过重新修订的《三订通俗伤寒论》版本更臻完善。

2006年1月，以1934年上海六也堂书局铅印《通俗伤寒论》十二卷本为底本，经连智华点校，由福建科学技术出版社出版，名为《增订通俗伤寒论》，书中基本保持原书的内容，使我们今天得以见到原书的内容风貌。2011年1月中国中医药出版社再版《重订通俗伤寒论》，由范永升作序。

Chapter 3

第五节 《通俗伤寒论》对后世的影响

一、对绍派伤寒发展的影响

何秀山说："吾绍伤寒有专科，名曰绍派。"其萌芽于明代张景岳，成形于俞根初，何廉臣称俞根初为"绍派医学的领袖"，故俞氏对绍派医学的形成和发展，具有重大的影响。绍派医学上溯明清，下逮民国，历时三百多年，源远流长。自成形于俞根初后，绍派医学代有人才出，如任沨波、何秀山、章虚谷、龚太宇、车宗辂、孙桢、俞文起、高学山、周伯度、张畹香、何廉臣、胡宝书等，均勤于临床耕耘，殷于著书立说，为绍派医学添色，也有一生忙于临床，无暇著述而负有盛名者，如邵兰荪、傅再扬等。绍派医学经上述诸贤的继承发扬而光大，成为一个自立于医林的独特学派。俞根初作为绍派的奠基人，其影响可概括为：一是确立了六经气化辨证体系； 二是以六经钤百病，倡寒温统一；三是论治主清化淡渗；四是制方用药喜鲜品；五是创立绍派伤寒特有的诊断方法。

二、对伤寒医家的影响

张山雷说："《通俗伤寒论》取之不尽，用之不竭。老医宿学，得此而扩充见闻；即后生小子，又何往而不一览了然，心领神悟。"俞根初发展了气化学说，其"三化"论，这对后世医家研究伤寒有很大影响，如《伤寒论研究纲要》中，对六经证治曾有正病、兼病、化病、坏病等的提出，后徐荣斋又做了进一步整理，这都受到俞根初的影响。

三、对寒温统一的影响

《通俗伤寒论》以月刊的形式刊出后 20 年，以万友生《寒温统一论》为起点的寒温统一的呼声便响起来了，其后这种呼声更是连绵不断，至今不衰，从 20 世纪 50 年代末到 80 年代，万友生、裘沛然、方药中、张伯纳、张学文、沈凤阁、肖德馨、李永清、黄梅林等均著书立说，力主寒温统一。俞根初作为寒温统一论者之先驱，其影响是显而易见的。

四、对现代方药研究的影响

俞根初之学说，后世有许多医家亦在有形无形中受到其影响。例如，周禹锡在《伤寒论研究纲要》中曾提出伤寒六经证有正病、兼病、化病、坏病等。不难看出，这是受到了俞根初"伤寒有小证，有大证，有兼证，有夹证，有坏证"之伤寒分型理论的影响。另如俞根初所创立的"凡病伤寒，均以开郁为先"这一治疗原则，被后世寒温各派诸多医家所广泛认同和运用。此外，俞根初创制的许多效验方剂亦经久不衰，且现代中医对俞根初的方剂运用不仅仅局限于治疗外感疾病，施于杂病同样疗效卓著。例如，蒿芩清胆汤被广泛用于治疗内、妇、儿各科疾病，如急性结膜炎、急性胆囊炎、胆石症、急慢性胃炎、胆汁返流性胃炎、急性阑尾炎、功能性消化不良、小儿秋季腹泻、慢性胰腺炎、急性肾盂肾炎、急性盆腔炎、更年期综合征、亚急性甲状腺炎、抑郁症、神经官能症等，只要辨证属湿热郁阻少阳、三焦气化不利者，皆有良好的效果。

从蒿芩清胆汤的研究看：

（一）韩雪梅等从蒿芩清胆汤药效学研究探讨创新性优势作用

韩雪梅等研究根据国内外防治急性外感热病的现状及发展趋势，结合国家有关防治传染性、感染性疾病“十五”“十一五”规划、导向和临床需要所选定的具有广泛临床应用前景及药物研发价值的一项重要课题，本研究在中医温病学传统理论精华和现代医学理论的指导下，利用现代科技手段和成果，按传承与发扬中药药理学、中药新制剂开发与应用的要求，进行对“蒿芩清胆汤”的解热抗菌、抗炎、抗病毒、免疫调节、抗内毒素及抗胆道感染和利尿、对胃肠调节、对湿热模型的影响等药效学及制剂学、质量标准、慢性毒性、对比验证等方面的实验研究及有关理论的有益探索，揭示了蒿芩清胆汤的药效原理、创新特点及相关理论，以及在制剂学、质量标准、毒理学等方面的实际应用价值，为今后药物的研发、临床的推广运用奠定可靠的、科学的实验研究基础及理论根据。

通过对该方剂进行药理学、毒理学、制剂学等方面的实验研究和深入探讨，揭示蒿芩清胆汤的药效原理、创新特点，进而完善相关中医理论，以充分发挥温病学代表方在中医药治疗外感急性热病中的优势，提高中医相关理论水平、提高中医药治疗某些外感急性热病的疗效为目的，以突出研究温病学代表方在治疗某些传染性、感染性疾病方面，尤其是病毒性疾病方面的优势为核心，以研发毒副作用小、无耐药、无菌群失调而抗生作用显著的植物类新药为原则，为今后中医药治疗某些外感急性热病药物的研发、临床推广应用及理论的充实，提供可靠、科学的理论和实验依据。

韩雪梅从诸多药效学实验结果中以古方新用为创新点提炼本方优势作用。对蒿芩清胆汤，按中药药理学研究要求进行了蒿芩清胆汤解热、抗炎作用的实验研究；蒿芩清胆汤利胆、抗急性胆道感染、利尿的实验研究，揭示了中药复方蒿芩清胆汤对人体作用的多靶点、多部位、多途径的特点，即综合生物效应。

蒿芩清胆汤是治疗少阳湿热痰浊证的代表方，具有清胆利湿、和胃化痰的功效。据文献和临床研究报道以及本课题组所掌握的第一手临床资料表明，《通俗伤寒论》代表方蒿芩清胆汤已有上百年的临床应用的基础，蒿芩清胆汤经历代医家发展与创新，该方已被广泛应用于临床各科，在原蒿芩清胆汤应用适应证基础上治疗内、外、妇、儿、五官科等多种疾病，目前该方的应用范围在不断扩大，可广泛应用于临床上多种外感热病，包括现代医学的许多感染性疾病、传染性疾病及不明原因的发热，尤其是病毒性感染效果显著。如应用于呼吸系统、消化系统、泌尿系统的多种感染性、传染性、非感染性发热性疾病，且疗效确切。以蒿芩清胆汤应用广泛、临床疗效确切为研究的基础，但其实验研究却未见报道为前提，为本研究实验的开展提供了总体思路，同时针对中药对人体作用的多靶点、多部位、多途径的特点，提示蒿芩清胆汤是否通过多种途径，多种机制来发挥其解热抗炎等多种功效从而广泛应用于临床各科多种疾病的，需要如下诸多的实验研究加以诠释。同时把研究重点放在抗病毒、抗感染以及在免疫调节等方面的突出作用，为此，本研究采用了不同的动物模型和方法，如温热、湿热的药效学动物模型以及对流感病毒、免疫调节等实验。

首先进行了蒿芩清胆汤解热、抗炎作用的实验研究，目的是观察蒿芩清胆汤治疗某些外感热病在解热、抗炎方面的基础药理作用。结果显示蒿芩清胆汤能降低发热和肿胀的程度。将蒿芩清胆汤的这一实验结果与该方"清透"作用相关性进行联系，为该方治疗以发热和炎症为主要临床症状的某些外感急性热病提供了基础的实验依据。在蒿芩清胆汤解热、抗炎作用的实验研究的基础上又分别进行了蒿芩清胆汤的抗菌、抗内毒素、免疫调节作用的药理实验研究。蒿芩清胆汤抗病毒、体内抗炎作用及对温病湿热证动物模型影响的药理实验研究结果表明蒿芩清胆汤对实验的三种细菌均有抑制作用，不仅对革兰氏阴性菌，而且对革兰氏阳性菌也有良好的抑菌作用。其中对绿脓假单胞菌的作用最强；蒿芩清胆汤对内毒素所致的感染性小鼠有明显的抗内毒素作用，可保护动物存活约半数以上；蒿芩清胆汤能提高小鼠的巨噬细胞吞噬能力，提高非特异性免疫能力。蒿芩清胆汤可升高胸腺指数，提高特异性免疫能力；但对脾脏指数无明显影响，说明蒿芩清胆汤增强特异性免疫是通过 T 淋巴细胞发挥作用的。还证明了蒿芩清胆汤有体外抗病毒、体内抗炎作用，对温病湿热证大鼠作用显著，实验发现蒿芩清胆汤除能显著抑制冰醋酸所致小白鼠腹腔毛细血管通透性升高，具有明显的抑制炎性反应，减少炎性渗出的抗炎作用外，蒿芩清胆汤抑制甲型、乙型流感病毒作用较强，尤其对甲3型流感病毒有更强的抑制作用。同时蒿芩清胆汤对用饮食、气候和生物因子（大肠杆菌）的造模方法所造温病湿热证动物模型影响显著，表现在：既能显著降低湿热证大鼠的体温，又能显著提高它的小肠吸收率，增加它的饮食饮水量，对湿热证大鼠的血液流变学有显著改善作用。这说明蒿芩清胆汤对温病湿热证大鼠的影响是多方面的。将蒿芩清胆汤的这一实验结果再与该方"清透""化湿""调和"作用相关性进行联系，外感急性热病中革兰氏阳性菌致病多表现温热性，中医以"清透"为主；而革兰氏阴性菌致病多表现为湿热性，中医以"清透""化湿""调和"为主；为该方治疗以感染革兰氏阳性菌、阴性菌、流感病毒以及免疫功能失调，饮食、气候和生物因子引起综合作用的发热和炎症和流感为主要临床症状的某些如温热性、湿热性、感染性、传染性外感急性热病提供了实验依据。之后又进行了蒿芩清胆汤抗胆道感染和利尿、对胃肠调节等多项药效学作用的实验研究，在广泛药效学研究基础上，从诸多药效学实验结果中发现：第一，蒿芩清胆汤对流感病毒有较强的抑制作用。结合本方目前临床应用与古方适应证不同，多用于"流感"等病毒性疾病，且疗效显著的优势特点，以古方新用为创新点，提炼本方抗病毒这一优势作用。第二，蒿芩清胆汤不仅对革兰氏阴性菌，而且对革兰氏阳性菌也有良好的抑菌作用。外感急性热病中革兰氏阳性菌致病多表现温热性特点，而作为清热化湿的代表方，蒿芩清胆汤的适用证是湿热性疾病，结合本方目前临床应用与古方适应证不同，可用于革兰氏阳性菌感染等多种疾病，且疗效显著的优势特点，以古方新用为创新点，提炼本方的这一抗感染优势作用。第三，蒿芩清胆汤不仅具有抗菌作用，而且对病毒也有良好的作用。结合本方目前临床应用与古方适应证不同，可用于细菌、病毒感染等多种疾病，以古方新用为创新点，提炼本方的这一双抗优势作用。第四，蒿芩清胆汤不仅具有抗菌、抗病毒作用，而且具有免疫调节作用。结合本方目前临床应用与古方适应证不同，可用于细菌、病毒感染伴随免疫功能失调等多种疾病，以古方新用为创新点，提炼本方的这一抗菌、抗病毒与整体调节相结合的优势作用。以上实验结果验证了蒿芩清胆汤在抗病毒、抗感染以及在免疫调节等方面的优势作用，进一步揭示了蒿芩清胆汤抗病毒、抗炎及对温病湿热证动物模型影响的药效学机理以及该方在许多感染性疾病、传染性疾病及不明原因的发热，尤其是病毒性感染效果显著的机制，以便为临床应用提供科学的理论依据，同时也必定会对古方新用在某些外感热病的临床治疗中产生良好的现实意义。总之，韩氏本实验研究及理论探讨为临床使用蒿芩清胆汤拓展了一定的新思路，随此研究的不断深入和实践，为临床的感染性和传染性等发热疾病寻找更多的途径，为以后的新药开发提供一些依据。并将蒿芩清胆汤方“和解法”的科学内涵和挖掘中医药综合生物效应的治疗优势相结合，以提升研究水平。

《医学心悟》中，根据历代医家对治法的经验将治法总结为“汗、和、下、消、清、温、补、吐”八法。蒿芩清胆汤不仅属于八法中的“和”法范畴，还具有清热化湿的功效，中医温病清热化湿类代表方具有双法联用的特点，而“和”法又有广义，狭义的理解。广义上是指“和其不和也”，即通过和解、疏泄、分消等方法祛除病邪，调整机体，扶助正气，使表里、上下、脏腑、气血、阴阳和调的治疗大法。本法应用范围颇广，如半表半里之少阳病、肝胃不和、肝脾不调、肠胃不和、气血不调、营卫不和等诸证。临床上根据病邪性质和病位，以及脏腑功能失调的不同情况，将其又分为和解少阳、疏肝和胃、调和肝脾、调和肠胃等不同治法。温病学中的“和”法是指和解祛邪的治法，常用的有分消走泄、和解疏泄、开达膜原等法，蒿芩清胆汤既具有和解疏泄之效，又有分消走泄之意。分消走泄是同一法则的两个方面，立论角度不同。“分消”是针对施治部位而言，湿热弥漫三焦，应从上、中、下三焦分解，而本方既有苦寒芳香善清透、性升发的青蒿，又有畅中的温胆汤，渗下的碧玉散，故治疗部位较广，涉及三焦；“走泄”指用药特点，通过“动”或通的手段，使邪外达，气机条畅，而本方药味大多味“辛”，可以通过通透作用，驱邪外出，故蒿芩清胆汤既具有清热透热外达作用，又具有和解疏泄、分消走泄、清热化湿、和胃降逆等功效，是中医方剂中集清热泄热、透达透热、芳化燥湿利湿、调和、和解于一体为特点和优势的经典方，也是温病学治疗多种外感热病的有效代表方。

基于上述认识，韩雪梅等的研究除了证实蒿芩清胆汤抗病毒、抗菌的双抗作用、免疫调节作用外，还进一步探讨了本方的诸多药效作用与“和解法”的作用的相关性，即本方的综合生物效应与其“和解法”的作用的相吻合，从诸多药效作用归纳蒿芩清胆汤的组方特点——多途径祛邪，青蒿、黄芩、青黛、滑石清泄里热，具有“清”的特点；其中青蒿是苦寒药中唯一兼有芳香气味的药物，芳香宣化，透热外达而开上，具有“透”的特点，它包含了试验中蒿芩清胆汤解热、抗炎作用，抗急性胆道感染作用，抗病毒、体内抗炎作用及对温病湿热证动物模型影响等的作用；陈皮、半夏、枳壳：苦温燥湿、降气和胃而畅中，具有“调”的特点，它包含了试验中蒿芩清胆汤对肝胆、胃肠等的作用；碧玉散、茯苓：清热利湿而渗下，具有“利”的特点，它包含了试验中利尿等的作用；青蒿、黄芩：和解枢机；茯苓、甘草：扶正祛邪；黄芩、半夏：寒温并用，具有“和”的特点，它包含了试验中与“清”“透”“利”“调”“和”相关的诸多药效作用，使“和解法”的科学内涵和挖掘中医药综合生物效应的治疗优势相结合，广泛运用于多种外感热病。这也是中医药在治疗外感急性热病中多靶点、多环节、多部位优势的又一次验证及科学价值所在。

（二）韩雪梅等针对中医温病清热化湿法代表方剂蒿芩清胆汤颗粒进行的实验研究和理论探讨

研究按中药药理学、中药新制剂开发与应用的要求，通过对蒿芩清胆汤的解热、抗菌、抗内毒素、抗炎、抗病毒、免疫调节、抗胆道感染和利尿、对胃肠调节、对湿热模型的影响等药效学及制剂学、质量标准、慢性毒性、对比验证等方面的实验研究及有关理论的有益探索，以揭示蒿芩清胆汤的药效原理、创新特点及相关理论，以及在制剂学、质量标准、毒理学等方面的实际应用价值，为今后治疗外感热病药物的研发、临床的推广运用奠定可靠的、科学的实验研究基础及理论根据，也必定会对某些外感热病的临床治疗产生很好的现实意义。

（三）王晓萍用蒿芩清胆汤对病毒性呼吸道感染湿热证的免疫炎症进行机制研究

岭南地区雨水充沛、气候炎热，病毒性呼吸道感染从中医辨证具有易化热夹湿的特点，湿热证侯表现突出，王晓萍的清热祛湿类方药应用广泛，且多获捷效。具有清热祛湿、解表透邪之功的代表方剂蒿芩清胆汤，治疗温病气分湿热证之主方。而且相关的临床研究已证明蒿芩清胆汤在治疗病毒性疾病方面有一定优势，因此，对以蒿芩清胆汤为代表治疗岭南地区病毒性呼吸道感染湿热证进行研究更具现实意义。

（四）谭亚芹等发现蒿芩清胆汤具有清胆利湿、和胃化痰的作用

蒿芩清胆汤广泛用于临床上的多种外感热病，包括了现代医学中的许多感染性疾病、传染性疾病及非感染性发热性疾病等。谭亚芹等根据对文献资料的统计和收集的临床病例资料约 300 例的统计，蒿芩清胆汤用于治疗各种原因引起的发热性疾病的文献占总文献的 42.11%，居第 1 位。为了进一步深入研究该方的作用机理，进行了拆方实验，确定起主要作用的中药，以期为进一步的开发和应用提供理论依据和实验佐证。

（五）郑丹文以蒿芩清胆汤对急性上呼吸道病毒感染湿热证的疗效及免疫调节进行研究

急性上呼吸道病毒感染是指由病毒引起的上呼吸道炎症，具有不同程度的全身症状及鼻炎、咽炎、扁桃体炎等局部症状。包括常见的普通感冒、流感、腺病毒疾病、合胞病毒疾病等，是人类最常见的疾病之一，其症状可轻可重。目前西医特效治疗不多，治疗以支持对症治疗为主，而中医药防治本类疾病有一定的优势。本类疾病归属于中医外感病范畴。其症可见于温病中“风温”“春温”“暑温”等及伤寒中“太阳病”“少阳病”“阳明病”各型。有学者认为本病病因多“毒”，辨证多“湿”。岭南地区特别是福建、广东等东南沿海地区，由于地处亚热带，气候炎热而多雨，加之多贪凉饮冷，好食鱼鲜、甘脂厚腻之品，酿成湿困脾胃的体质，内外合邪，故岭南地区上呼吸道感染的患者中以外感湿热证的患者居多，而对湿热的现代研究表明，外感湿热之邪与病毒、细菌等病原体的感染有直接关系。湿热证患者存在免疫功能的紊乱和血流变、自由基、白介素等指标不同程

度的改变。清热化湿方药具有直接灭杀病原微生物的作用，还能双向调节机体免疫功能，对抗自由基的损伤，促进病变组织的修复等。湿热证患者存在免疫、自由基、能量和水液代谢等异常，而呼吸道病毒感染患者同样有免疫功能低下、自由基产生与清除失衡等病理基础，加之湿热之邪与病毒感染密切关联，为呼吸道病毒感染与湿热证的相关性研究提供了理论、临床和实验依据。

（六）任存霞等观察蒿芩清胆汤对实验性胆道感染的影响

建立家兔急性胆道感染模型，以蒿芩清胆汤进行治疗，观察生化及病理学改变。结果显示蒿芩清胆汤能明显降低血清转氨酶、总胆红素、直接胆红素，病理学检查示治疗组虽仍有不同程度肝细胞破坏、炎细胞浸润、淤胆等肝损伤病变，但损伤程度明显减轻，且无淤胆现象。结论是蒿芩清胆汤能减轻家兔胆道系统炎症，可降低血清转氨酶、胆红素。

（七）包海燕对蒿芩清胆汤的退黄机理及组方原则进行探讨

蒿芩清胆汤已成功用于肝病退黄的治疗中。蒿芩清胆汤有护肝降酶及利胆退黄的作用，其中，高剂量组在退黄上与思美泰作用相当，而护肝降酶上优于思美泰。

Chapter 3

第六节 对《通俗伤寒论》的评价

《通俗伤寒论》是一部论述四时感证的专著，代表了俞根初论治伤寒的学术思想和临床经验，也是“绍派伤寒”之菁华。

俞根初说：《通俗伤寒论》百病不外六经，正治不外六法，按经审证，对证立方，六法为君，十法为佐，治伤寒已无余蕴。虽然，病变不常，气血有素。穷不常之病变，须门门透彻；葆有素之气血，要息息通灵。斯可言医治之方药矣。姑详述之。

何秀山先生评述《通俗伤寒论》，说：后汉张仲景著《伤寒杂病论》，传一百一十三方，方方皆古；立三百九十七法，法法遵经。又以六经钤百病，为不易之定法“以此病例彼病，为启悟之捷法”。故历代名贤奉为正宗。正宗则诚正宗矣，然就余临证经验，尚不敷用者，以其间兼证、夹证、变证、坏证，证证不同，还须旁采耳。余临证时，凡遇纯实证，每参以张子和法；纯虚证，每参以张景岳法；实中夹虚证、虚中夹实证，每参以张石顽法。庶几博采众法，法法不离古人，而实未尝执古人之成法也。何秀山又说：《通俗伤寒论》直截了当，简明朴实。

何廉臣先生说：俞根初《通俗伤寒论》六经正治六法，统计一百零一方，方方有法，法法不同，真可谓门门透彻，息息通灵者矣。先祖为伤寒专科，必先通杂证，而后能善治感证。今观俞氏方法，益信而有证，但必列一百一方者，推其意，大抵仿陶氏肘后百一方侧耳。从此知其学虽博古通今，而宗旨则信而好古，直可新定其名曰六经百一选方，与肘后百一方，先后辉映。

何廉臣先生又说：《通俗伤寒论》，其辨析诸证，颇为明晰，其条例治法，温寒互用，补泻兼施，亦无偏主一格之弊，方方切用，法法通灵，其定方宗旨，谓古方不能尽中后人之病，厚恩不得尽泥古人之法，全在一片灵机，对症发药，庶病伤寒者其有豸乎？……俞氏此著，勤求古训，博采众法，加以临证多年，经验丰富，故能别开生面，独树一帜，多发前人所未发，一洗阴阳五行之繁文，真苦海之慈航，昏衢之巨烛也。学者诚能从此书切实研求，广为探索，则历代伤寒名家，皆堪尚友矣。

曹炳章先生认为：《通俗伤寒论》一书是医学界公认为的四时感证之诊疗全书，说："可谓方法美备，学理新颖，不但四季时病无一不备，而重要杂证，亦无遗漏矣。得俞、何及末学三人之经验，成伤寒独一无二之大观，为当今改进国学之先锋，可为后学登堂入室之锁钥，亦无不可。"

张山雷先生在《增订通俗伤寒论·序》中说：且言虽浅近，而取之不尽，用之不竭，智者见智，仁者见仁，老医宿学，得此而且以扩充见闻，即在后生小子，又何往而不一览了解，心领神会。

徐荣斋先生在《仲景学说在绍兴的发展》一文评价《通俗伤寒论》："内容都是诊疗伤寒的临床经验，简明切要，完全系当时传道授业之口诀，浮泛语少，实用价值高。"

著名中医教育家、临床家，国医大师，原浙江中医学院院长何任教授说：《通俗伤寒论》确实有很多实实在在的东西，应加以研究。并题写"弘扬中医学术，传承绍派伤寒"。

著名中医学家，广州中医药大学终身教授、博士生导师，国医大师邓铁涛先生在《三订通俗伤寒论》序中也说：《通俗伤寒论》，其通俗之处在于发展了仲景的《伤寒论》，书中的“伤寒兼证”，很多内容今天看来已属于温病的范围了。温病学说的发生是有清代之重大成就，是历史的发展的必然结果。若以“寒温统一论”观点看，则俞根初先生可说是先行者。

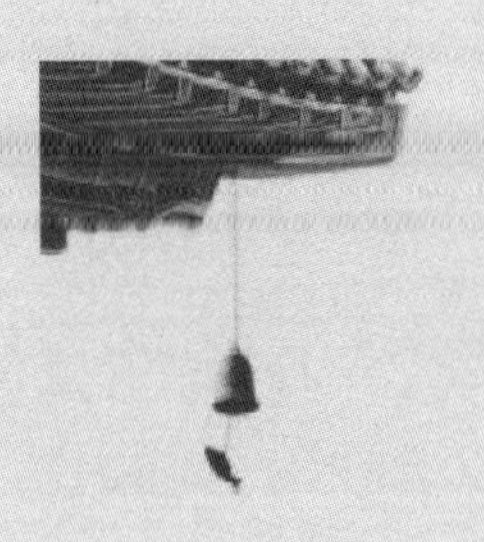

第四章

绍派伤寒的传承与发扬

SHAOPAI SHANGHAN DE
CHUANCHENG YU
FAYANG

绍兴人杰地灵，英才辈出，人文荟萃，文脉绵长，医学的传承与发展有着深厚的文化底蕴，出现了一批对绍派伤寒有较大影响的医家的贡献。绍派伤寒的发展有何廉臣、胡宝书、曹炳章、徐荣斋等医家的贡献，并在传承发展中创新，在创新中发展，分别从理论到临床，加以扩充，使绍派伤寒渐臻完善。至清末民初，绍派伤寒已达到炉火纯青的地步。绍派伤寒，以其通俗易懂、切实可法，且治病疗效卓著的特点，被民众所认可。

Chapter 4

第一节 传承脉络

绍派伤寒具有明显的地方性，与一般中医流派有所不同，其前后医家无明显的师承关系。

一、传承脉络

俞根初（1737—1799 年）——《通俗伤寒论》。

何秀山（清）（系何廉臣祖父）——《校勘》。

何廉臣（1861—1929 年）——《增订通俗伤寒论》。

曹炳章（1878—1956 年）——何孝廉、何幼廉协助整理《通俗伤寒论》。

徐荣斋（1911—1982 年）——《重订通俗伤寒论》。

郑淳理、陈天祥等 20 世纪 80 年代有所整理研。

沈元良编著出版《绍兴伤寒学派与〈通俗伤寒论〉今释》《通俗伤寒论新编——绍派俞根初方应用》等。

二、师承的迥异

北宋末年，由于宋室南渡，大批太医院医官定居绍兴，地方医事制度相继建立，宫廷秘录、验方流传民间，经历代搜集整理，医著不断问世。随着中国早期较为急剧的社会变化，各种学术文化的创立和发展，而各种学术流派远在春秋战国时期已经出现了理论医学与临床医学的分派。学术流派的出现，正如范文澜在《中国通史简编》中所说："郑国子产创法家，齐国孙武创兵家，鲁国孔丘创儒家，重要学派除了道家，东周后半期都创立了。基本原因就在东周社会，由于兼并战争而发生大变化。宗族制在破坏，家族制度在兴起。在兴起的经济基础上，反映出创造性的学术思想。"而那个时期的医学发展也不例外。从汉代前医学发展状况来看，当时医学已经有了师承授受关系。如《史记·扁鹊仓公列传》载有扁鹊师从长桑君，其学生有子阳、子豹等人。可以说师承授受关系的存在是学术流派形成的重要原因，也是其重要基础。"一者，师门授受，或亲炙，或私淑，各承其说而光大之。一者，学术见解之不一致，各张其立说，影响于人。"

医学的发展，如同任何科学发展一样，都有历史的继承性。恩格斯说："任何新的学说……，它必须首先从已有的思想材料出发。"不但各家之间互有吸收，就是他们自身也是在历代医学成就基础上发展起来。而绍兴伤寒学派正是在这样的基础上孕育发展起来，但有所不同的是其理论体系及学术流派的形成有着它明显的地方性，与一般中医流派有所不同，其前后无明显的师承关系。理论又不是简单的寒温折中，而是有所创新，独树一帜，为热病、感证的论治丰富了内涵。

三、核心思想与学术内涵

绍派伤寒，主张六经钤百病，以三焦为变通之法，融六经、三焦于一炉，创立寒温一统论，是绍派伤寒对祖国医学的贡献。

1. 创六经气化辨证体系，拓宽六经的内涵

根据疾病的演变规律，创造性地提出"三化"学说，形成了其辨治外感的六经气化辨证体系。

2. 创伤寒分型方法，完善伤寒诊断方法

将伤寒分成五个基本类型，即伤寒本证、伤寒兼证、伤寒夹证、伤寒复证、伤寒坏证。其划分之依据是所感受病邪的性质和病情的变化。如将单纯感寒邪者归为伤寒本症，将寒邪兼他邪或他邪兼寒邪，二者兼发者列入伤寒兼证，将伤寒夹有其他杂证者称为伤寒夹证，把病情恶化者归为伤寒坏证，愈后复发者称伤寒复证。同时，这五个基本证型中，又包括若干具体证型，如伤寒本证包括小伤寒、大伤寒、两感伤寒、伏气伤寒、阴证伤寒。舌脉诊、观目法及按胸腹法，颇具绍派伤寒之特色。

3. 治伤寒重阳明

发展六经气化学说，以“三化”学说阐明外感病的演变趋势，认为阳明胃经对外感病的演变趋势有直接的影响，将阳明摆在外感证治之首位。外感之治以阳明为首务，认为由于胃为水谷之海，气血生化之源，各经均禀气于胃，他经之病变易传入胃，胃经之病变也易传入他经，因此阳明最多兼证。其治阳明证，既宗仲景辛凉甘润、急下存阴，又巧取先贤，而多有发明，颇具特色。

4. 论伤寒立法创方

俞根初伤寒治法：宗仲景立汗、和、下、清、温、补六经正治六法，每一大法下针对具体病情立若干细法，如补法中有滋阴润燥法、滋阴清热法、滋阴熄风法、滋阴潜阳法、滋阴濡络法等。其所选所创之方，方方有法。

5. 对《伤寒论》辨证施治的发展

在“伤寒本证”“伤寒兼证”“伤寒夹证”“伤寒复证”“伤寒坏证”这几章里，详列各具体证型之因、证、脉、治，其“证”包括病程，初期为外邪袭表之证、中期为外邪入里所化之证、末期为余邪未尽正气已衰之证，其治亦分初、中、末，为其气化学说在临床中的具体应用。叙述都以经统病，按病析证，随证出方，体现了既注重辨证论治，又提倡辨病论治。

6. 治燥创立温凉分治

“久晴无雨，秋阳以暴，感之者多病温燥……秋深初凉，西风肃杀，感之者多病风燥，此为凉燥。”燥邪为病，虽有凉燥、温燥之分，治有温润、凉润之异，但达郁宣气则一。郁火为患则宜发，发则火散而热泄，轻扬如葱、豉、荷、翘，升达如升、葛、柴、芎以发散之。

7. 外感重透邪外出

治疗外感强调透达，重视透邪外出，给邪以出路，是绍派伤寒的一大特色。“病（邪）去则虚者亦生，病（邪）留则实则亦死，虽在气血素虚者，即受邪气，如酷暑严寒，即为虚中夹实，但清者暑散其寒以去邪，邪去则正自安。”驱邪之法，则强调透达。“凡邪从外来，必从外去，发表固为外解，攻里亦为外解。总之，使邪有出路而已，使邪早有出路而已。”对于先内伤兼外感者则“即有人虚邪实者，不过佐以托邪之法，护正之方，究当以驱邪为主，邪早退一日，正即早安一日，此为治一切感症之总诀”。而透邪外出之法又有宣散、宣气、化浊等不同，但总以开门而逐为要，处处开设通路，使其盗去而室安，正气自复。

8. 辨证重湿施治主化、方药轻灵验

治时病当化“湿”为先。治湿必先治气，气化则湿化。湿之所以停滞者，皆因气之不运，运之则湿焉能留。注重轻、灵、验，所谓轻则以量小质轻芳香宣发，上浮之品，拔动气机；灵则以用药灵活，随症加减；稳则处方用药参合时令，综观病机，切中病机；验则是方药切证。

9. 用药经验

概括起来有三点：一是善用宣化理气之品；二是善用芳香淡渗之品；三是喜用鲜品及其药汁。

10. 注重调护

中医治病医、药、护不分，主张“三分治、七分养”，其护理学说在张仲景已有记载，为服桂枝汤后的“将息”和“禁忌”，注重服药后的病理反应与药理反应等护理学说。但后世医家尚不够重视疾病的调护方法，而绍派医家通过实践经验与教训，懂得中医调养护理的重要性，尤其特别强调“忌口”即饮食的宜忌。徐荣斋先生强调：“须知疾病与调护为医疗过程中一个关键，医药疗效之显著与否与调护的合理不合理有密切关系……因关于调护而造成事故的例子，是不少概见的。”这也是绍派伤寒学术思想中较为突出的一点。不但在外伤寒（时病）是这样，而且在内、儿、妇等杂症中亦是如此。徐氏认为《通俗伤寒论》中特列“瘥后调理法”，但尚不完臻，故徐氏在《重订通俗伤寒论》中编为《调理诸法》一章，补充了病中调护法，瘥后药物调理之法、食物调理之法、气候调理之法、起居调理之法。

Chapter 4

第二节 完善与发扬

“一源多流、流派纷呈”是中医临床与学术传承创新的基本特征，是贯穿于中医发展史的一个突出现象，也是中医临床特色优势的体现。绍派伤寒发源于明代，盛兴于清末民初，流传至今，期间名医辈出，人才济济，呈现出名医多、著述多的鲜明特点，具有重实践、敢创新、善总结、知行合一的独特个性基础，是中医药学的重要组成部分，俞根初是杰出代表人物。

绍派伤寒出现理论奠基时期的俞根初、高学山、章虚谷、任灜波等，理论发展时期的何秀山、何廉臣、曹炳章等，理论完善时期的裘吉生、曹炳章、徐荣斋等名医大家。以擅治外感热病，诊断重目诊、脉诊、腹诊，辨证重湿，施治主化等具有鲜明地域特色的诊断治疗、组方用药体系而著称，与吴门之温病学派虽同治热病，但其辨证纲领和论治内容却迥然有别，而又与一般仲景学派相异，自成一体，故以其独特的学术体系传承、发展至今。绍派伤寒的医理之精、内涵之深、创意之新、著述之多，无不是受“卧薪尝胆、励精图治”的精神所影响。

理论奠基时期可上溯至《黄帝内经》《伤寒论》及明代张景岳的《景

岳全书·伤寒典》。张景岳在治疗外感疾病时宗张仲景的《伤寒论》，然师古而不泥古，强调因地制宜，其治疗内伤杂病，尤重视温补调理。他认为南方人体质本弱，不宜苦寒攻伐，应以培补元阳为法，补后世推为绍派伤寒之鼻祖。至清代俞根初著《通俗伤寒论》一书，主张六经辨证与八纲辨证、气血辨证、三焦辨证相结合，病名上统称一切外感时病为“伤寒病”，丰富了六经辨证的理论内涵，奠定了绍派伤寒的理论基础。任沨波著有《医学心源》《任氏简易方》，丰富了其学说内容。何秀山对《通俗伤寒论》分条分段加按语，作了阐发补正，使其医学理论更趋清晰明了。章虚谷《伤寒热病论》《伤寒论本旨》，为伤寒与温病的融合起到积极的促进作用。

理论发展时期由何秀山、何廉臣、曹炳章等传承俞根初的学术思想，从实践出发，发展充实了绍派伤寒理论，倡导寒温兼融，主张以六经辨温热病，并商榷叶天士卫气营血学说，融伤寒、温病于一炉，使寒温辨治两法更好融合运用。以六经辨时病，辨证重视湿，施治主张清化，其用药轻灵朴实稳健，注重使邪有出路。以邵兰荪、胡宝书等致力于运用、发展绍派伤寒理论，为绍派伤寒的践行者。

理论完善时期出现裘吉生、曹炳章、徐荣斋等医家。裘吉生、曹炳章与何廉臣等组织“绍兴医学会”，创办《绍兴医药学报》，尤以曹氏并补《增订通俗伤寒论》中卷之下及下卷，撰写《通俗伤寒论序言》，并编《历代伤寒书》目考，在理论研究及编辑整理绍派伤寒医著等方面，功不可没。

连建伟热衷于对绍派伤寒的研究，历时数年，对《重订通俗伤寒论》进行订正，并加精细的点校，为《三订通俗伤寒论》，使浙派医学再放光彩。

Chapter 4

第三节 传承与现状

绍兴呈现出专科世家多、流派多、名医多、著述多的鲜明特点，具有重实践、敢创新、善总结、知行合一的独特个性，在中华医药史上有着重要地位，为发展、繁荣中医药做出了重要贡献。绍兴以治伤寒著名者不乏其人。以擅治外感热病，诊断重目诊、脉诊、腹诊，辨证重湿，施治主化等具有鲜明地域特色的诊断治疗、组方用药体系而著称。绍派伤寒与吴门之温病学派虽同治热病，但其辨证纲领和论治内容却迥然有别，而又与一般仲景学派相异，自成一体。以何廉臣等人的发展完善而勃兴，以胡宝书等人的践行与推广而崛起，以其独特的学术体系传承、发展至今。

一、传承和发展

绍派伤寒具有明显的地方性，与一般中医流派有所不同，其前后医家无明显的师承关系。

医学的传承与发展有着深厚的文化底蕴，出现了一批对绍派伤寒有较大影响的医家。绍派伤寒的发展过程中出现了何廉臣、胡宝书、曹炳章、徐荣斋等医家，并在传承发展中创新。

1982 年绍兴地区中医学会张景岳学说研究会成立。1983 年，绍兴市中医学会举办张景岳学术思想暨绍派伤寒专题学术研讨会，会上分别对张景岳学术思想、绍派伤寒发展历史及学术思想研究进行交流，绍派伤寒的成果引起中医界的关注。

1982—1994 年浙江省中医研究院编的《医林荟萃》分别对胡宝书、曹炳章等的学术思想做了介绍。专家、学者，尤其是绍兴医家撰文著述，在医学期刊上发表众多文章，从不同的视角对绍派伤寒之学说进行了阐发和研究。尚有研究张景岳、绍派伤寒的内部资料刊印。1994 年董汉良等主编的《越医汇讲》，内容新颖，采撷众长，以越医医著、医理发微、病证治略、治法要义、析方话方、说药用药、养生保健、诊余琐谈八类近 200 篇，反映了绍兴医家的医疗特色和学术水平，并附《吴医汇讲》，由人民卫生出版社出版。

全国老中医药专家学术经验继承工作指导老师、流派代表性传承人沈元良主任中医师致力于绍派伤寒的研究与传承，对绍派伤寒的研究，尊重《通俗伤寒论》原著，并着重对俞根初——六经方药的组方含义、用药特色、临床应用、随证加减、现代应用进行了阐述。整理编著了《通俗伤寒论新编——绍派俞根初方应用》，2009 年 6 月由金盾出版社出版。编著《绍兴伤寒学派与〈通俗伤寒论〉今释》，2009 年 11 月由中国医药出版社出版。

2009 年 11 月 1 日，由浙江省卫生厅、浙江省中医药管理局、浙江中医药大学主办，绍兴市卫生局、绍兴市中医药文化研究所、绍兴市中医院承办的首届越医文化论坛暨张景岳学术思想研讨会绍兴举行。该论坛以“弘扬千年越医文化，传承景岳学术精华”为主题。各级领导，十多所中医药大学的校长，越医文化、景岳学说研究的专家、学者 180 多人参加了会议。会上进行了《绍兴伤寒学派与〈通俗伤寒论〉今释》一书首发暨签赠仪式。

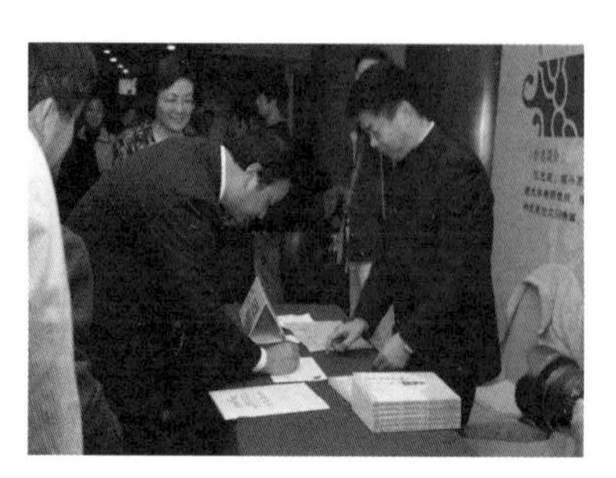
签名留念

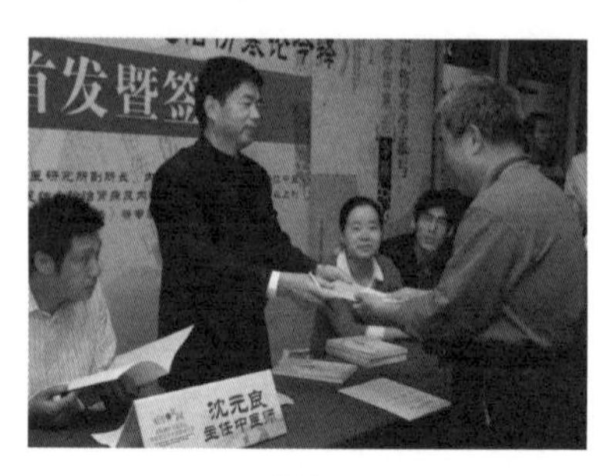

赠书

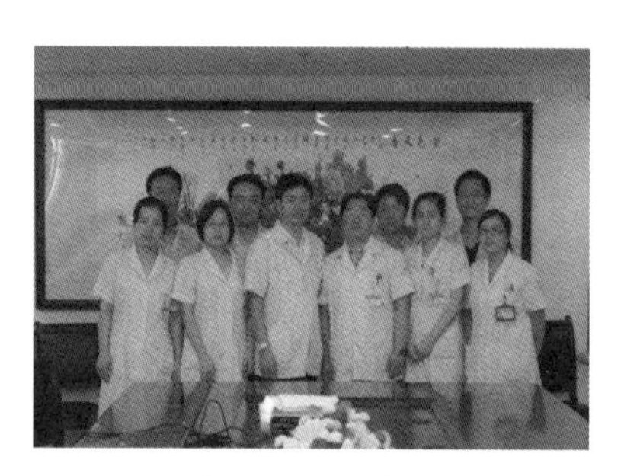
流派工作室成员

二、推广与学术影响

绍派伤寒于2013年被列入国家中医药管理局公布的第一批64家全国中医学术流派传承工作室建设单位之一，工作室2013年以来相继展开各项工作：2013年3月8日在浙江省中医药管理局流派传承工作室建设项目启动仪式做汇报交流，2013年7月29日在广州参加全国中医药学术流派传承工作室建设启动会，并出席珠江中医药流派高层论坛，2013年11月在广州参加全国中医学术流派传承工作室建设任务书答辩会以来，工作相继展开。

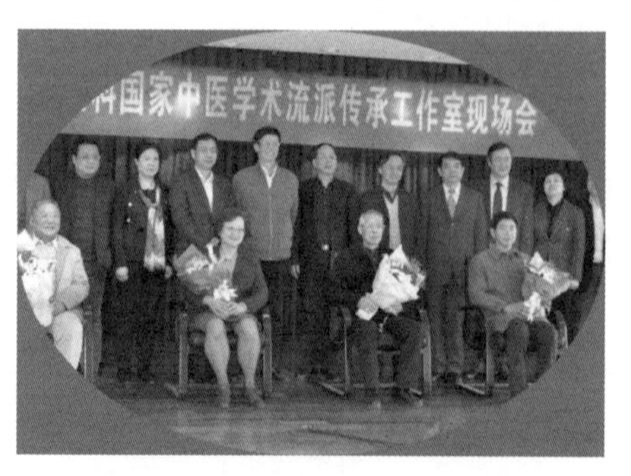

浙江省学术流派传承工作室现场会

流派传承工作室建设以来，首先制订了“‘绍派伤寒’传承工作室”项目的建设规划及相应规章制度。拓展专病专治范围，提升便捷、完善专病门诊，配备建设所需人员、设备及资金的支持，保证工作室建设规范有序。

工作室对流派资料的收集、挖掘整理加以传承研究。通过文献的挖掘整理，梳理流派传承脉络，完善流派学术思想，提炼流派诊疗技术，提升中医科研教育内涵，提高社会效益和专科品位。此外，建立了6个流派二级工作站以推动流派学术传承。

三、深入研究推动流派传承

深入挖掘整理流派历代传人的传记及其代表性著作、流派典籍、医话医论、方志记载、历史实物等文史资料，梳理清晰的流派传承脉络。探索流派思想学说的历史发展演化规律，挖掘传承了对当代中医药学术发展具有开创性和指导意义的学术观点，进一步完善流派学术思想。先后整理出版《绍兴伤寒学派与〈通俗伤寒论〉今释》《通俗伤寒论新编——绍派俞根初方应用》《绍兴伤寒学派研究》《蒿芩清胆汤妙用集萃》《何秀山医话》《绍派伤寒名家学术集萃》丛书，《绍派伤寒名家思想精要》《绍派伤寒名家医话精编》《绍派伤寒名家验案精选》《〈通俗伤寒论〉名方讲用》等。2016年流派传承工作室通过国家中医药管理局验收。

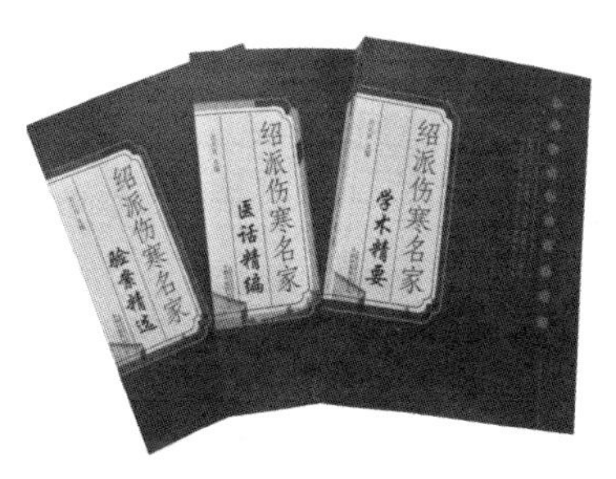

《绍派伤寒名家学术集萃》书影

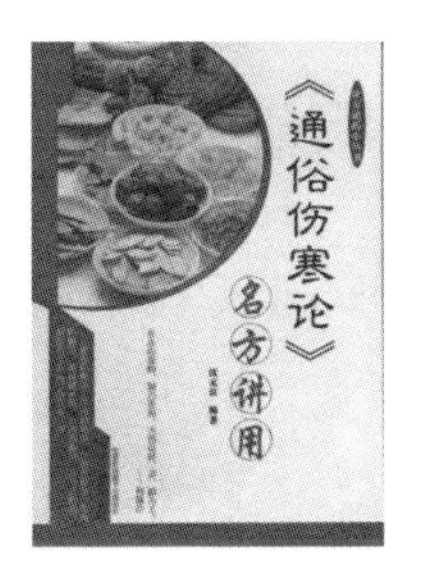

《〈通俗伤寒论〉名方讲用》书影

绍派伤寒名家与吴门之温病学派虽同治热病，但其辨证纲领和论治内容却迥然有别，而又与一般仲景学派相异，自成一体，其独特的学术思想可于《绍派伤寒名家学术精要》中觅得。绍派伤寒名家的医话宗《黄帝内经》

《难经》，法古人，匠心独运，别开生面，殊有见地，发人深省，使人耳目一新，可于《绍派伤寒名家医话精编》中窥见。绍派伤寒名家的医案翔实，实用性强，于临证有所遵循，有所教益，使流派特点风现粲然，可于《绍派伤寒名家验案精选》中品味。

四、提高临床疗效加强推广应用

以绍派伤寒学术思想为脉络，传承、挖掘、整理名老中医临床经验，结合临床常见的感冒、中风、肝病、脾胃病、中风、泄泻等病种，运用“六经方药”的相关方药，形成专病诊疗方案。通过总结、提炼并提出相应学术观点，形成临床诊疗方案和方法，整理名老中医常用经典方或经验方。对感染性疾病（邪在少阳），以审证求因，运用经方、名方、名方化裁加以总结研究，撰写心得，如《蒿芩清胆汤临床验案举例》《蒿芩清胆汤方证释义与临床心悟》《羚角钩藤汤衍变与考释》等，并在杂志上发表。

加强对流派临床特色诊疗技术的总结、应用与推广，进一步提高临床疗效，扩大临床诊疗阵地。开设流派示范门诊，将疗效显著的流派特色诊疗技术广泛应用于临床，加强临床总结，同时积极探索开发流派新的特色诊疗技术。门诊量逐年递增；示范门诊内流派特色技术应用率达 80% 以上，诊治有效率达 85% 以上；区域外患者就诊比例大于 30%。在流派特色诊疗技术的推广应用方面，有绍派伤寒的腹诊，曹炳章的《舌诊指南》等。

探索特色制剂开发，有望与科研相关机构开展合作研究，积极探索流派院内制剂、特色制剂、中药新药的开发应用。

五、加强人才培养推动流派交流

以构建一支理论功底深厚、诊疗技艺精湛的复合型流派传承人才队伍为目标，探索流派人才培养、学术发展的创新模式。

1. 流派内学术传承

以中医药学术思想挖掘为平台，采用跟师带教、举办学术研讨、汇编典型医案、出版临证经验集、发表学术论文，并采用多种手段结合现代科学技术，制作临证实践光碟等多种形式，推广名老中医药专家临床经验，指导临床实践。出版《诊余笔潭》《一问一得录——跟名中医学治糖尿病》《一问一得录——跟名中医学治肾病》《一问一得录——跟名中医学治肝病》《一问一得录——跟名中医学治胃肠病》等。

2. 科研成果

《绍兴伤寒学派研究》《蒿芩清胆汤古今文献研究》《绍派伤寒名医名家学术思想与学术经验传承研究》成果获奖。

3. 撰写流派学术论文

公培强、沈元良撰写的《绍派伤寒学术思想特色及流派工作室创建传承与思路》论文获得浙江省中医药学会 2018 年优秀学术论文一等奖。

4. 流派间学术交流

组织开展流派间进修学习、学术培训、会议研讨与交流考察，促进流派学术资源的整合与互补。在周期内，工作室领衔人带领工作室成员开设一定数量的讲座、研讨会、报告会，论坛等。

全国老中医药专家学术经验继承工作指导老师、第一批全国 64 家中医学术流派传承工作室绍派伤寒代表性传承人沈元良主任所做的绍派伤寒学术研究挖掘工作以及取得的成果，不仅得到国内业界人士的重视，也引起国外学者的关注。2018 年 4 月 16 日，日本东洋学术出版社社长、《中医临床杂志》社社长井ノ上匠先生、藤田康介博士一行两人，专程来绍兴对名中医沈元良进行了专访。井ノ上匠先生就绍派伤寒的特征、地域因素、越人体质及文化形成的内外原因，张景岳学术理论及成就在中国医学中的地位，绍派伤寒学术渊源、学术思想、临证特色及影响等传承研究所做的工作及成就诸方面进行访谈。沈元良主任做了解答，互相交流，双方互赠书籍。

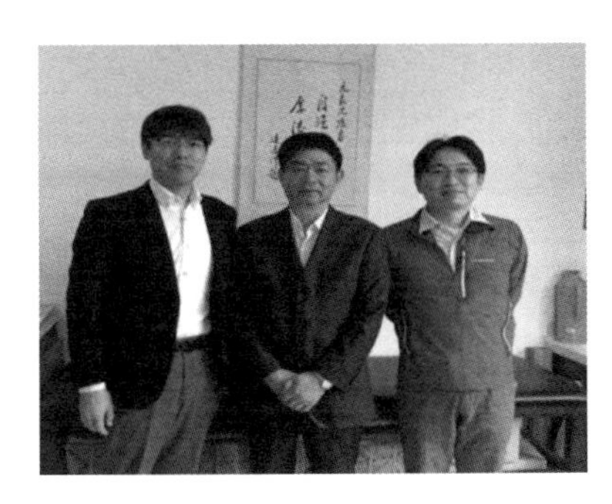
接受国外学者专访

日本东洋学术出版社《中医临床杂志》2018 年 9 月通卷 154 号，第 3 期以特集形式，较大篇幅刊发了绍派伤寒及沈元良临证汗病之心法等内容。

5. 人才培养

选派学员外出学习进修，接收学员前来进修学习。

6. 名老中医专家传授经验

名老中医专家为人师表，治学严谨，有较高学术水平和临床经验，通过每周2次的门诊传授学术经验，培养学术继承人和规范化培训人员。有效整理老中医临床验方或诊疗技法，将诊疗经验转化为临床诊疗规范，落实到临床实践。

7. 多种形式弘扬流派学术

每年组织开展以流派学术思想或诊疗技艺为主题的中医药继续教育项目或学术研讨会，弘扬流派学术思想，提升流派学术影响力。在建设期间举办学术流派类的国家（省、市级）中医药继续教育项目8项（其中，国家级2项、省级2项、市级4项），如绍派伤寒学术思想培训班、伤寒论名方讲用提高班，旨在弘扬传统中医药，传承绍派伤寒，开展中医药学术交流，充实和活跃流派传承学术氛围，在传承中创新，使中医人熟悉并掌握独树一帜的绍派伤寒学术思想、学术经验，以便推陈出新，更好应用于临床。

六、加强条件建设探索长效机制

加强流派工作室条件建设，搭建开放平台，探索传承长效机制，促进流派的发展。

1. 加强硬件条件建设

构建完善工作室必需的诊疗、研究场所与设施设备，加强流派文化设计与布局，创造可持续开展流派传承工作的相关条件。有名老中医传承工作室、图书资料室。

2. 建设流派基地网站

积极开展流派网站建设，通过网络平台宣传推广流派学术思想、历史文化、特色技术、传承团队、诊疗信息，为患者提供医疗咨询与解答，扩大流派辐射面与影响力。构建信息网络平台，2014 年，绍派伤寒建立“绍派伤寒”网站和“绍派伤寒”微信公众号。

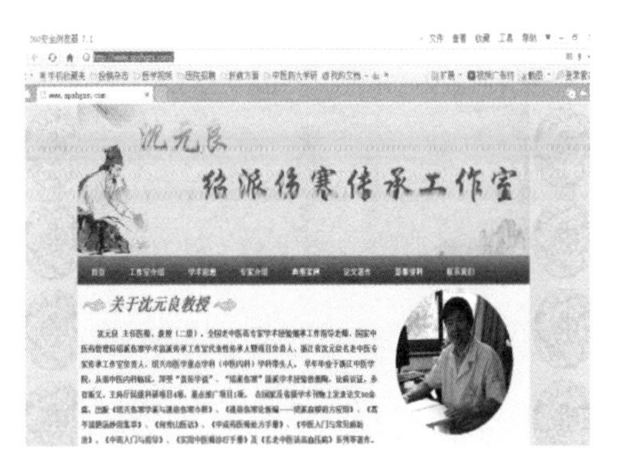

绍派伤寒传承工作室被 2014 年中国中医药年鉴收录

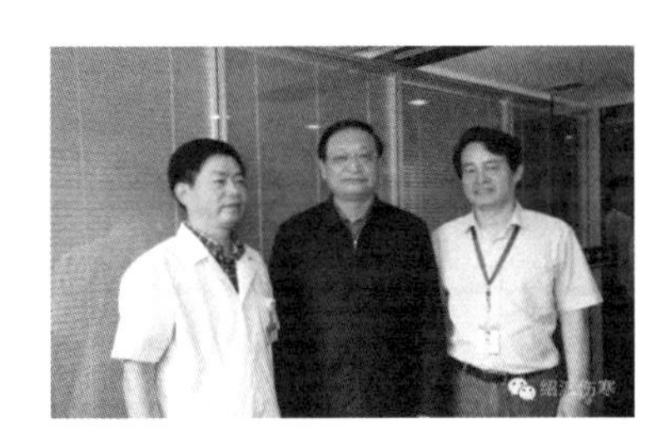

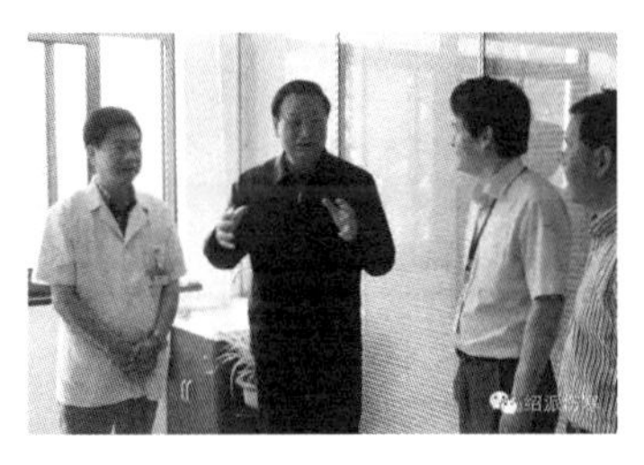

2015 年 5 月，时任国家卫生计划生育委员会副主任、国家中医药管理局局长王国强视察绍派伤寒传承工作室

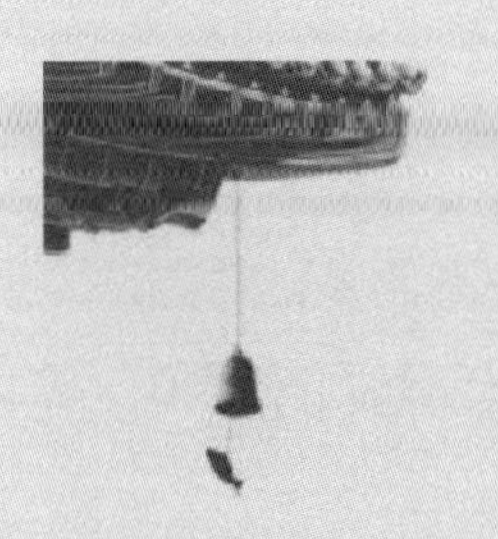

第五章

主要
传承人
及学术思想

ZHUYAO
CHUANCHENGREN
JI XUESHU SIXIANG

俞根初奠定了绍派伤寒的基础并加以发展，赓续相继、底蕴深厚、代不泛人，出现了高学山、任瀰波、何秀山、章虚谷、张畹香等主要传承人。

Chapter 5

第一节 清代中期

一、高学山

高学山，字汉峙，清代会稽（绍兴）人。少时业儒，究心理学，博览群书，尤精岐黄之术。著有《伤寒尚论辨似》《高注金匮要略》两书。《伤寒尚论辨似》分太阳经、阳明经、少阳经、太阴经、少阴经、厥阴经总说以及过经不解、瘥后劳复、阴阳易病等八节。能辨喻嘉言学说中的似是而非之处，并参述己说，造诣精卓，充实了绍派伤寒的学说，对其形成与发展起到一定的作用。绍派伤寒，以俞根初而得名，这以前，据曹炳章先生《历代伤寒书目考》所载，有明·会稽龚太宇的《伤寒心法大成》，清·山阴陈士铎的《伤寒辨证录》，会稽车宗辂的《伤寒第一书》，孙桢的《伤寒杂病论正义》，绍兴俞文起的《伤寒说约》等；惜其书均未得见，他们的学说特点也无考。但有高学山的《伤寒尚论辨似》，书虽近出，但知高学山为清初会稽人，无论其早于俞根初或晚于俞根初，从其述作来看，对伤寒学是研究有得的，能辨证喻嘉言之似是而非处，其造诣自是精卓。高学山认为，喻嘉言《尚论篇》中，多有似是而非、未尽恰当之处，遂反复详辨，并以“辨似”为书名。全书辨注颇详，其中不乏超出前人之见。如高学山认为“伤寒诊法，惟以形、症、声、色，合之浮、大、数、动、滑、沉、涩、弱、弦、微之十脉以为印证，便可得其大概”。参以己说，造诣精卓，充实了“绍派伤寒”学说。

二、任沨波

任沨波，名潮，字海梧，号沨波，清代山阴（绍兴）人，稍后于俞根初，为任越安之裔孙，得历祖乃父之传，四代擅治伤寒。其祖越安视柯韵伯《伤寒论翼》有错讹处，去繁就简，成《伤寒法祖》二卷。任氏自幼精研医学，天资聪颖，精治于伤寒，能起疑难重证，在嘉、道、咸、同年间颇负盛名，诊病具有胆识，常起沉疴，远近就治者日六七十人。任沨波著有《医学心源》四卷、《任氏简易方》一卷，俞、任二氏的学术造诣，俞博采而任守约。俞能从伤寒中析出温病证治；法古宜今，为绍派伤寒放一异彩，其学说集众善而成家，具卓然自立风格；任则绳祖武为医学世家，以《论翼》作《法祖》，著述立言逊于俞氏，然亦有可传。传绍派伤寒学派于一脉，为绍派伤寒增色。

三、何秀山

何秀山，清代绍兴人，生卒不详，系何廉臣之祖父，精医，是绍兴长乐乡名医，为俞根初挚友。何秀山常与俞根初切磋医技，《通俗伤寒论》手稿正是由俞根初赠何秀山的。何氏是《通俗伤寒论》的第一个发蒙者。他将俞根初《通俗伤寒论》的三卷抄本上，进行系统研究。每条每段各加按语，或作阐发，或作补缺，务使“俞氏一生辨证用药之卓识雄心，昭然若发蒙”，为绍派伤寒理论体系的发展做出了贡献。

清代康熙以来，医家尊崇经典，呼应而起的经典医书注家，盛极一时。《通俗伤寒论》成书及绍派伤寒的形成和发展，由何秀山之发蒙，功不可没。

“医者之学问，全在明伤寒之理，则万病皆通。”何秀山洞悉医理，其学术思想、学术经验，何廉臣称其由博返约，服膺于“四张”（张仲景、张子和、张景岳、张璐玉）。他自己在《通俗伤寒论》按语中提到“余临证对时，凡遇纯实证，每参以张予和法；纯虚证，每参以张景岳法，实中夹虚、虚中夹实每参以张璐玉法，庶几博采众法法法不离古人，而实未尝执古人之成法也”。何秀山对《通俗伤寒论》分条分段备如按语，做了阐发补正。俞氏在治外感病的六经总诀，“以六经钤百病为确定之总诀；以三焦概疫证为变通之捷诀”，将六经与三焦联系起来作为热病知常达变的诀窍。何秀山复予阐发，认为：“病变无常，不出六经之外，《伤寒论》之六经乃百病之六经，非伤寒所独世，惟疫邪分布充斥无复六经可辨，故喻嘉言创立三焦以施治。上焦升逐，中焦疏逐，而无不法重解毒，确得治疫之要。”

何秀山说俞根初“其学术手法，皆从病人实地练习、熟验而得，不拘于方书也，一在于其经验耳”。俞氏认为：“谚云熟读王叔和，不如临证多，非谓临证多者不必读书也，亦谓临证多者乃为读书耳。”他把临证比作读书，主张书宜活读，方宜活用。

徐荣斋先生曾说：“我曾反复研读《通俗伤寒论》的每条按语，体会出何氏运用仲景学说确臻神妙，不拘迹象，已入化境；对张景岳之《伤寒典》及张璐玉之《伤寒缵绪》二论，亦多揣摩有得，其出自心裁处；真如天女散花，缤纷夺目。”如果把《通俗伤寒论》按语部分辑成“何秀山医话”，可知其学术评价肯定极高。《何秀山医话》为沈元良医师整理，于 2014 年 6 月由中国中医药出版社出版发行。

Chapter 5

第二节 清中晚期

一、章虚谷

章楠，字虚谷，清代上虞道墟人（今浙江绍兴人）。系清代名医，儒医皆通，据《清史稿》："字虚谷，浙江会稽（今绍兴）人"，其生卒年，未有明确的记载，根据其自叙和著述年代推算，约生活在乾隆中后期及道光年间，略晚于叶天士、吴鞠通等人之后。他是一位跨进近代史边缘的医林人物，《清史稿》有传。章氏少羸多病，因潜心于《黄帝内经》《难经》等医学经典的研究，而尤殚力于仲景之书，参儒释之理，溯流穷源，凡30余年。后又游历广东、河北、苏州等地，遇同业学者，莫不趋访就正，遂精于术。既明于医经原旨，则见诸家偏伤流弊之言，冀有以补救。在医学理论上，章氏推崇张仲景辨证论治理论，对于《黄帝内经》和《伤寒论》有深刻的理解，他颇受叶天士、薛生白等人的影响，因而对温病学的发展有一定贡献，尤其对王孟英编纂的《温热经纬》一书影响较大，对刘河间、李东垣、朱震亨、张景岳等的理论，善于撷取精粹，并能融会贯通诸家之论。

后医术日精，熔铸百家，自成一家之言，对温病之说卓然独见，一时名震医坛。他强调伤寒与温病不同，对六经、六气等概念有所阐发，但也有不尽全面之处，如他把疾病机械地按四时分类，并有单从字推敲之弊。著《医门棒喝》初集、二集、三集、四集等书。

（一）注重医学理论修养

章虚谷反对以章句曲解医理，对前人医典敢于发表已见，大胆诊治疑难杂症。其行事磊落，医德高超，医术精湛，而常评人业务不精，庸医误人。学医方法通医之理，在《初集·卷一·自序》以“天地之大，事物之变，莫可涯矣。究之，一理而已。见其理，则触处皆通；味其理，则动多窒碍”提出“非格致诚正之功，不能通医之理”。章氏尊《黄帝内经·灵枢》《黄帝内经·素问》发明天人合一之理，以卫身心性命为医经之源，作《伤寒杂病论》为方书之祖，其下最服膺的是叶天士，赞美叶氏。在《初集·卷一·自序》云：“临证之顷，随病设施，揭其理蕴而因时制宜，无法不备。如造化生物，无迹可求，各得自然之用，与千百年前之仲景心心相印而得其真传。”因此，他认为学医之方法，于诸家之说。如《初集·卷一·自序》云，“要在读者因流溯源，知其理之所归”，当“舍其短而用其长，随时取益，变化无方而理无不合矣”。简言之，通其理而已。欲通医之理，认为先需明白以下几个理。其一，明阴阳关系之理。一阴一阳之为道。阴阳学说是中医理论的基础，阴阳学说其实，却是看不见摸不着；说其虚，临床上辨证处方却无处离得了它。因此，如何认识阴阳关系，是阐释中医之理、运用中医之理的基础和关键。章氏将阴阳之间的关系，在他《初集·卷三·平心论》中表述为：“夫阳昌阴随，为造化自然之道。故阳能帅阴，而阴赖阳之煦通以生长；阴能和阳，而阳藉阴之翕合以固密。此阴阳自然之性能，所以经言阳强不能密，阴气乃绝；阴平阳秘，精神乃治也。”因此，临床所见病证，或当扶阳，或当抑阴，惟随宜而施，不能执一定之法。

其二，治病之理，贵在辨证论治。章虚谷在《初集·卷一》中认为：“理有一定而法无定；法有定而方无定；方有定而病无定也。”赞赏仲景有是证用是药，必详辨脉证而后始立一方，又反复辨其疑似异同，则方药随宜变换。《初集·卷三·平心论》中说：“治病制方固难，而辨证尤难也。”认为后世医家则不然，不详脉证，但题病名，如云伤寒者用某方，伤暑者用某方，兼某病用某方。导致后学不知辨证，记诵方歌若干，每临一病，遍试其方，如此，能幸中者鲜矣。导致的后果是，“既以诸家之书，辞义浅近而易读，则反以圣经为宜古不宜今，终身不曾寓目而亦终身称为医者”“医道如斯，亦可谓扫地矣”。故曰“方书日富，则圣道日晦”。提倡“每临一病，胸无成竹，惟审其虚实、阴阳、表里、寒热，设法制方，求其合病而止；药虽不同，古方法度，自然合古。如叶氏医案之所以为传仲景心印者，正因其善能变化而无丝毫执滞，仍不出圣道法度故也。学者必由是而学也，方为医道正宗，否则尽是旁门左道”。既是当时的医门棒喝，也是今日的医门棒喝！

其三，制方之理。《黄帝内经》有七方之制，曰：大、小、缓、急、奇、偶、复；徐之才推广其义，设为十剂，曰：宣、通、补、泻、轻、重、滑、涩、燥、湿。章虚谷则在《初集·卷二·方制要妙论》指出，方药治病的奥秘在于以药之偏救病之偏，以药之性适人之表里、阴阳、虚实、寒热。“要妙者，药性气味也；配合制度，实不外阴阳五行之理耳。”“夫人禀阴阳五行之气以生，气有偏驳则病，药得阴阳五行之偏，是故以偏治偏，必归于平而后病愈。”“无不以药性气味之阴阳，合乎人身表里阴阳虚实寒热者，是故投无不效，而七方十剂之法，亦尽具于中。”详辨感病之因、人之体质、药性气味，方药随宜变换，则制方之理得矣。

田乐川在《初集·卷一·叙文》谓：“章子性恬淡，不屑奔竞形势，向游于粤，当道多折节交之，章子遇之泊如。其待人宽恕，行事磊落，未尝稍有苟且。”方步范谓其“性恬淡，不为利动，不为势摄”，其从医虚怀若谷，以为“医理渊微，愈辨驳则愈明显”自号斋名为知非轩，信孟子“尽信书不如无书”之言，敢于独立思考，发表不同意见，常谓“知我罪我，皆我师也”。但他对别人的评述多言之有据，且长短不袒。如评说河间论六气皆从火化，认为止可论六气之邪，未可论病，以人体质不一，受邪虽同而病变不同，概用凉药则误矣。对丹溪“阳常有余，阴常不足”论，与景岳“阳常不足，阴常有余”论，不过发明一节经义，而非全经之理。因《景岳全书》影响深远，故评之尤详，批之尤深，但又在《初集·卷三·平心论》说“景岳所论阴证似阳、戴阳、格阳等证，诚有发古未发之功，学者必当参悟其理。悟理方能辨之，真自不可因其所短，而没其所长也”。评说吴鞠通风温、瘟疫不分，伏气一证亦不分晰论列，《黄帝内经·素问》“秋伤于湿”之“湿”字，臆解穿凿，大乖义理，但又谓“吴鞠通先生《温病条辨》论药性气味功能，甚为精细；其卷后论泻白散之弊尤确，余亦屡见有混用桑皮反引外邪入阴，咳嗽不已者，地骨皮亦然，临证者不可不审也”。

徐荣斋先生认为，值得传诵和有一定实际意义的，是章虚谷对叶氏《温热论》、薛氏《湿热条辨》的加释，则是卓有成效的首创。章氏无疑为绍兴伤寒学派中与俞根初各有所长的杰出医家。章氏著有《医门棒喝》四卷，《伤寒论本旨》等医籍，为绍派伤寒之名家，对绍派伤寒的形成和发展有一定的贡献。

（二）明阴阳阐医理

章虚谷治病贵在辨证论治，以药之偏救病之偏，以药之性适人之表里、阴阳、虚实、寒热。其学术思想以阴阳进退解释六气流行。他认为，天地人身的变化都本乎阴阳太极。自然界的六气，名虽有六，实则只是阴阳二气的进退而已。他用《周易》卦象的阴阳爻的变化结合时令节气，成功地解释了六气流行的特性和发病机理。《黄帝内经》所说的“先夏至日为病温，后夏至日为病暑”，认为前者是有火无湿，后者是火湿相合。章氏认为前人“秋之前半截伤湿，后半截伤燥”的说法为臆说，也是从阴阳进退消长之理来分析的。他在《素问辨疑》中说，立秋后“火力微，则水不能沸，而湿气遂收，然火力虽弱，阳焰犹存，则反化燥，故秋为燥金主令”，根据章氏的主张，秋当主燥，但立秋后湿土司令尚有一月，因此，如按节气与六气相配则似不符，但如按阴阳进退之理，以审气候，则若合符节。

（三）脉诊学的发挥

章虚谷在《类编》中对四诊合参的阐释，脉诊所占比例有十之七八，颇有心得，也从一个侧面反映了其在临床实践中的成就。他指出：“本门最详者脉也，脉为气血流行之象，而有升降出入，故当与营卫经络、阴阳脏腑诸门同观。必得悟其神理，指下方能明其为和、为病、为虚、为实。”脉诊是四诊中一个非常重要的组成部分，《黄帝内经》中有关脉诊方法的论述有四种：遍诊十二经动脉法，全身三部九候法，人迎、气口脉诊法，独取寸口法。其中独取寸口法虽然在《黄帝内经》中未明确论及，但是此法也是对人迎、气口脉诊法的再一次简化。自《难经》始，将寸口分为寸关尺三部。章氏在此提及的脉法，并不局限在独取寸口，足见其对《黄帝内经》的精熟程度，书中“诊尺肤以合色脉”的论述更是给后世以启发。“尺肤者，卫气所行者也，故脉之缓急滑涩，而尺肤亦然，脉小则尺肤减瘦，脉大则尺肤贲起，贲起者，隆厚也。至其病变，则色脉与尺肤有不相应，是营卫气血偏驳不和，必审其微甚而调之。”全面继承才能更好地发挥、创新，章氏的发挥显然是在全面继承《黄帝内经》的基础上实现的，这一点正是今人所缺如的。

（四）望色辨脉相结合

章虚谷以望色辨脉相结合，尤其体现在诊治热病中。《类编》书中为后世留下了记载，如“《黄帝内经·素问·刺热论》曰：肝热病者，左颊先赤；心热病者，颜先赤；脾热病者，鼻先赤；肺热病者，右颊先赤；肾热病者，颐先赤。病虽未发，见赤色者刺之，名曰治未病也。此未病而色先现于面者，当先治之，其后虽发，亦必轻而易愈，是不可忽也”。今杨丹等研究认为章氏深知热病传变最速。面色变化出现于脉象变化之前，当先施治，这些阐释的根据均来自临床，结合实际阐释了“治未病”的具体含义。

（五）辨证论治的特色

1. 辨病邪虚实深浅表里

《类编》全文凡提及辨证论治，均重辨虚实。章虚谷节取了《黄帝内经·素问·通评虚实论》：“邪气盛则实，精气夺则虚。”“薛生白曰：邪气盛则实，精气夺则虚，此二句为治之大纲……实而误补，固必增邪，犹可解救，其祸小；虚而误攻，元气忽去，莫可挽回，其祸大。”章氏引薛雪（字生白）注释，并且多加肯定，但是以其自身所见病案反驳，阐述入理，更加让人信服。说“此篇之论，最为精当，学者宜三复焉。惟云误补增邪，犹可解救，其祸小，然余亲见有病伏暑发疟者，其人信景岳书，而用补气等药，其邪暂伏，疟止，不数日复发，更认为虚，而服熟地等剂，即变闷痧，邀余视之，不可解救，是夜而卒。盖风寒之邪在表者，误补犹可解救，虚人且当助内以托邪；若暑湿之邪初由膜原而归脾胃，故虽虚不能用补法，而为难治，必须轻药从缓调之，急则生变也。是故虚而挟邪者，必辨其邪之浅深表里为要也”。强调若病体虚弱而夹杂邪气，必须辨清病邪深浅表里，再去施治。

2. 重七情内伤

七情内伤所致病者，章虚谷重视仓廪之脾胃。“凡七情妄动而伤本元者，为虚；饮食不调而有积滞者，为实。阴阳根于肾元，气血生自脾胃，其伤气血者调补脾胃尚易，伤阴阳者培其肾元为难。其有阴阳虽伤而脾胃尚强者，调理得宜，犹可带病延年；而脾胃先败者，则终归不起。”章氏继承补土派“补肾不如补脾”理论的发挥。在论及“有胃气则生，无胃气则死”时，章虚谷认为“若由饮食、劳倦而伤脾胃，轻者可以调治，久伤不复，必至阴阳俱败，以无生化之源也。此皆内伤之大略也”。在辨证论治的过程中辨虚实，重脾胃，是章氏重要的学术特点。

3. 以实践为准绳

《黄帝内经》的“形志苦乐”理论点明人体不同的体质，施治时采用不同的治疗方法。《黄帝内经·素问·血气形志论》曰：“形乐志苦，病生于脉，治之灸刺；形乐志乐，病生于肉，治之以针石；形苦志乐，病生于筋，治之以熨引，形苦志苦，病生于咽嗌，治之以百药；形数惊恐，经络不通，病生于不仁，治之以按摩、醪药。是为五形志也。”章虚谷节取此处，做出了创新，认为“审形志，则不可拘执《方宜》之论可见矣”。《方宜》即《黄帝内经·素问·异法方宜论》，“人禀天地之气以生，赖天地之气以养。五方具五行之气，故五方之民，气质各异。以其气质各异，故为病虽同，而治法不同者，要必合其气质之宜，而不可犯其忌也。”章虚谷用了大量笔墨来阐述，对后世业医者谆谆告诫，需知常达变，不可拘泥文字。此处节选经文以形志判定异病异治，不能与《方宜》中同病异治相混淆，因地制宜固然重要，但是亦应该与因人制宜相结合。

（六）体质学说的发展

体质是人类生命的重要表现，由于先天禀赋的差异，饮食居处的不同，人们的体质特点也千差万别。不同体质的人，不论在发病或是病机转化方面，都不尽相同。章虚谷对体质学说论述精辟，多有发挥。

1. 体质差异

自《黄帝内经》开创体质研究的先河之后，历代医家对体质的实质内容均有所认识。章虚谷继承前人研究的成果，在《医门棒喝》中明确提出："人之体质，或偏于阴，或偏于阳，原非一定，岂可谓之常乎？"认识到人们的体质特点存在明显差异，并进一步指出："人禀质有偏胜强弱之殊，人生禀质南北不同……东南木火之方，则多热，西北金水之方，则多寒，酒客湿热内盛。"说明先天禀赋的差异、地理环境的不同、饮食习惯的区别是体质特征的重要因素。因此，他强调在辨别体质时应知天时，知地理，识人生禀赋源流、风土气化变异。

2. 体质分类

章虚谷认为"人之体质或偏于阳，或偏于阴"，体质特征因人而异，指出："人身之阴阳，营卫经络脏腑而详辨之。"章氏就历代医家对于体质多论述疾病发生、演变以及治疗规律，无明确的分类。但他的分类也尚不完善，却具有开创性，有着不容忽视的理论与实践价值。章氏主张以营卫气血，脏腑经络的功能状态作为体质分类的依据。如阳胜阴虚之质：形瘦色苍，中气足而脉多弦，目有精彩，饮食不多，却能任劳，每病多火；阴阳具盛之质：体丰肌厚，脉盛皮粗，食啖倍多，平时少病，每病多重；阴盛阳虚之质：体丰色白皮嫩肌松，脉大而软，食啖虽多，每生痰涎，目无精彩者，寿多不永，或未到中年，而得中风之病；阴阳两弱之质：形瘦脉弱，食饮不多，目无光彩，神气昏庸者，必多贫夭，常多病。

3. 体质因素

章虚谷说："人体质不一，受邪虽同，而病变不同。"在实践中他重视体质因素对疾病发生与转归的影响，认为邪气侵犯人体，其发病类型取决于体质特征。因此，在探讨暑病源流时，他指出："人身阳气旺，邪随火化而阳暑病；人身阳气虚，邪随湿化而成阴暑病也。"从而批判了以人之动静定阳暑、阴暑的错误观点。他在判断厥阴病预后时，即有"邪入之其人，阳旺则热多厥少，阳虚则热少厥多，阳胜则邪外出而愈，阴胜则邪内陷而死"等论述，认为阳气旺盛的体质，能够抗邪外出，疾病向愈；阳虚的体质，无力抗邪，邪气内陷，病深难解。

4. 依据体质遣药

章虚谷认为：“治病之要首察人体质之阴阳强弱，而后方能调之使安。”主张治则既要考虑邪气的性质及强弱，更应顾及体质的偏颇，指出：“病因证状虽同，而体质强弱不同，则治法自殊，此所以一药可以治众病，一病又不可拘一药治之也。”这种“一药治众病，一病不拘一药”的观点，也是现代中医体质治疗学极为重视的“异病同治、同病异治”的典范。由于体质差异，治疗时采取的措施就各不相同，如人体质有强弱，受邪有重轻，凡邪重而体强者，则伤太阳经，为麻黄桂枝汤证；体弱者，邪从太阳直入少阴，为四逆白通汤证。这体现同病异治学术思想。

遣药组方，以体质为依据，如阴阳俱盛之质，禀厚胜利削伐，须用重药，如大黄、芒硝、干姜、桂附之类，寒热之药，彼俱能受，若用轻药，反不能效也；阴阳两弱之质，不能受大补、大泻、大寒、大热之药，宜和平之味，轻缓调之；阴盛阳虚之质，虽病热邪，药不可过寒，更伤其阳，阳微则防其脱，热退须用温补扶阳；阳胜阴虚之质，每病多火，宜滋阴清火。体质强弱不同，对有毒及峻猛药物的承受能力各异，所以章虚谷在使用此类方药时对剂量审度极为严，如通脉四逆汤注云：“干姜三两，强人用四两。”其意在此。

总之，章虚谷对体质学说的贡献，不仅在于其本人所取得的研究成果，他以体质观认识前人的论点，亦对后世有所启迪。学术见解不同与争议，促进中医学的发展。刘河间“六气皆从火化”，以寒凉主治；朱丹溪“阴常不足，阳常有余”，以滋阴降火主治；张景岳“阴非有余，阳常不足”，以温精补阳主治。同为博学大师，所论相去甚远，后人亦从其所学，各执己见。章虚谷认为：“人生禀质南北不同，景岳与河间、丹溪相去百数年，且其时气化、其地风土各不同，不可相非也。又如张子和，所治多藜藿中人，故其议论汗、吐、下为妙法；薛立斋为太医，所治多膏粱中人，故其方案多和平温补，以缓见其功……证随人之强弱而变，治法有先后缓急不同，必当审宜而施也。”由此可以看出医家的成功，以及偏执不足之所在。清代居士田晋元赞《医门棒喝》所论为“阳春白雪”并非没有道理。章氏发皇古义，融会新知，发展了古代中医体质学说，对于现代中医体质学说的研究有一定参考价值。

（七）温病学说的发挥

1. 学术推崇叶桂

清代温病学说的发展，在众多的温病学家中，叶天士为温病学发展史上建立完整体系的杰出代表。章虚谷十分推崇叶天士，认为叶桂“实传仲景之心印”，并在《医门棒喝二集》中对《温热论》做了较为详细的注释和深刻的发挥。如自序中说：“后读吴门叶天士先生医案，见其发明奥旨，如点龙睛，而镕铸百家，汇归经义。”在凡例中也提及：“惟吴门叶天士先生论风温二十则，分营卫气血，传变治法，最为精当。”在《附论伏暑》篇中又说：“余于温暑提纲，已论其概，而《叶氏医案》，辨治尤详，皆当参阅。”时人多批评叶桂之用药轻灵，章氏则驳之：“不泥其方药而神明其理法，吸纳生所以传仲圣之心印也。且先生无暇著作以垂教，仅存临证之方案耳。有是证，则用是药；无是证，则无是药矣。”在后世相传为叶桂之诸书中，章氏时或有注解或有评论，如对“通阳不在温而在利小便”，章氏评说为：“救阴在养津，通阳在利小便，发古未发之至理也”；叶天士云：“纯绛鲜色者，为包络受病也。”章氏注解为：“纯绛鲜泽者，言无苔色。则胃无浊结，而邪已离卫入营，其热在心包也。若平素有痰，必有舌苔。”诸多论言无不对叶氏敬仰溢于纸上，这对叶天士温病学思想的传播有一定的贡献。

2. 温病分温热与湿热

章虚谷治疗湿热病，以薛生白之治法为依据，对吴鞠通的理论则加以批驳。世人皆知吴鞠通在叶天士的学术基础上，于《温病条辨》中独创性地提出了温病三焦辨证，并相应地制订了一套比较完整的治疗方法，与卫气营血辨证相辅相成，从而构成了温病辨证施治比较完整的体系。章氏且在《评〈温病条辨〉》一篇章中虽首先肯定此书“宗叶氏大意，从河间三焦立法，引经正名，分析伤寒温病之异，多有发明”，但从温病分类及治法多加以评判，直论其不足。其评叶、吴，可谓一抑一扬，泾渭分明。

3. 温病与伤寒之别

温病学的发展过程，由于历代医家学术见解不同，对温病与伤寒两者的关系认识不尽一致，产生学术上争鸣。对温病新理论体系的确立和新治疗方法的创制抱有门户之见，从而导致了寒温两大学派激烈的论争。与章虚谷同朝的伤寒学派医家陆九芝，力辟温病学说，指出："温热之病本隶于《伤寒论》中，而治温病之方并不在伤寒论之外者。"章氏则在《医门棒喝初集》中认为温病的致病原因、邪入途径、病变部位、病机变化等均与伤寒不同，概念不容混淆，治疗必须严格区分。"缘伤寒之邪，自表入里，有一分表邪未尽，即有一分恶寒。故虽兼里证，仍当温散，先解其表。若表已解，而邪入胃，寒化为热，仍不恶寒而反恶热，方用白虎、承气等法，以清其里。是表寒为致病之本，里热为传变之标。若温病，由伏气者邪自内发，未病时，已郁而成热，一旦触发，势如燎原。故急清里，则表热亦除，是内热为发病之本，表热为传变之标。即或非伏气蕴酿，凡感温热，终是阳邪。故虽阳虚之人，亦须凉药清解，则与伤寒之邪，标本不同，阴阳迥异，岂可稍容牵混哉。"伤寒与温病由于感邪性质不同，其演变发展也有所区别，治疗上亦不同。伤寒为感受寒邪，其初起在表，表证自应解表，即寒郁于表则宜温散；温病虽有伏气温病与外感温病之别，但其治疗均应以清热之法为治疗原则之一。章氏认为《伤寒论》中所论的外感，只有风寒暑湿，论温病也只有伏气而没有谈到外感的温热，仲景所云："发热而渴，不恶寒者为温病也。以其内热，故初病即渴；以邪非外感，故不恶寒。与风温之邪，由外感者，又为不同。"并用以药测证之法，指出"既用黄芩、白虎必非伤寒合病，实为内发之温热也。"……对于寒温治法之别，章氏此书中数次着重提及"若温热阳邪伤人之阴，故初病即宜凉解。与伤寒初起治法冰炭不同矣"。此论重以避免临床误治，防止病情剧变，其医者仁心可见一斑。温病与伤寒，初起的证候表现和治疗方法，虽有区别，但病邪一旦由表入里，治疗方法又大多相同，因此章氏谓："是以温病初起，治法与伤寒迥异；伤寒传里，变为热邪，则治法与温病大同。"如伤寒之邪传里化热之后，在治疗上也应凉解泄热，所以有"伤寒与温病始异而终同"之说。

4.温病倡立外感与伏邪

从《黄帝内经》至《伤寒论》对温病病因都做了一定的探索，后世巢元方、刘河间等医家对温病的病因说又进行了发展。明代吴又可的“戾气”学说的提出，扩大了温病病因学。至叶天士的《温热论》中才明确提出温病的病因是温邪。由于深受陈平伯“外感不外六淫，民病当分四气”之说的影响，传统上始终把“六淫”作为温病的主要病因看待。此种学说意即温病是因外感温热性质的六淫之邪所致，这对阐发四时外感温病有重要意义。章氏对外感六淫作为病因有自己独到的见解。如医家对外感六淫之暑邪的概念向来存在分歧，有暑热夹湿与暑中固有湿邪两种不同学术观点的学术争鸣，而章氏坚持湿与热搏而为暑之观点，其定义暑的概念是“长夏湿土司令，湿土与相火合气，乃名为暑”。且章氏对外感风邪有风从寒化、热化之论，认为寒温同是外感，风因寒冷而使人成伤寒，风因温暖而使人成温病，其云：“风邪伤人，在冬令成伤寒病，春夏时成风温病，此邪随时令阴阳而变也。”伏邪与新感是温病发病类型中的两个重要的概念，发病的病因较为复杂。两者都有力地推动了温病学的发展。但对伏邪争论，吴又可对传统的“伏寒化温”提出了质疑，认为寒毒藏于肌肤之间，到春、夏季触动积热而发为春温必不可能；章氏则认为：“当令冬归藏之候，其邪从经入络，气血流传于经，邪伏于络，则不觉也。即经所谓邪藏肌肤耳。”其坚持温病有外感有伏邪，且对于伏邪则颇为重视，反对随感即病而无伏邪的说法，并且强调人身经穴之渊深隐微，外邪内侵渐积而成伏邪，其伏藏于人体且过时而发。对于伏邪所藏部位，章虚谷认为有肌肤与少阴，并举例证之，书中有云：“余方悟冬伤寒之邪，藏于肌肤之言为确，而辛苦之人尤多。”“此因贫苦之人，为食衣单，冬受寒冷，邪伏少阴，至春阳旺，邪郁化热，劫烁肾阴。”同雷丰的“肾虚之体，邪气伏藏于少阴，劳苦体实之人，邪气伏藏于肌肤”之论颇有相同之处。伏邪温病一般病情较重，病程较长，若伏邪不能外达或透邪不尽则病情反复，变证迭起，病难速愈，治疗颇为棘手，则章氏在书中“附论伏暑”中提及其治疗经验，为后人参阅之。

5.详阐温病分类

温病分类，随着温病学的发展而逐渐趋于成熟。如吴鞠通将温病分为九种（兼附疟、痢、疸、痹），章虚谷在书中对温病的分类及治疗有新的阐述："兹细辨温病源流，当辨别而分治者有五：一曰春温，二曰风温，三曰暑湿，四曰湿温，五曰瘟疫。"并指出吴鞠通将风温、温热、瘟疫、冬温并为一类，不知瘟疫与风温见证大异，已属"辨证未清"。而初起恶寒者用桂枝汤，不恶寒而渴者主以银翘散，桂枝汤乃治风寒之方，用于温病，则以热助热；银翘散是治风温之药，以之治瘟疫，则病重药轻，病深法浅，又为"立法失当"。总之，以其分类而辨证论治具有一定的实践意义。章氏还对风温的因、证、脉、治都做了一定的阐述和补充。风温为感受风热病邪之温病，其发于冬季的又称为冬温。他认为不论发于春季或冬季，盖可称为风温，其云："风温者，冬至一阳来复，则阳进阴退，立春以后，阳气渐旺，由热而温。若又可所言温和之气，原不病人，殊不思《灵枢经》云：虚风贼邪，四时皆有，人感虚风，而当温和之候，即成温病，故方书称为风温……故四时皆有邪风，而春令温暖。又为风木主令，故风温之病较三时为多，若方书所称温热、冬温等名，皆可以用风温赅之。盖冬令温和，未必为病，必中邪风而成温病，温重即成热病，是以不须另分名目也。"此亦说明了风温之为病，因气候变迁人感温和之候而成温病：有因外感之邪无不兼风，故风温之病较三时为多。此种论说也为现代温病学教科书采用。又如湿温是外感湿热病邪引起的热性病，由于湿邪属阴，性质重浊黏腻，湿与热相合，胶着难解，章氏书云："热为湿遏，不能宣达，湿因热蒸，蕴酿胶黏，故最淹缠难愈。"

6.温病的分类而治

章虚谷治温病别有心得。如对风温治以理肺气为主，且因时令季节不同，治疗上各有兼顾，如夏令宜凉以救肺。对春温之治，分为虚实两证，实证清内热并强调引邪外达，虚证总以甘凉滋润。养阴退热，不可用苦寒而伤正气。而湿温之治，宜苦温芳化，以宣三焦气化，使小便通利为法。再如暑温治疗，一般宗张凤逵之说：暑病首用辛凉，继用甘寒，再用酸泄、酸敛；而对暑温之变证与坏证，书中批注中说："时医不识暑必兼湿，见热投凉，使湿闭热伏，变痢变胀，而至危殆。"

（八）对金元诸子及张景岳的评说

章虚谷最初学医，不得其门而入。"虽从师请益，历览诸家，十年不知端绪。”后读叶天士医案受到启发。他认为叶氏能够“熔铸百家，汇归经义，与千百年前仲景心心相印”都是较完整地继承了《黄帝内经》的学术思想，而不像金元诸子及张景岳，只不过从自己的阅历出发，或论外邪，或论内伤，或主补气，或主滋阴，发明《黄帝内经》理论的一个侧面，而非全经之旨。因此章氏著书的宗旨是“洞见本源，救正阙失”。主张学医的人应从流溯源，全面地掌握《黄帝内经》理论，如片面地强调某个方面，势必会产生偏见，甚至出现格格不入的情况。他认为河间论六气皆从火化，固然正确，但只可论六气之邪，其发病则根据人的体质而有变异，不能概用寒凉。在此，章氏特别强调外邪伤人，必须结合患者的素禀体质进行分析。例如感受暑邪，如人禀体多火，则暑随火而化燥，禀体多寒，则暑随寒而化湿，必须随病审察。关于东垣与景岳对于相火的不同看法，章氏认为这是他们看问题的角度有异所致。东垣言相火元气之贼，景岳言相火元气之本，东垣乃论其变，景岳论其常，两说皆各有理不可偏废。至于朱丹溪的“阳常有余，阴常不足”的观点，引《黄帝内经》“一水不胜二火”为理论依据，实则《黄帝内经》是论阴阳偏胜之病，非论阴阳之理，君火相火实即火之体用。景岳非之，言阳常不足，阴常有余，两家各有一偏。因为归根结底，六气皆阴阳所化，不能执枝叶之短长，即谓根本之有余不足。

（九）辨治以药之偏救病之偏

治病贵在辨证论治。章虚谷认为“理有一定而法无定，法有定而方无定，方有定而病无定也”。认为仲景有是证用是药，必详辨脉证而后始立一方，又反复辨其疑似异同，则方药随宜变换。“治病制方固难，而辨证尤难也”，后世医家则不然，不详脉证，但题病名，如云伤寒者用某方，伤暑者用某方，兼某病用某方。导致后学不知辨证，记诵方歌若干，每临一病，遍试其方，如此能幸者鲜矣。导致的后果是，“既以诸家之书，辞义浅近而易读，则反以圣经为宜古不宜今，终身不曾寓目而亦终身称为医者”“医道如斯，亦可谓扫地矣”。故曰“方书日富，则圣道日晦”。章氏提倡：“每临一病，胸无成竹，唯审其虚实、阴阳、表里、寒热，设法制方，求其合病而止；药虽不同，古方法度，自然合古。如叶氏医案之所以为传仲景心印者，正因其善能变化而无丝毫执滞，仍不出圣道法度故也。学者必由是而学也，方为医道正宗，否则尽是旁门左道。”则为医门棒喝也！

章虚谷制方认为《黄帝内经》有七方之制，曰：大、小、缓、急、奇、偶、复；徐之才（492—572年）。推广其义，设为十剂，曰：宣、通、补、泻、轻、重、滑、涩、燥、湿。章氏在《初集·卷二·方制要妙论》则认为，方药治病的奥秘在于以药之偏救病之偏，以药之性适人之表里、阴阳、虚实、寒热。“要妙者，药性气味也；配合制度，实不外阴阳五行之理耳。”“夫人禀阴阳五行之气以生，气有偏驳则病，药得阴阳五行之偏，是故以偏治偏，必归于平而后病愈。”“无不以药性气味之阴阳，合乎人身表里阴阳虚实寒热者，是故投无不效，而七方十剂之法，亦尽具于中。”故详辨感病之因、人之体质、药性气味，方药随宜变换，则制方之理得矣。

综上所述，章虚谷的学术观点及理论建树，既有继承传统的一面，又有融会新知的一面。对医学的重要问题，无论是传统的，还是现实的，都能够立足于整体，敢于棒喝，研究得很透彻。他对《伤寒论》有所发挥，推动了温病学说的发展，有着较为严密的学术体系。

（十）著作与成就

1. 著《灵素节注类编》

（1）崇阴阳之道。章虚谷《初集·卷一·自序》以为“天地之大，事物之变，莫可涯矣。究之，一理而已。见其理，则触处皆通；味其理，则动多窒碍”。尊仲景《伤寒杂病论》，服膺叶天士，认为“临证之顷，随病设施，揭其理蕴而因时制宜，无法不备。如造化生物，无迹可求，各得自然之用，与千百年前之仲景心心相印而得其真传”。因此，章氏认为学医之方法，于诸家之说“要在读者因流溯源，知其理之所归”，当“舍其短而用其长，随时取益，变化无方而理无不合矣”。以阴阳之间的关系表述为“夫阳昌阴随，为造化自然之道。故阳能帅阴，而阴赖阳之煦通以生长；阴能和阳，而阳借阴之翕合以固密。此阴阳自然之性能，所以经言阳强不能密，阴气乃绝；阴平阳秘，精神乃治也”。因此，临床的病证，或当扶阳，或当抑阴，唯随宜而施，不能执一定之法。章氏认为，朱丹溪所言“阳常有余，阴常不足”，张景岳所言“阳常不足，阴常有余”，大失偏颇。将阴阳关系简明扼要地概括为“阳昌阴随”“阳能帅阴”“阴能和阳”，突出了阳在阴阳关系中的主导地位，言明了阴阳的不可分。

（2）重天人合一。《类编》第一类禀赋源流中，经解“始生之本”开篇即说明“天人合一之道”。章虚谷认为《黄帝内经·素问·阴阳应象大论》首明天人合一之道，“天以阴阳五行化生万物，气以成形。人为万物之灵，而始生之气禀于东者，所谓帝出乎震也。帝者，吾人之灵明主宰。”万物开始化生，人也相应于阴阳五行之气，化成神智、身形，“由之生化循环不息，乃为禀赋源流，天人合一之道也。”《黄帝内经·素问·阴阳应象大论》曰：“天不足西北，故西北方阴也，而人右耳目不如左明也；地不满东南，故东南方阳也，而人左手足不如右强也。”章氏以“人为一小天地”为总结，论及人“与天地同造化”，“故调治其身者，不法天地之气化，则灾害必至矣”。强调以天地变化为法，同理可以用治于人身，“精神魂魄本天地”“精气津液血脉由阴阳所化”。章氏在“摄养为本总论”中提到“人之寿夭不齐者，由禀气之厚薄，非关清浊也”。先天禀赋强弱是影响人身寿夭的先决条件。“故凡起居服食，必顺夫天地气化流行之序，随时防慎，以避外来之邪，惩忿窒欲，清心节劳，以免七情之害。”先天禀赋是条件，后天顺应天地气化之变，才能保全全身，即“一身气血，随心所使，心定神安，气血自固，虽有外邪，亦莫能伤。故经曰：恬淡虚无，真气从之，精神内守，病安从来。虚者，虚其心，则神自清；无者，无其欲，则精自固。天真元气，从之生长，而精神固守于内，何病之有”。再次强调了“人为一小天地”，摄生的主要方法即天人合一，这是对《黄帝内经》养生思想的充分继承，反映出了《黄帝内经》“正气存内，邪不可干”的原旨。

章虚谷全书在节选《黄帝内经》原文，解释医理时，始终坚持以天人合一、阴阳五行为纲，并且与临床实践紧密结合，明确表示目的是为了摄生防病。虽然章氏的医学理论受程朱理学、道家保真的影响颇大，也有“学道能永寿”之类的言论，但究其总体学术思想已与现代相当接近，明显高于同时代大多数医家，可谓高屋建瓴，实属不易。

2. 著《医门棒喝》

《医门棒喝》是章虚谷的一部力作，共四卷，收录章氏“天气阴阳论”“太极五行发挥”等30余篇论文，杂论医学理论、诊法及内、儿等科疾病的证治，并附医案。文中不仅从正面阐述原理，而且能结合临床经验，评论诸家流弊。章氏认为，刘河间、张洁古、李东垣、朱丹溪诸子各以己之阅历见解发明经旨一节，或论外邪，或论内伤，或主补气，或主滋阴，不过发明一节经义，而非全经之旨。至于张景岳，立论主于扶阳，也属一偏。学者应从流溯源，知其理之所归，倘执其偏，不免互相抵牾。于是他把医学理论中向有争议而又比较重要的问题，结合自己的心得体会，写成《医门棒喝》一书，取警醒时流之意。他于道光五年乙酉（1825年）写成初稿，道光八年戊子（1828年）重游广东，对旧稿加以整理，并由同乡田晋元（雪帆）加以评点，于次年己丑（1829年）由浙江海宁人应秋泉、纪树馥等在广州刻版问世，是即《医门棒喝》初集。道光十五年乙未（1835年）又写成二集，一名《伤寒论本旨》或《活人新书》，由浙江山阴人陈祖望、钱昌等校刻行世，其内容以阐释《伤寒论》及发挥温病学说为主。现代中医奉为原则的“辨证论治”一词，最早就是章楠在《医门棒喝》中提出来的，自其概念产生特别是经教材的确认后，就在临床中一统天下。

二、张畹香

张畹香，清道光、咸丰年间人，与樊开周同时，世居绍兴。张畹香壮岁博览医书，治伤寒以柯韵伯的《伤寒来苏集》为基础，参以叶天士、戴麟效之说。诊治伤寒、温病经验颇深，医名卓著。据曹炳章先生记载：“先辈云：同治庚午尚健在，年已八十，须发似雪，须长尺余，大面红颜，声如洪钟，可称童颜鹤发。著有《暑温医旨》1卷、《畹香医案》2卷，（已刊入中国医学大成）。”

《温暑医旨》之“舌苔辨……伤寒治论”等都反映了其独特的临床见解。张畹香以通阳、通溲为治暑湿大法，指出“暑，阳邪也，阳从上化。若午后不寒而热，热即有汗，为阳之通；有凉汗，为阳之彻。湿，阴邪也，阴从下降，若小溲通利，为湿之走，小溲清长，为湿之净”。其强调暑湿胶结，证多变故，唯有暑湿分治，始得击溃其势。故药物须寒凉、辛温并用。

对不少伤寒重症，如温热、暑湿、痢、伏暑、热入血室的治疗，尤于病后调理最为得法。《畹香医案》大多为内科杂病、时症治验，兼有少量妇科医案。医案记述简要，少有繁芜，于案中可见张畹香对“滋补托邪”的治疗手法颇有心得。徐荣斋先生说：张畹香为清代嘉、道、咸、同年间（1796—1870年）人，世居绍兴洗马池头。曹炳章先生称他为：“古越治伤寒温暑之前辈，于医学富有经验。”其《〈暑温医旨〉提要》这篇学说是对风温治法的经验总结。张畹香为绍派伤寒之著名医家，更是绍派伤寒的发扬者。

三、赵晴初

赵晴初（1823—1895年），原名光燮，后改彦晖，晚年自号存存老人、寿补老人，清代会稽人，为清代同治、光绪年间名医。赵氏出身豪门，其父省园为绍兴巨富。赵氏兄弟中排行第四，幼攻举业，道光二十三年（1843年）乡试，与周伯度为同科秀才，赵氏博学多才，工医，兼长诗词六法。后因兵乱，家渐中落，慈闱衰老而绝意进取仕途，力务为用之学，遂潜心精研医理而立身于杏林，悬壶后医名鹊起。并自制救急丸散膏丹，以应病人急需，数十年如一日，深得病家赞许。

赵晴初谦逊好学，成名以后，尤虑耳目之隘，虚心访道，常与同里张畹香、樊开周、周伯度、江墅陈载安，乌程汪谢城等人交往，精研医理。苟遇疑难危症，或书信切磋，或诚邀会诊，故医术日精，名闻大江南北。江督曾国荃等，亦闻其名，而常驰书邀请。同治间，应吴门之聘，于吴县遇尤怡之嫡子，目睹尤氏阐灵兰之秘，接长沙之源，甚为折服，乃执弟子礼，并亲手笔录《医学读书记》《静香楼医案》等书，悉心研究尤氏学说。赵氏天资聪慧，学业日进，生平手不释卷，四方求治者日益众名，晚年谢绝应酬，杜门著述，著有《存存斋医话稿》二卷（续集二卷）《医宗集要》《医案》《吴门治研录》《本草撷华》《药性辨微》《医学杂志》一卷，另有《汤头新诀》《教子学医法》等十余种。尤其《存存斋医话稿》1至6集，可谓集赵氏一生临床心得，全书共74则医话，不分类别，不拘体例，不立标题。记其所见所闻及心得，阐述医理，辨证用药，改正本草，评论医家，强调辨证论治，反对拘方制病，文字简明，雄辩风趣。“或拾古之遗，纠古之失，补古之阙，释古之疑，或日一得焉，或月一得焉，盖四十年而得成此帙。”赵晴初前三集被裘吉生先生收入《珍本医书集成》中而流传于世。入室弟子甚多，杨质安等，皆亲聆其教。

赵晴初精通医经、博览诸家，立法处，近法各家，而尤以叶、吴两家为近临床经验丰富，心得颇深。

（一）阐明病理独具只眼

治病先明理，理不明则治从何处下手？而明理必有真知灼见，始可云明。赵晴初对病理之阐发，可谓不落窠臼。明代卢之颐有“不得横遍，转为竖穷”之语，赵晴初于此悟出“下既不通，必反上逆；不得上达，转为横格；上游阻塞，下必不通；中结者，不四布；过泄者，必中虚”之理；解释说：“横遍者，自内而外，由阴出阳也；竖穷者，直上直下，过升过降也。此阴阳升降盈虚消长之理也……阴阳各有定位，升降自有常度，此盈者彼必虚，此消者彼必长。医事之补偏救弊，变化生心，端在是矣。”以此阐述病理，确有其独到之处。如误下变结胸是阳凑于阴；误汗成痞气是阴乘于阳；风水由肺气郁遏，不得外达，水不得泄，遂直走肠间而为便溏；消渴系燥热导致肠胃之腠理致密，饮下之水不能浸渗于外，而唯直注于下，故饮水多而小便多。诸如此类，不乏其例。深中肯綮，有裨临床。赵氏分析病理，还善于同中求异，异中求同，辨析精当，令人首肯。如论昏迷一证，有邪入心包与邪入血脉之分，他认为包络是心主之宫城，血脉为心主之支派。邪入包络则神昏，邪入血脉亦神昏，但前者邪入深而证重，后者邪入较浅而证稍轻。因为“邪入包络，包络离心较近，故神昏全然不知人事；如入血脉，血脉离心较远，故呼之能觉，与之言亦知人事，若任其睡而心放，即昏沉矣”，并进一步指出，如邪在血脉失治，则渐入包络，此为由浅入深；若邪在包络而治之得法，则渐归血脉，此为由深出浅；若邪盛势锐，不从气分转入，不由血脉渐入，而直入心包，其证最为凶险。即病论理，发前人之所未发，明确提出有三种转归，为辨证施治提供了依据。

（二）重视胃气赏用药露

在赵晴初《存存斋医话稿·卷二》中可以看出，他极力主张“用药治病，先须权衡患者胃气及病势轻重”。如《存存斋医话稿续集》中认为，骤病胃气未伤，势又危重，非用大剂、急剂不可；若胃气受伤，无论病轻病重，总宜小剂徐徐疏瀹，庶可渐望转机，以“胃气已伤，药气入胃，艰于蒸变转化，譬如力弱人强令负重，其不颠踣者几希”；若胃气垂绝之证，则无论攻补寒热，甚至使用与病大相径庭之霸道药，亦如石投水，毫无影响。至于血肉有情之品，多具醇厚之质，必须胃化脾传，方能徐徐变精归肾。倘“患者胃口伤残，未可遽投”，若拘于常规而不问胃气如何，则未有不偾事者。赵氏赏用蒸馏水和药露，因为两者于胃最宜。他认为蒸馏水符合《素问·阴阳应象大论》“地气上为云，天气下为雨”之旨。至于药露，乃轻清之品，对“气津枯耗，胃弱不胜药力者最为合宜”。认为药露皆是精华，为待胃化脾传，已成微妙，又气厚势大，大抵气津枯耗、胃弱不胜药力者，最为合宜。他细绎经旨，得出“气津之不相离”的结论。阐明气若离津，则阳偏胜，即为“气有余便是火”；津若离气，则阴偏胜，即为水精不四布而结成痰饮。指出药露“以气上蒸而得露，虽水类而随气流行，体极轻清，以治气津枯耗，其功能有非他药所能及”，并介绍临床对于阴化燥、清窍干涩之证，用之每获良效。以上之说都可在《存存斋医话稿·卷二》看到，可以说赵氏之说丰富了绍派伤寒的用药理论，至今仍指导临床的运用。

（三）阐发药性注重食禁

赵晴初说：“不识药性，安能处方？不识方义，安能用药。”因此对本草研究特深，著作中有许多精辟的论述。其论药不泥古，不尚玄，全以临床实践为指归。议论透彻详明，最切实用。如论五味子，指出其功能“的在降入”，凡病情涉于宜升宜出者，决不可用。他在《存存斋医话稿·卷二》谓：“若六淫七气有以耗散之，致肺失其降而不归，肺之气因耗散而日虚，肾之精因不藏而日损，此际不用五味而谁用乎？五味子能收肺气入肾，肺气收自不耗散，入肾则五脏六腑之精，肾得受而藏之矣。”同时还认为“一药有一药之功能，一方观众药之辅相”。把药物放在一定的环境里来考察，重视配伍后的作用，其识见自有超人之处。仍以五味子为例，他认为执前说以论射干麻黄汤、厚朴麻黄汤、小青龙加石膏汤等方中的五味，就讲不通。因为古人治病用药，本着“实中求虚，虚中求实”之旨，不轻易补者一味补，攻者一味攻，所以用五味或杂于麻黄、细辛诸表散药中，或杂于射干、款冬诸降逆药中，或杂于石膏、干姜诸寒热药中，或杂于小麦、甘草诸安中药中，俾表散药得之而不致过散，降气降逆药得之而更助其降，寒热药得之而寒不伤正，热不劫津，中药得之而相得益彰。总而言之，用五味意在保肺气不使过泄。至于桂苓味甘汤之治气冲，加减者四方（苓甘五味姜辛汤、苓甘五味姜辛半夏汤、苓甘五味加姜辛半夏杏仁汤、苓甘五味加姜辛半杏大黄汤），唯减桂枝，加味或治咳满，或去其水，或治形肿，或治胃热冲面，五味则始终不动，以其能收敛肾气，不使其气复冲。对于外感证的使用汗药，见解尤为精辟，如《存存斋医话稿续集》中指出"六淫之邪，初无形质，以气伤气，首先犯肺，必用轻药乃可开通，汗出而解，经所谓'轻可去实'也。何必泥定风药发汗？且风药多燥，不特不能发汗，反耗津液，绝其化汗之源，尚冀其化汗耶？"赵氏还主张患者之饮食须有所禁忌，根据自己的临床经验提出痰湿证忌猪肉，失音症忌火腿及皮蛋，暑湿初愈忌粥、油等，颇堪引起注意。

（四）探索医理与古为新

赵晴初由于博极群书，又与当时众多的名医互相切磋，因此对于前贤的"微言大义"，领悟特多。且一经其总结归纳，便能深入浅出，删繁就简，前人未到之处，复将自己的经验补入，对于后世来讲，其功诚然不浅。如对哮喘证的辨证论治，就奄有众长。《医案偶存》中指出：此证"大抵有积痰在肺络中，痰碍气，气触痰，是以喉中呼吸有声。……盖肺肾为俯仰之脏，《黄帝内经》所谓'肾上连肺'是也。肺气开张，上而不下，久久震动元海，波及肾矣。肾旺则摄纳有权，不致犯上无等，倘肾复虚惫，则其害更非浅显"。治法则遵丹溪，未发时扶本为主，用肾气丸；已发时理标为急，用定喘汤；另用水灸法（即白芥子灸法），冀拔其病根，可谓面面俱到。又如论肝病分两端，《存存斋医话稿续集》谓："肝阴不足，血燥而成热；肝阳内扰，火动而成风。故调肝之药，唯畅达与滋润两法，然畅达则疏泄，滋润则凝滞，两者颇难兼顾，所当因偏胜之势，酌盈济虚而有以权衡之。"较之罗列数十法之繁琐者，不可同日而语。在总结前人用药经验方面，也颇能做到提纲挈领。如楼全善的《医学纲目》中治血崩善用炭药，赵氏为之归纳为：气滞者用行气药炭，如香矾散（香附、白矾）；血瘀者用行血药炭，如五灵脂散（五灵脂）；气陷者用升举药炭，如荆芥散（荆芥）；血热者用凉血药炭，如槐耳炭；血寒者用温药炭，如圣散（棕榈、乌梅、干姜）；血脱者用止涩药炭，如棕榈、白矾炭等。同一用炭药而条分缕析如此，不能不佩服其治学态度之严谨。此外，赵氏对当时传入的西医解剖生理知识，亦采取挹彼之长、补己之短的态度。

（五）四诊合参首重望

望闻问切为四诊，以决阴阳生死，医者不能不知。赵晴初强调四诊合参，祈初学者皆能熟练掌握之。曰："望以目察，闻以耳听，问以言审，切以指凭，是为四诊，缺一不能。"《学医法》要求初学者先能掌握望诊，谓望为四诊之首。且认为"色者，神之华也"，望色即为望神，又列为望诊之第一要义。云"色贵明润不欲沉夭"，并以五色现于面部不同部位以察五脏之荣衰。如"眼胞上下如烟煤色者，寒痰也""眼黑颊赤者，热痰也""患者见黄色光泽者为有胃气，不死；干黄者为津液之枯，多凶""目睛黄非疸即衄""五色之中青黑黯惨者，无论病之新久，总属阳气不振"，以及"凡暴感客邪之色，不妨昏浊壅滞；病久体虚总宜瘦削消癯；若病邪方锐而清白少神，虚羸久困而妩媚鲜泽，咸非所宜"等，熔数十年经验于文字中，明晰实用。并以歌诀形式，参以心得，介绍望诊。如舌苔部位诀云："满舌原来属胃家，中间亦属胃非差，尖心根肾旁肝胆，四边为脾语不夸。部位既分经络别，江郎果是笔生花。"又临产"观舌法沫伤娘命，角沫唇青母子灾"，也都简要明了，顺口易记。

再如闻诊也然。赵氏谓闻者，以耳听声也。"声者气之发也""声音虽出肺胃，实发丹田""闻其声之清轻重浊，可知病之新旧虚实"。凡"新病即气壅言浊者，邪干清道也；病未久而语声不续者，其人中气本虚也；言迟者风也；多言者火之用事也。""言而微，终日乃复言者，正气之夺也；言语善恶不避亲疏者，神明之乱也。""诊时吁气者，郁结也"皆精详切用，注重证候与病机的有机阐发，很适合初学者口味。脉诊一法，赵晴初比较推崇李濒湖的脉学理论，并诲之曰："切脉之诊，最需实践，唯先明脉之上、下、来、去、至、止六态，再观《五脏别论》《经脉别论》《营卫生会》三段经文，可以默识其微矣。”而运用之妙，则悉在临证之潜心体会之中。倘不重实践，议论虽多，也不过“心中了了，指下难明”而已，虚浮不实，学者不足取。可见赵氏传授四诊，全是实用经验之谈，绝无玄妙莫测之泛泛虚言。

（六）证治篇详举虚损

赵晴初为授学者以入门之捷径，强调外感“邪盛正虚当去其邪以安正气，若用疲药迁延时日，使邪日炽而正日削，便难措手”，主张治外感总以逐邪为先的原则，很有绍派伤寒的学术见解。而治内伤则推虚损为首，尝曰：劳逸无度，或饮食不节，或先天不足，或七情内伤皆能令虚损。凡损及五脏，“一损肺，皮枯毛落、咳嗽；二损心，血液衰少，不寐盗汗；三损脾胃，饮食不为肌肤，食减便溏；四损肝，筋缓不自收持，善怒胁痛；五损肾，骨痿不起于床，遗浊经闭”，是为五损。治当宗“损其肺者益其气，损其心者调其营卫，损其脾者调其饮食、适其寒温，损其肝者缓其中，损其肾者益其精”之旨，此五脏虚损论治之大略，入门握斯，嗣可触类旁通也。

然则，“五脏之损，总不离阴阳”，赵晴初十分推崇吴门马元仪之说，云：“马元仪分阳虚有二阴虚有三，较时说颇深。所谓阳虚有二者，有胃中之阳后天所生者也，有肾中之阳先天所基者也。胃中之阳喜升浮，虚则反陷于下，肾中之阳贵凝降，虚则浮于上，故阳虚之治有不同也。所谓阴虚有三者，如肺胃之阴则津液也，心脾之阴则血脉也，肝肾之阴则真精也。津生于气，唯清润之品可以生之；精生于味，非黏腻之物不能填之；血生于水谷，非调补中州不能化之。此阴虚之治有不同也。”此为五脏虚损，以阴阳分途论治之大纲，可法可传。

（七）析方药约而不繁

赵晴初为使初学即得方药之要义，以便熟练运用，是书专立方药，合为一篇。要言不烦地指出：“方与药可并为一类，盖分则为药，合则为方，一分为二、合二而一者也。”并说：“本草功夫最难最难，非博览诸书，加之临证试验，细心参究，未能得其窍要。”就其大略而言，“凡质之轻者上入心肺，重者下入肝肾；中空者发表，内实者攻里；为枝者达四肢，为皮者主肌肤；为心为干者，内行脏腑。枯燥者入气分，润泽者入血分。此上下内外，各以其类相从也。”“凡色青味酸气臊者”入肝胆，“色赤味苦气焦者”入心、小肠，“色黄味甘气香者”入脾胃，“色白味辛气腥者”入肺、大肠，“色黑味咸气腐者”入肾与膀胱二经。而“诸药入厥阴血分者并入心包”“入胆经气分者并入三焦”等。认为“药各有形性气质，其入诸经有因形相似者，有因性相从者，有因气相求者，有因质相同者”，但费神悉心琢磨，总有雷同之规律可循。初学入门之本草书，赵晴初专撰有《本章撷华》《药性辨微》，可互为借鉴参考学习之。其主张“先读李士材《医宗必读》内本草门”，有此基础，方可复攻诸家本草，赵氏认为“初学不得不问途于是”。能娴习本草，继以顺序前进，研读方剂则更有玩索之趣味。

《学医法》书尾录有常用方，诸如独参、参附、四君等十数则，标明药味、功用，稍加注解，姑为方剂学入门之指南。赵氏认为：欲习方剂，必先知《黄帝内经》大、小、缓、急、奇、偶、复七方和徐之才宣、通、泻、补、滑、涩、燥、湿、重、轻十剂。为便于记诵和理解七方、十剂，赵晴初还特意编成歌诀。

赵晴初确实是一位多闻博识的医家，识见精到，持论明通，既能发皇古义，又能融合新知之大家。

Chapter 5

第三节 清末民初时期

一、何廉臣

何廉臣（1861—1929年），名炳元，浙江绍兴人。何廉臣出身于世医家庭，祖父何秀山为绍派伤寒之名家，何氏从小耳濡目染，后经两次乡试失利，最终弃儒而专力于医。最初，他从同邑沈兰垞、严继春、沈云臣等医家研习医理。越三年，对《黄帝内经》《伤寒》等经旨渐有所悟，学习金元四大家之学，亦有所心得。之后，继从名医樊开周临证三年，悉心汲取老师丰富的临床实践经验，后致力于明清各家学说的研究，收益颇多。此后，虽于临证中颇多获效，然犹有不效者，使其深感学识不足，医术仍未臻至境。于是，他决计放弃诊务，离绍出游访道。嗣后尝出外访师问友，每遇名医，辄相讨论，获益良多。

何廉臣学宗《黄帝内经》《难经》《伤寒论》《金匮要略》，主张衷中参西；精通内、儿、妇科，而尤以善治时病著称。先后到苏州、上海等地游学，访求名家。1886年，何廉臣来到苏州，客居一年。何廉臣服膺叶香岩温病学说，因致力于印证香岩学说，而自号印岩。此时他与在吴门设诊的绍兴名医赵晴初结为忘年交，一起探讨浙东风土民情，提出“绍地滨海，地处江南，民喜酒茶，感证多以温、湿居多”的见解。在这段时期内，他走访名医，探讨医理，深究医道，进而悟出医方之切用，全在乎洞察民情禀赋之刚柔、风土温凉之迥异，而不必死死拘泥于经方、时方之定论。何氏曾在上海留居三年，每遇名医，辄相讨论。与丁福保、周雪樵、蔡小香等沪上名医来往密切。庚子（1900年）年后，西洋医学在我国日渐传播，何氏又广购泰西医学著作译本，悉心研究，饱饫新知。

何廉臣治伤寒学，致力甚勤，在泛览时，相互参证进行探索；精读时，则浸沉于《陶节庵六书》及《全生集》《伤寒准绳》的注解。对温病学的研究，则是从古今各家中取其精髓，尤其是清医学说。学术主张崇实黜华，强调实际，融汇中西，革新医学。其学术思想概述如下。

（一）寒温融合发展外感病学

何廉臣以善治热病著称。他治学严谨，早年曾到叶香岩温病学说盛行的苏州实地考察，经过多年的临证实践，感到叶氏学说亦有不妥之处，于是主张以六经辨治热病，商榷卫气营血学说。同时，何氏又是绍派伤寒的继承人，因此对于热病的辨证论治，他往往能熔伤寒、温病于一炉，而于寒温辨治两法的融合运用有着独到经验。这些充分体现出他的治学风格，即重视在继承的基础上创新，进而推动热病学术的发展。其学术思想从他有关外感热病的著作中可见一斑。

《增订通俗伤寒论》是以清代山阴俞根初所著《通俗伤寒论》为底本加按、校勘、补缺而成。《通俗伤寒论》是绍派伤寒之学的理论基础，书中认为伤寒是外感百病的总称，伤寒包括了四时感证外感百病，故当时医界奉该书为四时感证之诊疗全书。在辨证上，它采用六经为纲辨治热病；在方药上，宗仲景法则，而处方选药轻灵。《通俗伤寒论》成书后，何廉臣祖父何秀山首先对该书进行了系统研究，他将该书分条分段加以按语，做了阐发补正。传至何廉臣，更以广博的学识、丰富的临床经验，重新增订该书，并将其师樊开周临证验方补入其中。何氏祖孙俩对该书的补充和发挥，交相辉映，极大地发挥了绍派伤寒寒温融合的学术思想。

治疗外感病的六经总诀：“以六经钤百病为确定之总诀；以三焦赅疫证为变通之捷诀”，将六经与三焦联系起来作为热病知常达变的诀窍。何秀山复予阐发：“病变无常，不出六经之外。《伤寒论》之六经乃百病之六经，非伤寒所独也。惟疫邪分布充斥，无复六经可辨，故喻嘉言创立三焦以施治。上焦升逐，中焦疏逐，下焦决逐，而无不注重解毒，确得治疫之要。”他指出在疫证的治疗上，三焦辨证对六经体系的补充作用。何廉臣由此总结出：“定六经以治百病，乃古来历圣相传之定法；从三焦以治时证，为后贤别开生面之活法。”可谓不薄今人厚古人。

何廉臣重订《广温热论》一书。清戴天章（麟郊）继吴又可之后，撰《广瘟疫论》4卷。嗣后，陆九芝为之删订，改定其名曰《广温热论》。《世补斋医书后集·重订戴北山广温热论序》云：“其书明是论温热，而其书名则曰《广瘟疫》……余爱其论之精，而惜其名之误……即为之改题曰《广温热论》。”何廉臣《重订广温热论·何廉臣序》谓，因“见其论温热症甚精，论温热病中种种发现之症，尤极明晰”，遂又在陆氏《广温热论》的基础上悉心重订，“将原书缺者补之，讹者删之，更择古今历代名医之良方，而为余所历验不爽者，补入其间，务使后之阅者，知此书专为伏气温热而设”。何氏将《重订广温热论》改为2卷，并将其师樊开周的经验妙方，补列入卷2中，重订了清代吴贞的《伤寒指掌》，并将书名改为《感症宝筏》，认为伤寒是热病的总名，书中将伤寒温热从其疑似之处加以分析比较、辨证施治。书中博采外感病证治的古法、新法，分篇叙述伤寒曰述古，立论一本《证治准绳》《医宗金鉴》以及《伤寒来苏集》等；分篇发挥温热曰新法，诊治悉遵叶天士、薛生白等的治医心得，可谓深得前贤要领，于温热、暑热、疫疠之类伤寒，辨析明白；立法处方，随证变通，依从温热病性取治处处可见其经验之富，识力之专。无怪乎医林巨匠张山雷先生在《增订通俗伤寒论·张山雷序》中称，其是“颉颃孟英、九芝两家，鼎峙成三而无愧色”的医学大家，其发展热病学说之功绩不言而喻。

（二）治外感热病之经验

何廉臣治温热病八法。在《重订广温热论》中何氏认为，虽然辛凉解表、苦寒清里、甘寒救液是温热本症初中末三大基本治法。但在实际临床中，病情往往多有兼夹而不是那么单纯的，即感邪有兼风、兼寒、兼湿、兼毒之异；入里有夹食、夹痰、夹瘀、夹虫之别。因此，何氏与其师樊开周先生在长期的临床实践中，共同探索总结出《验方妙用》即治温八法，虽主要为温热病而设，但也不废辛温、温燥、补阳等法。八法紧扣临床实际，全面而有主次，深刻而别开生面，充满辩证思维，对临床治疗外感热病颇有指导和启迪的作用。因此，蒲辅周先生曾将其推崇为中医辨证治疗急性传染病的基本大法。惜其论述篇幅稍嫌冗繁，故根据何氏原著将八法内容删繁就简，择其精要以述之。

1. 发表法

凡能发汗、发痦、发疹、发斑、发丹、发痧、发痘等方，皆谓之发表法。温热病，首贵透解其伏邪，而伏邪初发，必有着落，着落在皮肉肌腠时，非发表则邪无出路。其大要不专在乎发汗，而在乎开其郁闭，宣其气血。郁闭在表，辛凉芳淡以发之；郁闭在半表半里，苦辛和解以发之。阳亢者，饮水以济其液；阴虚者，生津以润其燥；气虚者，宣其气机；血凝者，通其络瘀。必察其表无一毫阻滞，始为发表法之完善。

2. 攻里法

攻里法者，解其在里之结邪也。结邪为病，所关甚大，病之为痞为满，为喘为肿，为闷为闭，为痛为胀，直无一不涉于结。《伤寒论》中，小结胸在心下，按之则痛；大结胸心下痛，按之石硬；热结在里，热结膀胱，热入血室，其血必结及食结胸、水结胸、血结胸、寒实结胸、热实结胸者，不一而足。故里病总以解结为治，结解而病无不去。岂但大便闭结，大肠胶闭，协热下利，热结旁流，四者之邪结在里而必须攻以解结哉！温热结邪，总属伏火，自宜苦寒泻火为正治。但必须辨其为毒火宜急下，如紫草承气汤等；风火宜疏下，如局方凉膈散等；燥火宜润下，如千金生地黄汤、《温疫论》养荣承气汤等；痰火宜降下，如承气陷胸汤等；食积化火宜清下，如枳实导滞汤等；瘀血化火宜通下，如桃仁承气汤、下瘀血汤等；水火互结宜导下，如大陷胸汤、控涎丹等。若气虚失下者，宜润下兼补气，如《金匮翼》黄芪汤等；血虚失下者，宜润下兼益血，如《金鉴》玉烛散等；气血两亏而又不得不下者，宜陶氏黄龙汤等。

3. 和解法

凡属表里双解，温凉并用，苦辛分消，补泻兼施，平其复遗，调其气血等方，皆谓之和解法。和法者，双方并用，分解其兼症夹症之复方及调理复症遗症之小方、缓方也。温热伏邪，初起自内出外，每多因新感风寒暑湿而发。惟温病之发，因风寒者居多；热病之发，兼暑湿者为甚。兼风兼暑，伏邪反因而易溃；兼寒兼湿，伏邪每滞而难达。故一宜表里双解，一宜温凉并用。其病每多夹并而传变，如夹食、夹痰、夹水、夹瘀之类，与伏邪互并，结于胸胁脘腹膜络中，致伏邪因之郁结不得透发，不透发安能外解？凡用双解法不效，即当察其所夹为何物，而于双解法中，加入消食、消痰、消水、消瘀等药，效始能捷，病始能去，故治宜苦辛分消。更有气血两虚，阴阳两亏，如吴又可所谓四损、四不足者，复受温热伏邪，往往有正气内溃而邪愈深入者，亦有阴气先伤而阴气独发者，《黄帝内经》所云“温病虚甚死”，即此类也。故治宜补泻兼施。且有病人不讲卫生，病家不知看护，每见劳复、食复、自复、怒复者，亦有余邪未净，或由失于调理，或由故犯禁忌而见遗证迭出者，故治宜平其复遗，调其气血，为温热病中期末期之善后要法。凡此和解之法，实寓有汗下温清消化补益之意。

4. 开透法

凡能芳香开窍、辛凉透络、强壮心肌、兴奋神经等方，皆谓之开透法。一则去实透邪，一则补虚提陷。此为治温热伏邪、内陷神昏、蒙脱厥脱等危证之要法，急救非此不可。此等危证，虽由于心肺包络及肝肾冲督等之结邪，而无不有关于脑与脑系。因为热邪所蒸，湿痰所迷，瘀热所蔽，血毒所攻，则心灵有时而昏，甚至昏狂、昏癫、昏蒙、昏闭、昏痉、昏厥，而全不省人事。厥而不返，亦必内闭而外脱。治宜先其所因，解其所结，补其所虚，提其所陷，以复心主之神明。

（1）开窍透络法。即叶天士所谓清络热必兼芳香，开里窍以清神识是也。总以犀、羚、西黄、龙脑、蟾酥、玳瑁、西瓜硝等为最有效用，而麝香尤为开窍通络，壮脑提神之主药。故凡治邪热内陷，里络壅闭，堵其神气出入之窍而神识昏迷者，首推瓜霜紫雪、犀珀至宝丹（何廉臣验方）及安宫牛黄丸、新订牛黄清心丸（王孟英方）、局方紫雪丹等。然昏沉虽系热深，却有夹痰浊、夹湿秽、夹胃实、夹血结、夹毒攻、夹冲逆之分，则宜辨证治之。

（2）强心提神法。为温热病已经汗下清透后，内伤气血精神，而其人由倦而渐昏，由昏而渐沉，乃大虚将脱之危症，急宜强壮心肌，兴奋神经，不得不于开透法中筹一特开生面之峻补提陷法，庶几九死者尚可一生。其法有四：一为强壮心脑，如参归鹿茸汤冲入葡萄酒一瓢、补中益气汤加鹿茸血片三分等；二为急救阴阳，如陶氏回阳救急汤、冯氏全真一气汤等；三为复脉振神，如复脉汤冲入参桂养容酒一瓢、千金生脉散煎汤冲入鹿茸酒一瓢等；四为开闭固脱，若内闭外拓者，予叶氏加减复脉汤加减，调入牛黄清心丸，甚则陶氏回阳急救汤调入叶氏神犀丹治外闭内脱者，多由温热病兼风兼寒之候，不先祛风散寒以解表，早用苦寒直降，致表不解而邪陷入内。治当仍以轻扬解表而外不闭，如邵氏热郁汤、五叶芦根汤之类；以撤热存阴而内不脱，如竹叶石膏汤之类。

5. 清凉法

温热郁于气分为伏热，郁于血分为伏火，通称伏邪。热与火均宜用清凉法。温热病当清凉者十之六七，故清凉法不可不细加讲述。凡用清凉法，必先辨其为伏热、为伏火。热属气分，为虚而无形，如盛夏酷暑炎蒸，虽挥汗淋漓，一遇凉风即解，故入身之热，气清即退。至其清热之法，首用辛凉，继用轻清者，所以肃气分之浮热，终用甘寒者，所以滋气分之燥热。火属血分，为实而有物，其所附丽者，非痰即滞，非滞即瘀，非瘀即虫，但清其火，不去其物，何以奏效，必视其所附丽者为何物，而于清火诸方，加入消痰、化滞、去瘀、杀虫等药，效始能捷。如燔柴炙炭，势若燎原，虽沃以水，犹有沸腾之恐慌，必撤去其柴炭，而火始熄。故凡清火之法，虽以苦寒直降为大宗，而历代医方，往往有清火兼消痰法，清火兼导滞法，清火兼通瘀法，清火兼杀虫法者，皆所以清化火之所附丽之故。若无所附丽之火，但为血郁所化者，自以清其络热，宣其气机为第一要义。而时有苦寒复甘寒法者，甘苦化阴，以胃肠之津液，使苦寒不致化燥；苦寒复酸寒法者，酸苦泻肝，善通孙络之积血，使络热转入气分而解；苦寒复咸寒法者，咸苦达下，一则清镇冲气之上逆，一则泻壮火而坚真阴。总之，凡温热病，宜于辛凉开达者，早用苦寒直降，则为误遏，冰伏其邪而内陷；

宜于苦寒直降者，但用轻清甘寒，又只能清热，不能退火。虽然火散则为热，热积则为火。热与火只在散集之间，故清热散火，可分而亦可合，但其先后缓解之间，所用方法，界限必须分清。

6. 温燥法

温热为伏火症，本不当用温燥。然初起客寒包火，致伏邪不能外达，不得不暂用温燥法，如刘氏羌苏饮、局方芎苏散之类。亦有湿遏伏火，抑郁太甚，致伏邪不能外出，不得不暂用辛燥法者，如藿香正气散、九味羌活汤之类。一经寒散热越，湿开热透，即当转用他法以速清其伏邪。此即在表兼寒兼湿立温燥法之本意。更有初起夹水气症，在表则纯用辛凉发散，则表必不解，而转见沉困；有里症不可遽用苦寒，若早用苦寒，则里热内陷，必转加昏蒙，此水气郁遏伏邪，阳气受困，宜于发表清里药中加温燥之品以祛水气，如藿香、厚朴、半夏、苍术、草果、豆蔻、广皮、赤苓等品，皆可对症酌用。迨水气去，郁闭开，然后议攻议凉，则无不效者矣。又有夹冷食伤胃，往往有脉沉肢冷者，若胸膈痞闷，舌苔白厚，益为食填膈上之明证，即当用温化燥削，如加味平胃散、沉香百消曲、绛矾丸之类。甚则用吐法以宣之，如椒梅汤、生萝卜汁等，使膈开而阳气宣达，然后伏邪外溃。但有以此等兼夹证，每用温燥药见功者，遂相讼清热泻火之非，归咎于冰伏凉遏之弊，不知温热乃其本气，兼夹乃其间气。故不可拘执兼证夹证之用温燥法见功，遂并其温热本证之当用清凉而一概抹煞。若并无兼证夹证，而邪深入里，失于攻下，致热深厥深，反欲拥被向火，凛凛恶寒，身冷肢厥。而二、三处独见火证，如目大小赤，舌苔黄黑燥，小便黄赤涩痛，大便稀黄极臭，或下利鲜血，此皆热深阳郁之象，当以温燥通郁为主，佐以辛凉透热，如新定达原饮、加减藿朴夏苓汤之类，使里气通而郁阳发，反大热而烦渴，即转机而用清用下，以收全功。若夫病后调理，凡属湿温湿热，当以扶阳为主法，温健胃阳，如香砂理中汤、六君子汤之类；温升脾阳，如补中益气汤、参胡三白汤之类。然亦有病后化燥，有当用甘凉濡润者，或有用酸甘化阴者，全在临症者活法机变也。

7. 消化法

消者，去其壅也；化者，导其滞也。凡人气血所以壅滞者，必有所因，先其所因，而坚是制之，此即消化之法也。并谓用宜得当，不可诛伐无过，温热伏邪，临时每多夹食、夹痰、夹水、夹瘀、夹虫之故，必须消化之，乃得其平。

8. 补益法

温热为伏火症，本不当用补益法。然《黄帝内经》云：精气夺则虚，虚者补之，冬不藏精，春必病温，温病虚甚死，当实其阴以补其不足。况温热诸症，每有屡经汗下清解而不退者，必待补益而始痊。此由本体素虚，或因素有内伤，或为病药所残，自当消息其气血阴阳，以施补益之法。温热虽伤阴分血液者居多，然亦有凉药太过，而伤阳气者，则补血补阴，补气补阳，又当酌其轻重，不可偏废。凡屡经汗下清和而烦热更甚者，当补阴血以济阳，所谓"寒之不寒，责其无水"者是也；若屡经汗下清和，热退而昏倦，痞利不止者，当补阳气以培元，所谓驱邪必先扶正，正足邪自去也。

（三）治湿温轻清辛淡

何廉臣论治湿温，总以湿、热之偏重为纲。辨证犹重舌苔之变化；治疗多取轻清辛淡以泄热导湿，若确有里夹实邪则以祛夹邪为先。①湿重于热。湿重于热其病多发于太阴肺脾，其舌苔必白腻，或白滑而厚，或白苔带灰兼黏腻浮滑，或白带黑点而黏腻，或兼黑纹而黏腻，甚或舌苔满布，厚如积粉，板贴不松。脉息模糊不清，或沉细似伏，断续不匀。神多沉困嗜睡，症必凛凛恶寒；甚而足冷，头目胀痛昏重，如裹如蒙；身痛不能屈伸，身痛不能转侧，肢节肌肉疼而且烦，腿足痛而且酸；胸膈痞闷，渴不引饮，或竟不渴；午后寒热，状若阴虚；小便短涩黄热，大便溏而不爽，甚或水泻。治法以清开肺气为主。肺主身之气，肺气化，则脾湿自化，即有兼邪，亦与之具化。宜用藿朴夏苓汤，体轻而味辛淡者治之，启上闸，开支河，导湿下行，以为出路，湿去气通，布津于外，自然汗解。若兼神烦而昏者，此由湿热郁蒸过极，内蒙清窍。前辛淡法去蔻仁、厚朴，加细辛二三分，白芥子钱许，辛润行水开闭；再加芦根一二两，滑石四五钱，轻清甘淡，泄热导湿，蒙闭即开，屡验不爽。若兼大便不利者，此由湿阻气滞，或兼痰涎，前辛淡法去藿朴、豆豉，重用栝蒌仁、薤白、小枳实等味，或重用紫菀、苏子（捣）、郁李仁等品 。②热重于湿其病多发于阳明胃肠，热结在里，由中蒸上。此时气分邪热，郁遏灼津，尚未郁结血分。其舌苔必黄腻，舌之边尖红紫欠津，或底白罩白、混浊不清，或纯黄少白，或黄色燥刺，或苔白底绛，或黄中带黑、浮滑粘腻，或白苔渐黄而灰黑。伏邪重者，苔亦厚而且满，板贴不松，脉息数滞不调；症必神烦口渴，渴不引饮，甚则耳聋干呕，面色红黄黑混，口气秽浊。何氏说前论诸症，或现或不现，但必胸腹热满，按之灼手，甚或按之作痛。宜用枳实、栀、豉合小陷胸汤，加连翘、茵陈之清芬，青子芩（姜水炒）、木通之苦辛，内通外达，表里两彻，使伏邪从汗利而双解。渐欲化燥，渴甚脉大，气粗而逆者，重加石膏、知母，轻肺气而滋化源；惟芦根、灯心草宜多用（煎汤代水），轻清甘淡，邪热化湿，下行从膀胱而解，外达从白痦而解，或斑疹齐发而解。

何氏论治湿温，除了强调首先要辨明湿与温之孰轻孰重外，还要求要辨明是否夹有痰、水、食、气、瘀等实邪，若有，则一般要以治夹邪为先，何氏说："盖清其夹邪，而伏邪始得透发，透发方能传变，传变乃可解利也。"

（四）察舌辨苔多心得

何廉臣在诊疗中认为，诚如褚澄所谓："博涉知病，多诊识脉，屡用达药。"察舌辨苔认为舌与苔要分别看。举出"看舌十法""辨苔十法""察色八法"，以辨察舌质的老嫩、干润、荣枯、胀瘪、软硬、歪碎、舒缩、战痿、凸凹、浓淡和舌苔的有无、厚薄、松腻、偏全、糙粘、纹点、瓣晕、真假、常变、胎色等；阐发了吴坤安的察舌辨证歌。对于外感和杂病的诊法，何氏既重视四诊合参，尤着意于舌诊。他取材于叶天士、章虚谷等诸家学说，简明扼要地总结出一整套舌诊经验。其中看舌十法和辨苔十法，更为精湛而切实可用。正如徐荣斋说，可在全部何氏著述中，有美不胜收的学识和经验，足供我们汲取。

（五）古方运用得心应手

对古方运用得心应手。①麻附细辛汤合五皮饮治水肿的体会是："麻黄虽为发汗峻品，而用于水肿证其力较减，其性反缓者以水气抵抗之力大也。妙在下行之性又能利尿，故前哲于水肿证多用麻黄者以此。"②辨明大活络丹的两头尖不是雄鼠矢。何氏说根据老友后马周氏所说，认为"两头尖系藤本，产广西五虎山，色红味辛，气香质润，善去厉风，活血通络；既非雄鼠矢，又非乌喙，能赅白花蛇、鸡血藤二味药力，为此方中要药”。何氏还核对徐氏《兰台轨范》刊入原方，两头尖与草乌并列，始信周氏之言确有来历。③阐述对桂苓甘露饮的用法。“先以紫瑶桂一钱半，泡浓汁，渗入茯苓片一两五钱中，晒干，然后对症酌用分量，配入煎剂为君。每剂如此，始有捷效。”④“陶氏回阳救急汤，妙在参术附桂与麝香同用；世俗皆知麝香为散气通窍之药，而不知麝食各种香草，含英咀华，蕴酿香料而藏于丹田之间，故西医药物学中推为壮脑补神要药。”⑤“景岳神香圣术煎治直中阴寒，吐泻腹痛，脘满肢冷，俗名瘪脶痧症；一剂知，二剂已。曾用有验。呕甚者加生姜汁一瓢冲；筋吊者加酒炒木瓜二钱，络石藤五钱。但必辨其舌苔滑或黑润胖大，小便清白，大便有生菜汁腥气，始可用此方急救。”何氏察脉审症，观察疗效，言之有物。

（六）六淫感证治法特色

1. 重伤风与疏风止嗽汤

徐荣斋谈到何廉臣学术经验对六淫感症的见解和治法时说：伤风有轻有重，陆九芝《下工语》说的是轻伤风，所以“不发热，但咳嗽；清涕，鼻塞声重而已”。俞根初说的是重伤风，所以“头痛身热，恶风怕冷，鼻塞声重，咳嗽清涕，痰多白滑而稀，或自汗而咳甚，或无汗而喘息”。何氏则见微知著，着眼于咳嗽，认为“咳嗽一日不除，病根一日不芟”。绍兴谚语有“伤风咳嗽，郎中对头”。引徐洄溪《伤风难治论》之说：“失治误治，病机日深，或成血证，或成肺痿，或成哮喘，或成怯弱，比比皆然；无怪久嗽成痨者之层见叠出也。”何氏自制“疏风止嗽汤”（荆芥穗、薄荷、光杏仁、橘红、百部、紫苑、白前、炙甘草），并说：“屡投辄验，既不太热、太燥、太泄；又不太寒、太润、太涩，方虽平淡，收效殊多。”其方仿程钟龄止嗽散，以光杏仁代桔梗，有桔梗之效用，无桔梗之流弊，徐荣斋认为，的确是重伤风发热咳嗽的有效方。

2. 对伤寒病传受的见解

何廉臣对于伤寒学说，食古而不泥古，时出创见。认为：“四时皆有伤寒，惟冬三月乃寒水司令，较三时之寒为独感，故前哲以冬月感病者为正伤寒，非谓春夏秋并无伤寒也。”并提出问题加以解释，认为：“伤寒一症，轻则用葱白香豉汤加味，重则用苏羌达表汤加减，或用麻黄汤减其用量，往往一汗即解，热退身凉而愈。然何至于传变有如此之多，受症轻重如斯之不一，推原其故，半由因循失治，半有纵横杂治，或由别兼他邪，或由另夹宿病；或由素禀阴虚多火，或由素禀阳虚多湿；有此种种原因，故受症层出不穷，方法亦随机策应。”同时，肯定俞根初所论述的“伤寒一症传受颇多，不越乎火化、水化、水火合化三端。从火化者，多少阳相火证，阳明燥实证，厥阴风热证；从水化者，多阳明水结证，太阴寒湿证，少阴虚寒证；从水火合化者，多太阴湿热证，少阴、厥阴寒热错杂证。”何氏认为“（俞根初）已把握传受之主脑”，表示对俞氏之说是心心相印。何氏还强调：“经脉部位与夫形层表里浅深之事，不可不讲，亦不可固执，着力乃在气化上推求，不得专在部位上拘泥。”徐荣斋认为，这更是何廉臣默契俞氏所提的伤寒传受不越火化、水化、水火合化三端的学术观点。

3. 治伏暑之病分初中末

暑邪为病，或伤或中，都容易治疗，惟伏暑症比较难理。暑而名伏，当然不同于新受，其病因病机多曲折反复，王孟英所谓“抽茧剥蕉”，即是指此。何廉臣对此病治疗有一整套比较完美的方案。首先指出：“余治伏暑内发，新凉外束，轻则用益元散加葱豉、薄荷，重则用叶氏荷杏石甘汤加葱豉，皆以辛凉泄卫法解外；外解已而热不罢，伏暑即随汗而发，必先审其上、中、下三焦，气、营、血三分随证用药。”接着按照上中两焦气分血分，各出治法，在下焦则又分“阴分血室”与“阴分精室”施治，具见精细，善后法则，以滋养阴液、肃清余热为主。选方了叶氏加减复脉汤及甘露饮加西参、蔗浆。他补充说：“当病在中下焦胃肠，夹食积者最多，每用陆氏润字丸磨荡而缓下之；或用枳实导滞丸消化而轻逐之”。并总结为这是：“治伏暑晚发博采众长之疗法。”徐荣斋认为这一评定是恰如其分的。

4. 治湿方法承先启后

何廉臣治湿宗俞根初之法，也即是宗叶天士之法。根据《通俗伤寒论》及《湿温时疫治疗法》中试撷其治湿要旨。初用辛淡芳透以解表，藿香正气散最为繁用；继则观其体肥而面色白者，兼顾阳气，治用苦平淡温法，或佐桂苓，或佐姜术；体瘦而面色苍者，顾其津液，治宜苦辛淡凉法，或佐芦、茅二根，或佐梨、蔗二汁。并强调以辛淡清化法治湿热，以辛淡温通法治寒湿；总结为“湿热治肺，寒湿治脾”。至于湿温症治，着重分别湿多、热多，兼寒、兼温的界限。认为：“湿多者，湿重于热，其病发自太阴肺脾，多兼风寒；治宜藿朴夏苓汤。疏中解表，使风寒从皮腠而排泄；芳淡渗利，使湿邪从肾膀而排泄。汗利兼行，自然湿开热透，表里双解。热多者，其病多发于阳明胃肠，虽或外兼风邪，总是热结在里，表里俱热。治宜先用枳实栀豉合刘氏桔梗汤，加茵陈、贯仲之清芬解毒，内通外达，表里两彻，使湿邪从汗利而双解。如渐欲化燥，渴甚脉大，气粗逆者，加石膏、知母、芦根汁等，清肺气而滋化源。”徐荣斋先生认为，这些治法，都是渊源于叶氏，实验于临床的有效方法。

5. 治燥分寒温大开眼界

何廉臣对燥症的论述，多综述前人学说经验。先从俞根初的凉燥犯肺、温燥伤肺、肺燥脾湿、脾湿肾燥、肺燥肠热、胃燥肝热六个证治中阐发，又补充了叶天士之法，可以说是集“秋伤于燥”的证治之菁华。他归纳上述各家学说，益以自己治验，在《全国名医验案类编》中要言不烦地说：“六气之中，惟燥气难明。盖燥有凉燥、温燥、上燥、下燥之分，凉燥者，燥之胜气也，治以温润，杏苏散主之。温燥者，燥之复气也，治以清润，清燥救肺汤主之。上燥治气，吴氏桑杏汤主之。下燥治血，滋燥养荣汤主之。”

6. 论火邪之症五彩缤纷

何廉臣认为“六淫之中，风寒暑湿燥等五气多从火化，种种传受之火症极多”。他在《全国名医验案类编》六淫病案中将温病、热病列入火淫病案，主要是根据沈尧峰《三时伏气外感篇》所谓“火之微者曰温，火之甚者曰热”之意。王秉衡《重庆堂随笔》有“风寒暑湿皆能化火，血气郁蒸无不生火，所以人之火症特多”，说明外感内伤之多火热症。至于火热病的证治，何氏也有一整套经验，扼要地指出：“热之浅者在营卫，黄芩、石膏为主，柴、葛为辅；热之深者在胸膈，以花粉、栀、豉为主；热在肠胃者，当用下法，不用清法，或下法兼清法亦可；热入心包者，黄连、犀、羚为主；热直入心脏则难救，用牛黄犹可十中救一。”并进行细致地辨证，分热在营卫之候，热在胸脯气分抑郁之候，热陷心包及心、血分灼烁之候，邪热攻脑或尿毒上冲之候，热在胃肠之候，热陷肝肾之候，热陷冲任之候等七个证候群；并随证订立辛凉开达、轻清化气、甘寒救液、苦寒直降、清络宣气、清火兼消痰、清火兼导滞、清火兼通淤、苦寒复甘寒、苦寒复酸寒、苦寒复咸寒等 11 个治疗法则。

（七）痰饮治法多具匠心

1. 论治痰善识之变症

痰涎随气升降，无处不到，变症最多。何廉臣在《通俗伤寒论》校勘中举出十例，曰痰晕、痰厥、痰胀、痰结、痰喘、痰哮、痰躁、痰痔、痰注、痰膈等，每症都详述病因、病机、症状及治法。以痰晕、痰喘及痰膈为例。①痰晕。抬头屋转，眼常黑花，甚则见物飞动，猝然晕倒者，此风痰上冲头脑。治必先辨其因。因于外风者，麻菊二陈汤为主；因于内风者，香茸六味丸加减。②痰喘。咳逆气粗，咯痰稠黏，甚则目突如脱，喉间辘辘有声，此寒痰遏热壅塞气管。法当豁痰下气。白果定喘汤为主，重则小青龙加石膏汤或定喘五虎汤，久则口噙王氏痰喘丸。③痰膈。食入膈塞不通，口吐黏涎，大便秘结，粪如羊矢；此气郁夹痰阻塞胃脘。法当辛润涤痰。五汁饮加狗宝为主，或用程氏启膈饮加味；剧者人参散，勉力图治。

2. 水饮审脉因证治之

（1）审脉象。脉必弦，或弦缓、弦迟、沉弦，或弦紧类数。

（2）审舌苔。舌苔多白润，间有转黄转黑，亦必仍有滑苔，或满舌黄黑夹一两条白色，或边尖俱黄，中间夹一段白色，病久则舌前半光滑而不生苔，后半白滑而厚。

（3）审证状。胸脘虽满痛，按之则软，略加揉按，辘辘有声，甚则肠间抽痛，干呕短气，或腰重足肿，便溏尿少。

（4）治法。宣气涤饮，振胃阳以逐寒水，宜汗则汗，宜利则利，随证选方用药。如苓桂术甘汤、理中汤、真武汤辈，为水饮正治方；纵使久嗽肺虚，终是水饮在胃，虽行补剂，但当壮气以通阳，不可益阴以助病。即有热饮，达表宜越脾加半夏汤，逐里宜己椒苈黄丸及控涎丹三方加减为宜。

3. 哮病分肺、胃、督脉三证

（1）肺证多起于风寒。遇冷则发，气急欲死。审其内外皆寒者，用麻黄二陈汤，散外邪以豁痰，送下加味紫金丹，通内闭以除哮；审其客寒包火者，用白果定喘汤，调下猴麝二宝散，常屡用屡效。

（2）胃证多起于痰积。内夹湿热，日久化为痰浊热饮，致肺气呼吸不利，呀呷有声而为哮，遇风遇劳皆发，秋冬季日夜如此。其哮较肺证稍缓，必待郁闷之极，嗽出一两口宿痰如鱼脑状而气始宽，哮始减。何氏治此证，审其湿痰上泛窒滞中气者，初用香苏二陈汤继用三了导痰汤加炙皂角，豁痰利气以燥湿；审其痰随火升上壅胸膈者，初用竹沥涤痰汤送下。

（3）督脉证与肺证常相因。遇冷即发，背部恶寒，喘息不能着枕。何廉臣治法，初起用小青龙汤加减，辛散太阳以温肺，继用金匮肾气丸加减，温通肾阳以煦督脉；一般有疗效而不能根治。何氏认为，这类型的哮喘属于虚寒，病机已阳损及阴，用药偏刚偏柔，两难措置，采取缪松心治范某哮喘案法，初用金水六君煎加减；继则晨服通补肺督丸以治其本，晚服加味苓桂术甘汤以治标；终用纳肾通督丸摄纳肾阳，温通督脉，疏刷肺气，开豁浊痰，标本兼顾。

（八）六经三焦辨证法新颖

何廉臣对六经与三焦的看法，徐荣斋在论述何氏的学术思想中说：何氏把六经与三焦应看作相互关系，在辨证应用上则是相得益彰。他指出："长沙治伤寒法，虽分六经，亦不外三焦《伤寒论》所称胸中、心中、心下、胸胁下、胃中、腹中、少腹等，虽未明言三焦，较讲三焦者尤为详明。言六经者，明邪所从入之门，经行之径，病之所由起所由传也；不外三焦者，以有形之痰涎水饮、瘀血、渣滓，为邪所搏结，病之所由成所由变也。窃谓病在躯壳，当分六经形层；病入内脏，当辨三焦部分。"他还认为，六经与三焦皆创自《黄帝内经》，举出"伤于风者上先受之，伤于湿者下先受之"，及"病在上、取之下，病在中、旁取之"等经文，说明《黄帝内经》的辨证论治，除六经分证外，还讲求上、中、下三焦。不过六经与三焦是有主次的，"六经赅全体，亦属生理上的代名词"。其意是说：六经可以概三焦，三焦却不能概六经。最后，他直截了当地指出："吴氏条辨峙立三焦，远不如俞氏发挥六经之精详，包括三焦而一无遗恨。”这是何氏在伤寒、温病学上对六经与三焦的总的概念。

（九）从三焦治时证知常达变

俞根初提出治疗外感病的六经辨证总诀，“以六经钤百病为确定之总诀，以三焦赅疫证为变通之捷诀”，将六经与三焦联系起来作为热病知常达变的诀窍。何秀山复予阐发，认为“病变无常，不出六经之外。《伤寒论》之六经乃百病之六经，非伤寒所独也。惟疫邪分布充斥，无复六经可辨，故喻嘉言创立三焦以施治。上焦升逐，中焦疏逐，下焦决逐，而无不注重解毒，确得治疫之要”，指出在疫证的治疗上，三焦辨证是对六经体系的补充。何廉臣总结出以“定六经以治百病，乃古来历圣相传之定法；从三焦以治时证，为后贤别开生面之活法”，可谓何氏所言不薄今人厚古人。

在《通俗伤寒论》中之夹痛伤寒节，俞氏谓法甚简，乃广收众方，分列十法，在夹胀伤寒节，他参证学说16家，引用方剂83个，以近百位历代医家之经验，加以分析综合、灵活运用，引证广博，内容充实，为“四时感证之诊疗全书”。在辨证上，它以六经为纲辨治热病；在方药上，宗仲景法则，而处方选药轻灵。极大地发挥了“绍派伤寒”寒温融合的学术思想。

（十）中西医运用融会贯通

何廉臣治伤寒学，致力甚勤。徐荣斋先生在论述何廉臣学术经验时说：“在泛览时，按照俞东扶《古今医案按》所指出20余家注解，相互参证，并根据周学海《读伤寒论法》进行探索；在精读时，则浸沉于陶、王两家注解。”认为“《陶节庵六书》及《伤寒全生集》分别解释，简要明白，王肯堂《伤寒准绳》，大张纲目，朗若列眉”。对温热学的研究，则是从古今各家中取其带髓，尤其是清医学说。

关于伤寒、温热病的理解极精湛。何廉臣认为：“阳明热盛，最多蒸脑之症，病即神昏发痉；前哲不讲及此者，皆忘却《黄帝内经》‘胃为五脏六腑之海，其清气上注于目，其悍气上冲于头，循咽喉，上走空窍，循眼系入络脑’数句耳。”对《金匮要略·痉湿暍病篇》“湿家其人但头汗出，……则口燥也”，谓是论湿温之症，并理解“‘丹田有热’是伏邪，‘胸中有寒’是新感寒湿，此湿病之偏于热者，即是湿遏热伏之症。‘但头汗出’亦是湿热上蒸，惟‘背强欲得被覆向火’则系新感寒湿，然必兼一身尽痛、关节烦疼。若纯是寒湿，误下必下利不止而死。实因湿未化燥，热未成实，医者下之太早，故哕而胸满，小便不利矣”。

（十一）著作与成就

1. 增订通俗伤寒

《增订通俗伤寒论》以俞根初所著《通俗伤寒论》为底本加按、校勘、补缺而成。《通俗伤寒论》成书后，何廉臣祖父何秀山首先对该书进行了系统地研究，将该书分条分段加以按语，做了阐发补正。传至何廉臣，重新增订该书。何氏尽他十三年心血并反复校勘俞根初《通俗伤寒论》，并将其先师樊开周临证验方补入其中，内容比原书增加了三倍，并使以出版付梓。

何廉臣发明俞根初未尽之处，如发展俞氏“六经形层”之说，把六经假定为机体的六个层次，即太阳经主皮毛、阳明经主肌肉、少阳经主腠理、太阴经主肢末、少阴经主血脉、厥阴经主筋膜，又以太阳内部主胸中、少阳内部主膈中、阳明内部主脘中、太阴内部主大腹、少阴内部主小腹、厥阴内部主少腹，这样就把六经和三焦联系起来。故何秀山指出“六经为感证传变之路径，三焦为感证传变之归宿”。何廉臣勘语则更进一步指出，认为“张长沙治伤寒法，虽分六经，亦不外三焦。言六经者，明邪所从入之门，经行之径，病之所由起、所由传也。不外三焦，以有形之痰涎、水饮、瘀血、渣滓为邪所搏结，病之所由成、所有变也”，并“病在躯壳，当分六经形层；病入内脏，当辨三焦部分”。

2. 重订《广温热论》《伤寒指掌》

《广温热论》一书是清代戴天章（麟郊）继吴又可之后，撰《广瘟疫论》四卷。嗣后，陆九芝认为，“见其（戴天章）论温热症甚精，论温热病中种种发现之症，尤极明晰”“其书明是论温热，而其书名则曰《广瘟疫论》，余爱其论之精，而惜其名之误……即为之改题曰《广温热论》”。何廉臣在陆氏《广温热论》的基础上悉心加以重订，“将原书缺者补之，讹者删之，更择古今名医之良方，而为余所历验不爽者，补入其间，务使后之阅者，知此书专为伏气温热而设”。

何氏将《重订广温热论》改为两卷，并将老师樊开周的经验妙方补列卷二之中。改清代吴贞的《伤寒指掌》书名为《感证宝筏》。该书认为伤寒是热病的总名，书中首论六经本病，次述变病类病。其论六经病证先列主要症状，次以方证并治。书中博收了外感病证治的古法、新法，古法悉本《证治准绳》《医宗金鉴》以及《伤寒来苏集》等，新法参用了叶天士、薛生白等的治医心得，可谓深得前贤要领，于温热、暑热、疫疠之类伤寒，辨析明白，立法处方随证变通，依从温热病性取治，处处可见何氏经验之丰富，识力之精专。

3. 校勘校正古医籍

何廉臣在校勘方面，校正原文，不做删节，偶或加批注，有的加以发挥，有着独到的见解。如对许叔微的《伤寒百证歌注》《伤寒广要》《伤寒论议》《伤寒论述议》等加以校勘出版。晚年编写的《湿温时疫治疗法》《全国名医验案类编》，皆以伤寒温病两家入手，结合临床经验，特别是前者注重辨证施治，所载诸方，从临床上可得到佐证，用之确有特效，在江浙地区可作温湿治疗全书，有极高的实用价值。

何廉臣对伤寒学的贡献不仅在绍兴是空前的，在全国亦是不多见的，所以说何氏对绍派伤寒的发扬光大之功绩是不言而喻的。他一生著述可观，主要有《全国名医验案类编》《湿温时疫治疗法》《实验药物学》《肺痨汇辨》《新医宗必读》《校勘通俗伤寒论》《重订广温热论》《感证宝筏》《增订时病论》《新增伤寒广要》《何氏医论》《印岩医话》《廉臣医案》《实验喉科学讲义》《儿科诊断学》《内科证治全书》《勘病要诀》《新方歌诀》等30余种。尤其对俞根初遗著《通俗伤寒论》的校勘，融合他自己的经验，使《通俗伤寒论》内容大增，从三卷增加到十二卷，这是绍派伤寒的一次集成。

二、邵兰荪

邵兰荪（1864—1922年），名国香，兰荪为其字，以字行。浙江绍兴人。世居绍兴钱清杨汛桥。家素清贫，自幼过继给其叔。邵兰荪受业于山阴名医王馥源，未及冠即悬壶行医，医技日进，人称“小郎中”。邵氏潜心医学，生平服膺叶天士《临证指南》、程园彭《医学心悟》二书，天资颖悟，颇能神明变化。邵兰荪钻研医学，其对温、暑、时感及虚劳，妇人经带的诊治，颇有心得，医誉很高，求医者每日络绎不绝。邵氏在门诊时，若遇病人该复诊而不来者，必登门走访。若用药后病愈则记下某药治验；如药后无效，转请他医治愈者，则一方面深究处方中不妥之处，另一方面对他医之处方进行潜心研究。邵氏成名后，依然保持这一习惯，其精神可嘉。邵氏诊务颇忙，惜无著述。方案散落在民间，曹炳章钦仰他的学识经验，广泛征求绍兴城乡各病家治愈后留存方案，积十余年，汇集四卷，名《邵兰荪医案》，分门别类，集成《邵兰荪医案》3卷，并有史介生加以评按，收入《中国医学大成》。又有裘吉生收录《邵氏医案》一卷，不分类，由刘淡如校正，收入《珍本医书集成》。潘国贤教授集《邵氏累验医案》一册，不分卷次载入300多个病案，现存公开出版的邵兰荪温病医案数量不多，但有一定的学术价值。

（一）论少阳相火与温病病理

邵兰荪治温病，能破除伤寒、温病的门户之见，如以叶天士的温病学说而论，温邪上受，首先犯肺，逆传心包——顺传阳明。对于少阳相火在温病发病过程中动液化燥的证治略而不提。但无论是理论上或临床上看，这类证治是客观存在的——非必伏气温病发自少阳。

吴坤安《伤寒指掌》曰：“凡人腠理疏，风温之邪即能直入少阳，以少阳属木火，同气相感也。”而其临床表现，未必具有“眩、苦、呕”等典型症状，凡与少阳经生理、病理相涉者，皆当从中细究。如邵氏治叶某一案，初诊风热头胀、脉数、气轮红（系少阳相火上犯清窍所致）。外寒内热，心悸，处方：冬桑叶三钱，焦山栀三钱，蕤仁一钱半，木贼草一钱半，夏枯草二钱，生石决明六钱，人中黄八分，光杏仁三钱，淡竹叶一钱半，蜜银花三钱。史介生说：“此证外因感冒风热，内因肝胆郁热。”其中药味多属疏风泄热、清肝明目之品，而其方意则在清泄少阳，以肝胆同源、木从火化之故。因肝为风木之脏，如果温热内扰厥阴，必有热盛动风之变；如果肝木横逆克土，则见呕逆吐蛔等症，唯非本经主病，而以少阳火化上犯头目，乃有邵氏医案中上述症状。二诊风热未清，脉小数，不时汗出，邵氏以为乃“厥阳上越”所致。厥阳，有阳无阴之谓，益见与厥阴无涉。盖气轮之红尚未退尽，故仍以前方出入，并以女贞子、穞豆衣养阴敛汗。三诊以脉弦细数，午后寒热不清为主证，邵氏亦谓“宜清少阳为主”，用青蒿鳖甲汤加减。纵观前后三方，其治法除清热疏风外，重心始终放在清泄少阳上，不但治风温，即使治暑也有清泄少阳之例。如治庞某一案，因寒热未清，史介生说：“故于清暑之中，又佐清少阳余热之味”，如青蒿、条芩之属。证之临床，有些温病患者一开始就现相火劫液之症：舌色鲜红起刺，脉息强滑盛躁，面赤如朱，壮热烦渴，口苦干呕，胸腹按之灼手，溲短便秘，如拘泥于清气泄热之说，或硬套清营泄热之法，似难击中要害。应如绍兴的伤寒学派，作清解胆火之郁、救胃液之法始能奏效。此类医案在邵兰荪书中惜不多见，而且理法方药也不如何廉臣等完善，但其一鳞半爪，颇能启示后人另辟温病学说的新径。

（二）暑方药寒热轻重配置得宜

叶天士《三时伏气外感篇》谓“夏暑发自阳明”，但如绍兴处浙东卑湿之地，即非梅雨季节，亦多有发自太阴，状若湿温者。诚然，叶天士也曾谓“暑邪必夹湿，状若外感风寒”，而用药大旨几乎纯用辛凉轻剂，于温凉并用颇少发明。《温病条辨》有新加香薷饮治暑兼寒湿，然药仅香薷辛温，方仅“新加”一首而已。另有苍术白虎汤，先于吴鞠通而用者大有人在，吴氏对此并无新的发挥。根据临床观察及有关报道，暑兼寒湿之症在东南各省比较普遍，其临床表现及治法方药也比书本理论复杂得多。邵氏在治疗这类症状时，不但将药性寒热配置得宜，而且在掌握剂量的变化方面也达到了相当娴熟的程度。

（三）善治湿温投茵陈且到好处

1. 善用茵陈清热利湿

茵陈固为治疸要药，而其善治湿温之功同样不容忽视。《临证指南医案》有以茵陈治湿温的案例，惜不多见。邹润安在《本经疏证》中说：茵陈“清芬可以解郁热，苦寒可以泄停湿”。根据现代药理作用分析，茵陈有解热、抗菌、抗病毒的作用。清末民初，绍兴伤寒学派广泛将茵陈用治湿温，如由何廉臣主编、绍兴医学同善会名义编纂的《湿温时疫治疗法》就有茵陈、贯仲用治湿温的记载。惜何氏医案传世甚少，关于茵陈在湿温中的临床应用，从邵兰荪医案窥见端倪。曹炳章收录邵氏湿温医案共二十则，其中十则都有茵陈，有用治湿着经络、寒热交作者，有用于湿热阻滞气分、寒热咳嗽如同肺疟者，有用于湿热蕴蓄中焦、脘闷气冲者，有用于病后余湿流于下焦者，有用于阳明湿热化火而逼血上溢者，有用于湿热蕴伏脾胃而气郁食积，症见趺肿溺赤者，当然，也有用于湿热发黄者。如治某氏一案，寒热咳嗽，脉濡数，舌滑白，乃湿热阻隔气分。处方：茵陈三钱，白蔻仁八分，滑石四钱，光杏仁三钱，茯苓四钱，广橘红一钱，仙半夏一钱半，炒条芩一钱半，大腹皮三钱，炒青皮八分，川贝一钱半，淡竹茹一丸。按：此系湿温症之湿重于热者，故清热只条芩一味，化湿用蔻仁、杏仁，利湿用滑石、茯苓，而以茵陈为君，功兼利湿清热。此为湿温不兼发黄而以茵陈为主药之病例。

2. 善用桂苓甘露饮治湿热

桂苓甘露饮此方出自《宣明论方》，即五苓加滑石、石膏、寒水石、甘草。刘河间用治中暑受湿、引饮过多、头痛烦渴、湿热便秘者。邵兰荪因时、因地、因人制宜，将桂苓甘露饮加减化裁，用治暑湿互结、脾阳被遏，证见寒热夹杂、肢冷、舌黄滑者。其中猪苓、茯苓、泽泻、桂枝、滑石多保留不动，白术或易苍术，寒水石或用或不用，石膏多不用。如治邵某一案，寒热交作，肢冷，呕逆，便利，脉沉弱，舌黄滑，两边微白，脘闷，用桂苓甘露饮加减：茯苓三钱，桂枝八分，苍术一钱半，泽泻三钱，猪苓一钱半，滑石四钱，仙半夏一钱半，条芩三钱，大豆卷三钱，藿香二钱，焦曲四钱。按：此系暑湿弥漫三焦所致。暑湿侵袭肺卫，故寒热交作；暑湿郁带中焦，故脘闷呕逆；暑湿流于下焦，故便溏。清·高上池《医学问对》谓若暑湿“蔓延三焦，舌滑微黄者，邪在气分，仍以手太阴一经为要领”。按照理论，暑湿弥漫三焦，当用《温病条辨》中的三石汤。然三石汤用治暑湿弥漫而证偏热者，故方中有银花、金汁清暑解毒，而桂苓甘露饮加减可治暑湿弥漫而症见寒热夹杂者，故桂枝与寒水石同用，邵兰荪增入黄芩、藿香、仙半夏、大豆卷，清热利湿、芳香化湿之意更加完备。

三、胡宝书

胡治安（1869—1933 年），字宝书，别名玉函，浙江绍兴人，为著名临床实践家，绍派伤寒医家中之杰出代表。胡氏世居绍兴县赏祊村菖蒲溇。祖先北宋学者、教育家胡瑗，人称安定胡氏，其裔有一支居越州。康熙间，二十六世孙睿志始弃儒习医。从此以后，累世无不以医名，胡氏为其八世孙。受家庭的熏陶，胡氏自幼即对医学有浓厚的兴趣。七岁始随祖恭钊（云波）、父道高正式学医，弃举业而永其家学。年未及冠，已能代祖应诊。

胡宝书精研经典及诸家之说，对仲景之《伤寒杂病论》及叶天士、薛生白、吴鞠通、王孟英、雷少逸等温病大家的著作尤为推崇，毕生致力于时病的研究。胡氏认为："南方无真伤寒，多系温热，而吾绍地处卑湿，纯粹之温热亦少见，多夹湿邪为患。"治病能因地、因时、因人而施，疗效卓著，有"小叶天士"之称。胡宝书曾参与神州医学会绍兴分会的活动，担任《绍兴医药月报》编辑有年，然终因诊务繁忙，又久住菖蒲溇，不若何廉臣、裘吉生、胡瀛峤、曹炳章诸君肆力于此也。著作有《伤寒十八方》，点校、整理其祖父遗著《校正药性》，并有医话、医案等存世。其临诊经验多散佚民间。

胡宝书治病精于望色切诊，一睹病容，旋决生死；诊患者之脉，即能口述病证，且句句中的，使病家心悦诚服。胡之神术源于其祖、父所授，除生性聪颖外，实有本人的勤学好思。胡氏虽日以百诊，疲惫不堪，而每到晚上，依然伏案攻读至夜半，并对白天所处方药加以忆析，对成功的经验和失败的教训一一加以总结。他常告诫学生，也提醒自己："失足是医者最受教益的老师，要从临诊的失足中寻求大知。"更难能可贵的是，他能始终保持这种谦虚、严谨的学风，对叶氏香岩极为推崇，师古而不泥古，取仲景、叶天士、雷少逸之长，结合自己临证经验，创绍派伤寒新颖治法。晚年医术更精、名气更大，而学益勤，无丝毫懈怠。胡氏心怀磊落，一扫同行相轻之陋习，他获悉城中另一名医杨质安治疗虚证有独到之处，为己所不及，为此，常将温热病后期需要调治的病人，介绍给杨质安。故当地有"治病找宝书，调养寻质安"之说，一时传为美谈。

（一）诊断赖望切颇具特色

胡宝书一生致力于外感热病的研究，远遵仲景《伤寒论》，近宗叶天士、薛生白、吴鞠通、王孟英、雷少逸诸家之说，更承绍派伤寒之遗风，对外感病的治疗，诊断赖望切，辨证有特色，祛湿重气化，用药尚轻灵，其配伍组合尤其特色。胡宝书用力勤，功绩著，在当地极负盛名，遍播全浙。胡氏临证，常对学生说："望、问、闻、切，此乃国医诊病大法，病在身必现于外，面泽有变，举止有异，望、闻、切，均无需病家开口，医家细审辨证，可知疾病大半，再参诉述，定明病源。此上工诊治之技，非轻而易得者也。"绍派伤寒于四诊中尤重望切，首创六经各有其主脉、主舌苔为纲，相兼脉夹杂舌苔为目，以纲统目，纲举目张的辨证方法，便利分证识证，有事半功倍之效。胡宝书承乡中前辈医家之遗风，又有所发展。

吴中医家对察舌验苔、辨斑疹、白痦论述颇为完善，足堪效法。绍派医家取其长处，补其不足，于望诊中尤重望目。俞根初谓"五脏六腑之精皆注于目，目系则上入于脑，脑为髓海，髓之精为瞳子。凡病之危，必察两目，视其目色以知病之存亡也"。胡氏认为目既为五脏六腑精气所注之窍，神之有无则全现于目，目为正气盛衰之窗口，五脏六腑病变必现之所，非特病之危症方现。其经验为，凡开目欲见人者阳证，闭目不欲见人者阴证。久病目失所视，精气将夺，死在旦夕。肾虚黑睛色淡而无光，白睛色黄为肺热或痰湿蒸，眼胞肿胀为脾肾湿热壅滞。

（二）切脉首重分辨虚实

胡宝书切脉首重分辨虚实，以为湿热病虽实证居多，然邪一羁日久，病程迁延，每易见虚象。指出：此时最忌犯虚虚实实之诫。脉数，有虚实之异。滑数脉为阳明实证，"脉来滑数，身热、口燥、恶心、中宫停积不化，苔色黄燥而厚，病属湿热，邪入阳明胃腑"。脉数而重按无力，则为虚象。"脉数如浮，重按无力，发热自利，神识烦倦，咳呛声音嘶，渴喜热饮，此非足三阳实热之症，乃体属阴虚，冬月失藏，久伏寒邪，蕴而化热，春令阳升，而病未及一月，即现虚靡不振之象，因津液先耗故也"。脉尺部不应，关部虚涩，为虚中夹实之候。"初病寒邪外浸，伤于气分，身热恶寒，渴饮，此邪气先犯肺卫，日久壅遏化热，而邪弛张，逆走膻中，遂致舌缩，二便俱闭，鼻鼾耳聋，神呆昏乱，脉左尺不应，而关虚涩，系邪热蔓延血分，已经入络，津液被劫，必渐昏寐，所谓内闭外脱，虚中挟实之症”。其次，注重分辨同中之异。脉弦而尺部兼迟，为太阴之湿与阳明之热相合之象；脉细两关更弦，则示热已化火。“湿邪内伏郁久化热，谵语，神昏，苔黄而燥，脉弦，惟左尺兼迟，此太阴之湿与阳明之热相合矣”。“素有肝热，近挟时邪，伏邪随气发泄，苔燥，两舌边红，脉细两关更弦，时有呕逆，手足牵引，两颊带赤，乃肝木横行，势必痉厥”。

（三）按肤触腹辨寒热虚实

腹诊为又一特色。俞根初谓：“凡诊伤寒时病，须先观病人两目，次看口舌，已后以两手按其胸腹至小腹。”“胸腹为五脏六腑之宫城，阴阳气血之发源，若欲知脏腑何如，则莫如按胸腹，名曰腹诊。”胡宝书遵前辈之旨，临证中按皮肤润燥冷热以辨寒热；按其软坚拒按否，以察邪之有无；重按察其痞硬程度，以辨脏腑之虚实。于判断疾病之寒热虚实，大有裨益。徐荣斋先生称腹诊“能补中医诊断之不逮，可法可传”。

（四）竖读伤寒与横看温病

自张仲景《伤寒杂病论》书出，后世咸奉为医家准绳，六经辨证法一统天下。中原之地，感证多缘寒燥，医者以仲景法治之，屡能获功。然江南沿海之感证，凡生搬仲景方者，则不效者良多。此乃风土之殊，病因、症状随之而异故也。明清之际，吴又可、叶天士、薛生白、吴鞠通、王孟英诸温病大家崛起，温病学说大兴，而叶氏卫气营血辨证、吴氏三焦辨证遂盛行于江南。卫气营血、三焦辨证的创立，为辨治温热病提供了极大便利。然而，有些守旧的医家却认为，仲圣之六经辨证，为统治一切外感热病的纲领，既已有六经辨证，就不必再立卫气营血、三焦辨证，并由此而引发了一场守旧派与创新派之间的“伤寒”与“温病”之战。两派各执己见，众说纷纭，使得临床医者莫衷一是，难以辨病处方。胡氏认为：“南方无真伤寒，多系温热，而吾绍地处卑湿，纯粹之温热亦少见，多夹湿邪为患。”他以《黄帝内经》《难经》等经典理论为依据，并以自己丰富的临床实践经验为基础，参诸家学说，慧眼独具，提出了“竖读伤寒、横看温病”的学术主张，将六经辨证、卫气营血辨证、三焦辨证有机结合起来，对辨治江南的外感热病益处甚多。

胡宝书认为要正确认识六经与卫气营血、三焦辨证之间的关系，首先应正确认识伤寒与温病的关系。《黄帝内经·素问·热论》说："今夫热病者，皆伤寒之类也。"又说："人之伤于寒也则为热病。"由此可知，伤寒与温病均属外感热病之范畴，两者之间，只有小异，并无大异。广义的伤寒与广义的温病，往往是同一个对象，而同一个对象并不会因给予它不同的称呼，便会在脉、因、证、治上表现出大异，故主张"寒温统一"。胡氏还认为仲圣所立之六经辨证原为辨治中原之伤寒而设。仲圣以为"伤寒"之邪，由皮毛侵袭，故其传变自外入内，立六经分证为基点，先阳经后阴经，从太阳病开始，由表及里，由浅入深，纵向排列，次第相传，则为循经。"竖读伤寒"即由此而来。但尚有越经、直中、顺证与逆证、合病与并病等等，不可不辨。叶天士根据江南外感热病致病的特点，提出"温邪上受，首先犯肺，逆传心包""大凡看法，卫之后方言气，营之后方言血"的观点，并创立了卫气营血辨证法认为温病之邪，由口鼻而入，面肺气通子鼻，口气通于胃。肺主卫气，外应皮毛，皮毛者为易受外邪侵扰之地。卫、气属阳，营、血属阴。由阳传阴，与六经分证传变趋向一致；口鼻受邪，肺胃受累，肺在上焦，胃在中焦，直贯相传，实三焦辨证之萌芽耳。据此可知，卫气营血辨证，包含了纵和横二种传变过程。叶氏之后，吴鞠通创立的三焦辨证，以三焦为纲，病名为目，继承叶氏卫气营血辨证的要领，系统阐发温病的分证论治与传变规律。手太阴（肺）、手厥阴（心包）属上焦，足阳明（胃）、足太阴（脾）属中焦，足少阴（肾）、足厥阴（肝）属下焦，提出"上焦病不治，则传中焦脾与胃也；中焦病不治，即传下焦肝与肾也。始上焦，终下焦"的传变规律。"横看湿病"即是此意。然除上所述外，亦须分新感、伏邪、厉气之致病，顺传、逆传之异殊。正如王孟英所说："夫温热究三焦者，非谓病必上焦始，而渐及于中下也。伏气自内而发，则病起于下者有之；胃为藏垢纳污之所，湿温疫毒，病起于中者有之；暑邪夹湿者，亦犯中焦，又暑属火，而心为火脏，同气相求，邪极易犯，虽始上焦，亦不能必其在手太阴一经也。"伤寒、温病同为外感热病，因人、因地之异，病证亦有所不同，治疗当宗六经辨证为主，结合三焦。俞根初曰："以六经钤百病，为确定之总诀；以三焦赅疫证，为变通之捷径。”与吴中叶派有所不同，胡氏“竖读伤寒，横看温病”的主张，则更为明确。

胡宝书为阐明其应用的道理，特以《伤寒论》条文加以说明。《伤寒论》第三条谓：“太阳病，或已发热，或未发热，必恶寒，体痛呕逆，脉阴阳俱者，名为伤寒。”第六条谓：“太阳病，发热而渴，不恶寒者，为温病。”两条对比，同属太阳病，一名伤寒，一名温病。同有发热，一恶寒，一不恶寒，一口不渴，一口渴。若“伤寒”“温病”不辨，认为均是太阳病，既是表证，即用麻黄汤发汗，或桂枝汤解肌，对伤寒可，对温病岂相悖？若认斯症已传入阳明经，妄投白虎汤，亦有药过病所之弊。是病是证，王孟英认为“展气化以轻清”，当用栀豉汤加减，以山栀之轻泄，豆豉之透达，配芩、翘、蒌、苇，可收桴鼓之效。辨证差之毫厘，用药则失之千里，由此可见“竖读伤寒，横看温病”之优越性。胡氏谓：“鞠通本香岩之法，香岩本仲景之经，经验积累，步步深化，创察舌、辨苔、验齿、视斑以充实四诊内容，立六经、卫气营血、三焦分证以扩展八纲范围。”三个辩证法应“纵横交叉验证，以达到取长补短、施治有方”的目的，“若能将诸论融会贯通，熔外感热病于一炉，实吾辈医界之企望焉”。

（五）治湿重气化保阴存津

胡宝书以为江南气候温热，地处卑湿，不但真伤寒少见，纯粹之温热亦不多见，所致外感多夹湿邪为患。因此，治时病当化湿为先。根据胡氏的经验，主张“治湿先须治气，气化则湿自化。湿之所以停滞者，皆因气之不运，运之则显焉能留？运气之法，叶氏最精，即辛苦淡并用，上中下同治是也”。将上中下同治归纳为宣、运、导三法，并阐释道：“上焦宜宣，开肺气，疏腠理，甚则开窍，均属宣之范畴；中焦宜运，燥湿，化湿，开膈，快脾，均可归纳于运字之中；下焦宜导，渗湿，导湿，旨在分利小溲，即古人‘治湿不利小便，非其治也’之义。”胡氏认为湿喜归脾，脾属太阴，与胃同居中央，为运化之枢纽。脾胃有病，每见胸膈痞闷，纳少肢倦。湿祛则脾运，脾运则胃苏，水谷之道路畅通。得谷者昌，此培后天本也。为此，胡氏告诫说：“湿犯中焦，实则阳明，虚太阴，此乃人所共知；而中宫为运化之枢机，不利则全身之气化旨不行，上下焦之湿亦因之而凝滞，故治湿虽须宣上、运中、导下并用，尤以运中为先，此乃人所未尽知也。”胡氏所著《伤寒十八方》中之疏表散邪方，方内淡豆豉，桑叶、薄荷发散透热，使邪从汗解，焦山栀与厚朴温燥散满，理气化湿。祛暑调中方，用青蒿、六一散配焦山栀，意在清热解暑，走下焦、入膀胱，促使湿热从小便而出；枳壳、郁金、栝蒌宽中开膈以凋中，实为清暑泄浊，调畅气机而设。方中宣、运、导三法有机结合而各有侧重。

周学海在《读医随笔》中，针对当时“于温热证，喜寒清而畏寒泄，于寒湿证，喜温补而畏温通”之弊，指出：“凡治病，总宜使邪有出路。宜下出者，不泄不得下也。”胡氏深明其义，于治湿证特设透湿达邪法，分清透、凉透、宣窍透邪，俾湿由内达外而去，可补宣、运、导三法之未备。化湿透热方，主治湿遏热伏，不得外达，身热不扬，胸膈痞塞等证，方中枳壳、蒌皮、郁金破气解郁，散痞宽中，夏枯草、绿豆衣、连翘、淡竹叶既清又透，配焦山栀、晚蚕沙理三焦之湿，诸药共力，使湿有出路而热亦随之而去。主治热入营血，心烦不寐，身热夜甚，舌绛脉数的清营凉血方，虽热入营血，逼近心包，当务之急在于清营凉血，唯恐动血耗血，然仍未忘逐邪。方中鲜生地拌捣大豆卷、郁金、丹皮清热化塑，凉中兼透，并配银花、连翘、焦山栀、栝蒌皮、卷心竹叶、灯心草以清心泄热。宣窍透邪方专为邪闭心包，身热自溺，神昏谵语，角弓反张者而设，其病机有二，一为浊痰蒙窍，二为热盛动风。方中重用细辛、石菖蒲急开其窍，半夏、枳壳、天竺黄豁痰，僵蚕、钩藤息风，银花、连翘、栝蒌皮、焦山栀、益元散泄热透湿而达邪。胡氏还认为，临床遇到湿热不扬、发瘖、斑疹不畅、蒙闭，或高热持续不退者，尤应注意运用透湿祛邪法。胡氏在清气泄热方后注释道：“方中寒水石清热泻火虽为主药，倘若见患者瘖疹隐隐，则当去寒水石之凉遏，改用桔梗、杏仁、银花之属，以利宣透肺气”，而桔、杏、银能助方中之焦山栀、益元散、栝蒌皮透湿达邪。胡氏常对学生说，透湿达邪法若运用恰当，每能收意外之功，不可等闲视之。

温病学家都认为，“留得一分阴津，即有一分生机”，在治疗过程中，都十分重视保护阴津。温病多兼湿，化湿药多为香燥之品，又伤津耗液；若欲养阴，滋腻之物又恐碍湿。如何既能化湿，又能保护津液，确实令医者感到为难。而胡氏则别有见地，“南方偏热，阴津常苦不足，故香燥峻利、傍津耗液之品务须慎用，率长误投，则亡阴动风之险立至，救之不易，诚不如保之为妥也。南方又多湿邪，中宫常苦不运，故阴柔滋腻、呆脾滞胃之品务戒勿用，否则健运失责，生气日索，即药力亦未能运至病所，欲病之愈，不亦难哉！”故胡氏所选之化湿药多为连翘、山栀、栝蒌、枳壳、郁金、藿香、陈皮、茯苓、青蒿、豆豉、碧玉散、六一散之类，既无香燥耗液之虞，又无滋腻碍胃之弊。在处方遣药时，除善于保护阴津，使之不受耗伤外，还重视热病后期阴津亏乏者的调养。如所立清养胃阴方，主治病后胃阴受戕，方中以银柴胡、秦艽散余邪余热两清，带皮苓、扁豆衣、冬瓜仁、仙半夏、川石斛助运化而清养胃津。似此处理好化湿与保阴的关系，则自无伤津之虞。

（六）杂病求气顺小方起大症

《黄帝内经·素问·举痛论》曰：“余知百病生于气也。”张景岳《景岳全书》曰：“凡有余之病，由气之实；不足之病，因气之虚。如风寒、积滞、痰饮、瘀血之属，气不行则邪不除，此气之实也；虚劳、遗精、亡阳、失血之属，气不固则元不复，此气之虚也。”“所以病之生也，不离乎气；而医之治病也，亦不离乎气。”胡氏认为理气之法，即所谓“流水不腐，户枢不蠹”之意，气顺则百病生。故他治时病化湿重气化，治杂病亦极重视调畅气机。临床见有呕吐、不欲进食、胸闷、气急、便结等气机不运所致的症状，不论其病程新久、属虚属实，均宜调畅气机为先。胡氏运用理气药的特点是：一是一般医家提到理气，辄取疏肝之品，而胡氏偏重运脾胃之气，俾中焦气畅，后天之本固，宣上达下而全身气机通畅。治气机不运所致之胸膈不开、干呕不止，常使用佩兰叶、佛手花、白蔻仁等理气解郁、健脾醒胃之品，并以广郁金与范志曲（或建曲）相伍。二是治气闭所致的便结，在选用栝蒌仁、冬瓜仁、枳壳理气通便的同时，常少佐杏仁、桔梗以开宣肺气，使表里同治，肺气宣达而腑气自通。三是重视虚实辨证。体虚病轻者，理气药量轻力薄，防其香燥走窜而耗伤正气。体实病重者，破气散郁，在所不惜。如治林左案肝风头痛，川朴、枳壳、藿梗只用五分，治疗局部有块者，恐一般理气药势孤力单，难以收功，常加金铃子、瓦楞子、小青皮、乌药以破气散结。黄右案虽谓产后血虚气郁，但肝郁症状明显，故仍用川楝子清肝火散郁结，有是证而用是药，随机应变。四是“百病多有痰作祟”。气郁患者，更易生痰。故胡氏每在理气药中，加入贝母、仙半夏、橘红、茯苓等祛痰之品，使痰解气顺而安。理气药与化痰药的相互配伍，对病程久远者，尤显重要。

（七）组方遣药且轻灵清巧

胡宝书处方用药，粗粗看去似平淡无奇，细细玩味则可见其灵思妙机叠出，用心良苦。如胡氏运用轻可去实法，其义有二：六淫之邪初无形质，以气伤气，首先犯肺，必用轻药乃可开通，汗出而解，此其一。他医用重剂所不能愈之证，胡氏恒用轻剂起之；他医治盘根错节之重证，常须十几味，乃至几十味，胡氏则寥寥数味就能收效；他医需用名贵稀罕之品，胡氏则用普通常见药亦能获功，此其二。清代医家周声溢在《靖庵说医》中谓：“无病之人，调理补养药品，不嫌其多。”“若有病之人，则不可不简，多病之人，尤不可以不简，只看其病之发于某家，单刀直入，直捣其巢。病在东而源在西，病在彼而源在此，删除枝叶，擒贼擒王，无枝枝节节而为之，则乌得而不简乎？”方中用药不过八味，药量轻则几分，重亦不过三四钱，此乃绍派伤寒用药之特色。实际上药物轻清，能拨动气机；制方精切稳继，能中病应验。不过，胡氏对轻以去实法的应用，也是辨证的。如对贵重药品的使用，认为可代则代之，非用不可则用之。“余每在热病伤津方中以西洋参与白毛枫斗相配，煎汤代茶，作为益气润肺、清养胃阴、生津增液之举，服后确有显效。唯此二味价较昂贵，或用珠儿参代西洋参，鲜铁皮石斛代白毛枫斗，生渣增液有余，兼可泻火，益气润肺之力不足耳。”“余用羚羊角，取其尖端，所虑者，此品市稀价昂，必须审证确切，救危之机，或研粉先吞，或另煎先服，投之神效。”小方能起大症，平淡之剂可见神奇，胡氏能臻此化境，全赖学有根底，巧思独运也。

灵以应变，临床所见病证千变万化，有顺传逆传。胡宝书于“灵”字处颇见功夫，如湿热为患，本已缠绵难愈，若再有夹证，则更难治。胡氏谓：“湿热夹食者，务消其食；夹痰者，务化其痰，否则邪有所恃，热不易退，湿不易去，病多反复。”湿热可由饮食不节而起；湿热内滞，脾胃运化受阻，又每易致食积之证，故湿热夹食者最为常见。胡氏专没消食化滞方，药用楂炭、建曲、莱菔子、藿梗、川朴、陈皮、焦山栀、滑石等。该方为保和丸之变法，所不同者，加川朴、焦山栀、滑石促使中焦之湿食得化而下泄，既利小便以泄湿浊，又通大便以导食积，方中不用峻药攻下，无伤正之虞，且能祛除因湿去不尽而遗留复发之祸根。胡氏常用的消食开胃导滞药有百草曲、建曲、鸡内金、广郁金、楂炭、莱菔子、川朴、陈皮、姜半夏、广木香。对湿蕴夹表者，胡氏主张解表利湿，希冀汗出而解。并认为如药后无汗或汗而不畅，将来即成湿温之正局。常用薄荷、荆芥疏表透邪，再以川朴、半夏、滑石、大豆卷、黑山栀、连翘壳、荷叶之属清热利湿。下利多因湿热，下利易致阴亏，对下利兼有阴亏者，清利则阴益伤，养阴则邪愈闭，殊属棘手。胡氏师仲景猪肤汤之意，并加以化裁。方中用猪肤甘而微寒，润燥入肾，白蜜清虚热、润燥以止咽痛，知母、生地、黄连并用，清化利湿而不燥，养阴扶正而不腻。全方祛湿热而不耗阴，利止而病自安。又治湿热过甚、不能纳食之噤口痢，以冬瓜仁、石菖蒲、丹参、川连、砂壳、荷叶化湿开膈醒脾，以祛内蕴之湿，祛邪扶正相互协调，有机结合，共同为力。

胡宝书灵以应变的睿智，还体现在同病异治的组方遣药上。清热解毒方与清咽利肺方均为治疗咽喉口中痛之方，前者为热毒蕴喉所致，暴肿而水饮不入；后者痰湿内阻，咽痛而咳嗽痰多，证虽同而病因各异，故遣药亦各有千秋。清热解毒方以紫草、玳瑁、银花、连翘、绿豆衣消热解毒，重用板蓝根、金锁匙清利咽喉，药性专一，解毒之力宏。清咽利肺方，用玄参、板蓝根、焦山栀、连翘清利咽喉，桔梗、杏仁、橘红、象贝宣肺化痰，更加僵蚕以增豁利咽之力，重点在化痰利咽。化湿醒脾方与清养胃阴方，同治病后胃纳不振，然前方治脾，因脾运受阻，不思纳谷；后方治胃，胃阴受戕，饥不欲食。一由于湿困中州而伤脾；一由于热病耗津而伤胃阴。脾胃虽相关联，然治法总有区别。故前方用茅术、半夏、陈皮、茯苓、通草、米仁化湿健脾，加大腹皮以宽膈消食，配佩兰以苏胃气，重在湿治脾。后方用银柴胡、秦艽散余邪而清余热，用带皮苓、扁豆衣、冬瓜仁、仙半夏、石斛以助运化而清养胃津，俾热退而纳增，功在清润治胃。其中同中有异、异中有同的微妙变化，足可显示胡氏善于应变的用药特色。

（八）药引出奇兵得心应手

药物引经学说是在药物归经说的基础上发展起来的，后世医家对此褒贬不一，认为药分君臣佐使，何添药引之名？胡氏不但推崇药引，并运用自如。认为君、臣、佐、使者，君为主而臣辅之，佐助之，使调之，此立方之要诀也。他说："立方如布阵，用药如遣兵，兵不在多，独选其能；药不贵繁，惟取其精。药引者，先锋也，奇兵也，援军也。二味药引，既能增强整方之药效，又能突出君药之专长，或主攻其一，或引方入经，上连下达，随心所指，有百利而无一弊焉。"如：四君子汤，以人参补气为君，白术健脾为臣，茯苓渗湿为佐，甘草和中为使，乃益气健脾之基本方也。若要增强此方药效，药引可选红枣，考枣性甘平，引入脾经，能助主方以益气，又护胃气以矫味。所谓"胃为后天之本"，纳谷者昌，用枣为引，更有利于扶胃健脾，使益气之力增强。犀角地黄汤。犀角大寒，解胃热而清心火，芍药酸寒，和阴血而泻肝火，丹皮苦寒，泻血中之伏火，生地大寒、凉血而滋阴水，若血热妄行，临诊出现吐血、衄血者，则药引可选茅根，入肺、胃二经，以助主方之清热生津，凉血止血；若热盛而神昏者，则药引可选鲜竹叶，入心、胃二经，配主方之清心泻火，退壮热而除烦躁。

外感热病初起，凡需辛温解表者，用荆防败毒散，或葱豉汤为主者。可配生姜三片，助上方解表发汗，兼能温中止呕，对湿散更显有利。外感风热表症，凡需辛凉解表者，用银翘散或桑菊饮为主者。银翘散配芦根一支，取其清肺胃之实热、生津而止渴。桑菊饮可加竹叶一钱半，取其清心泻火之专长，发挥整方更大效益。长夏暑湿当令，凡需祛暑化湿者，用香薷散、或藿香正气散、或三仁汤、或藿朴夏苓汤等为主者，可选用鲜荷叶一角，以解暑清热，升火清阳；或鲜荷边一圈、以清解暑热，兼止头痛；或鲜荷梗一尺，既有荷叶之功，又能通气宽胸。

止咳、化痰、平喘诸方，药引每选竹茹、枇杷叶、玉蝴蝶、柿霜之类。凡以止咳为主、化痰为辅者，在止嗽散中可配枇杷叶三钱，助其清肺止咳、降气化痰。以化痰降气为主、止咳为辅者，在金沸草散中可配竹茹一钱半，助其清肺热、化痰、脾气而开膈。凡燥邪袭肺，肺燥阴伤，久咳无痰者，用清燥救肺汤（或桑杏汤）为主，配柿霜一钱，助其清肺润燥、生津止咳。

若兼久咳音嘶，胞胁窜痛者，可选玉蝴蝶十对，助其疏肝理气，清肺开音，兼和肺络。

调理肝脾，以行气为主者，药引有玫瑰花、代代花、绿梅花等。凡需疏肝解郁，和营理气，用四逆散或柴胡疏肝散者，可配玫瑰花五分，助主方散肝郁，行气和营。若以逍遥散为主者，一则以绿梅花一钱，更见妥帖，兼有开胃生津之功。若以越鞠丸或导气汤为主者，选代代花五分，以理气宽中，开胃止呕。内脏虚寒，肠道不固，大便滑脱失禁，或久痢不止，用真人养脏汤或四神丸，配荷蒂五只为引，入肝、脾、胃经，助主方升阳气而疗久泻脱肛。肾气亏损，肾关不固，遗精、滑精者，用金锁固精丸或桑螵蛸散，酌选莲须三钱为引，犹如奇兵直入，引诸药径至心、脾、肾三经，以清心固肾，涩精止遗。

气不摄血，血不归经，或血热妄行，如咳血、咯血、衄血、吐血、尿血、便血及妇人崩漏等，用十灰丸，或四生丸，或小蓟饮子，或槐花散，或固经丸，均可选用藕节炭三钱，协助主方达到收涩止血的目的。藕节兼有化瘀血之功，故能止血而不留瘀。若以黄土汤为主者，配炮姜一钱为引，入心、肺、肝、脾、肾五经，达到温阳健脾、收涩止泻的目的。祛风通络诸方，以祛风胜湿为主，活血养血为辅者，药引有桑枝、丝瓜络等。凡需祛风湿而止痹痛，用蠲痹汤者，选用丝瓜络三钱，助此方加强祛风通络舒筋之力；若以独活寄生汤为主者，配桑枝三钱为引，入肝经而增其祛风湿、补气血、益肝肾、止痹痛之功。

脾肾阳虚，水混泛滥；或气虚脾弱，水湿内停；或湿热下注膀胱，小便滴沥涩痛，主方有三：真武汤、防己黄芪汤、八正散。其中用玉米须四钱，可助真武汤苓、术之利水消肿，并更能发挥姜、附温肾散寒之力；姜衣五分，配防己黄芪汤，俾主方益气利水消肿之力更胜；灯心草一匝，配八正散清热利水而散膀胱之蓄热。肾气不足，带脉不固，或湿浊下注，带下秽浊，用水陆二仙丹或樗树根丸，可配白果七粒为引，其固涩止带之效更显。

（九）配伍独到且颇切实用

历代医家所创制的良方，能流传千百年而不衰，其方中之配伍必有独到处。今人用之虽每随患者病情之差异而增减，然于主要配伍之药则没有改变。所以然者，经验之钟，疗效之倚也。谓药物配伍乃方剂之精髓，洵非虚语。药物的作用，每可因配伍不同而有异。《神农本草经》曰：“药有阴阳配合，……有单行者，有相须者，有相使者，有相畏者，有相恶者，有相反者，有相杀者。凡此七情，合和视之，当用相须、相使者良，勿用恶、相反者。若有毒宜制，可用相畏、相杀者，不尔，勿合用也。”胡氏对此有深刻体会，并摸索了一套药物配伍规律，在具体运用时，或同类相须，或扬其长而避其短，或引经佐使，或相反相成，颇切实用。

（十）著作与成就

1.《药性探源》

人参：气温味甘，甘中带苦，补中益气之要药也。余用此药，是有分挡，例如四君子汤用党参，配炙甘草以益气和中，辅白术、茯苓之健脾渗湿，达到益气健脾之功，脾健则气足，培后天之本，补生化之源；同升麻柴胡为伍，则能引之上升而补上，升清举陷，乃补中益气汤之要领也。人参、附子相配，则能益气回阳而固脱，名参附汤，药仅二味，力专而效显，非移山人参不可，或代以别直，才能挽救危局；唯独参汤之用参，每以野山人参，可惜价格昂贵，若以移山、别直权代，力逊而效差，恐难易胜任扶危救险之职责也。

西洋参：气薄，性凉，味甘苦，有补气生津之功。虽曰补气，益气之力，不及人参，但生津之功，胜于增液（增液汤），咬噙一片则口和而津生。余每在热病伤津方中以此参与白毛枫斗相配，煎汤代茶，作为益气润肺、清养胃阴、生津增液之举，服后确有显效。可惜此二味其价较贵，或用珠儿参代西洋参，鲜铁皮石斛代白毛枫斗，生津增液有余，兼可泻火，益气润肺之力不足耳。

黄芪：气薄，性温，味甘。补气升阳，实腠理而固表，托毒生肌，疗阴症之疮痍。余认为益气提神，逊于人参；升提举陷，胜于人参。配防已，分利三焦而能利水退肿；辅防风，补中寓散，治虚人感冒之良方也。

白术：气薄，性温，味甘苦。补脾燥湿之良药也。益气补中须与参、草为伍；燥湿祛痰毋忘苓、姜为使。分利三焦而通水道，则配焦山栀、厚朴与泽泻。余用此药，牢记“术满中宫”之庭训，凡胸痞脘闷者，当慎之。枳术丸一满一消，以消兼补，相辅相成对虚痞有利，实证妄投，恐有得不偿失之虞。

茯苓：气薄，性温，味甘淡。整只茯苓，边缘为苓皮，色褐；中间为茯苓，色白；二者之间色粉红者为赤苓；中串松树根者为茯神，故称抱木茯神，健脾和中、利水渗湿之至药也。经云："赤者向丙丁，白者向壬癸，赤者能利水，白者能补脾"，苓皮可消肿，茯神能宁心。四类分档，各具其宜。四君子汤用茯苓，取其补中兼利；二陈汤中用茯苓，取其泻中寓补。善哉茯苓，余所常用也。茯苓能有七种搭配，既辅君，又使臣，条陈于下，可供参酌。茯苓配苡仁，健脾渗湿之力增强；茯苓配扁豆，扶脾助运兼滋养胃阴；茯苓配芡实，扶脾建中而涩精固带；茯苓配杜赤豆，补血健脾渗湿而消肿（单纯渗湿消肿可用苓皮）；茯苓配稆豆衣，健脾补肾兼敛汗；茯苓配怀山药，双补脾肾之阴；茯苓（茯神）配石莲肉，扶脾建中，养心阴而安心神。

当归：气香，性温，味辛甘。全枝当归可分为三：当归头，养血祛风，上走头目颠顶，而治血虚头痛；当归身，补监养血，乃血虚必备；当归尾，破血祛瘀，而通经络。全当归，活血和血，实血虚之要药也，入心经而养心，入肝经而藏血，入脾经而统血。余用当归，每配参、芪以补血，鉴于气为血帅，则补血之力更强；伍地、芍以养血；辅川芎、赤芍以行血；加桃、红、三棱、莪术以破血。尚有油当归者，有养血润肠通便之力，宜予虚人便秘。单方当归头一味与鲫鱼一尾煮汤顿服，治头风其效卓著。

川芎：性温，味辛，气香窜，血中之气药也。能行头目，下达血海，通行经隧，四物汤之用川芎，辛散地黄之凝滞，达到补血行血则能生血的目的；川芎茶调散之用川芎，助表散之品而散肌表血中之风。余用川芎多取其辛香走窜之力，推动阴血之运行，在痹症中常配合祛风药用之可通达经络所滑"治风先治血，血行风自灭"其意就在于此。

芍药：性微寒，味苦，入肝经。有赤、白之分，白者带酸，养血柔肝，长于敛阴；赤者凉血活血，长于散瘀。余用生白芍配生甘草，取其酸甘缓急，治六腑之痛最良；配桂枝，既能协调营卫，又能克制桂枝辛热走窜之弊，避免动血生血之祸。余用赤芍配丹皮，以清血分之热，散血中之瘀，凡血热生风，风团痒疹发于肌表，浑身瘙痒者，辅佐苦参、白鲜皮之类，服之疗效如神。

地黄：鲜生地，性寒，味甘苦。善清心火，凉血热而生津，止衄衄，牙宣，余多用于邪入营血之际，或发斑疹、热毒伤津者。常配丹皮、银、翘、芩、连、芦、茅根之属，即清营汤之类也。干地黄，性凉，味甘，长于滋阴凉血，除五心烦热，血证当用，兼润燥通便。余每用于热病后期，津伤液涸者，配玄参、麦冬、石斛、蔗浆、梨汁为伍，即增液汤之加味耳。熟地黄，性微温，味甘，擅长滋肝肾而补阴血。余以桂、附同用，导引入肾，治下元血虚精亏；与知、柏同用，则滋阴壮水泻肾火。其弊腻膈，有碍胃气，必须配以木香，或陈皮、砂仁之类利气之品，达到腻中有疏也。对于肾亏骨弱，足跟疼痛而步履艰难者，可单用熟地一味捣烂，裹以薄纱，垫脚底，效良。

阿胶：驴皮之膏脂，山东阿泉水煎熬者为上品，贮藏年久者为佳，性微温，味甘平，善于补血止血，治血虚之要药也。因其能补血，妇利血症必备。因其能止血，虚劳失血最宜。余用阿胶，取陈，因其陈，熬炼之火性已退，温性得减，止血之力增强，对吐血、咳血、咯血、衄血及便血、尿血、崩漏用之得心应手，因其陈，滋阴润燥功效更显。治咳血，必配炙桑皮，取阿胶敛肺，桑皮泻肺，互为监制；治崩漏、便、溺之血，当配参、芪以守血脱益气之训。阿胶新、陈鉴别：新者表面光洁，色呈淡褐，性韧，不易碎折；陈者表面皲裂，色深褐，脆性，易碎裂。

沙参：沙参有南北之别。鲜沙参者即南沙参之鲜参也。性微寒，味甘淡，入肺经面润肺止咳，入胃经而养脾生津。治肺虚咳嗽首推南参，因其润肺止咳，祛痰之力较强；养胃生津可选北参，因其清养胃阴之力更足。余常选鲜沙参治温病后期，肺虚阴亏、胃阴耗伤、呛咳咽干、纳微口燥之象，取其南沙参之润肺止咳豁痰，备北沙参之养胃阴而生津、兼清余热之力，乃鲜者生津之力，远胜于前者也。

麦冬：气微香，性凉，味甘平。润肺清心，养胃生津。夫麦冬生胃液而养胃阴，更能入脾、以助脾气散精于肺，对定喘宁嗽者，因能润肺，引肺气清肃下行，通调水道以归膀胱也。所谓金清则火得平，火平则心宁。余选麦冬，常用于温热病后或秋燥、阴虚劳嗽之症，凡出现肺燥失润、或胃热伤津者往往与沙参、生地为伍；凡烦热心悸、惊恐不寐者，加远志、枣仁、龙齿宁心除烦、定志以安心神。

天冬：性寒，味甘、苦。津液浓厚滑润，入肺以润燥热，故善利痰宁嗽；入胃以清胃热，故善生津止渴；入肾以滋胃水，故能益髓，壮骨强筋。因其汁多面浓滑，又能利肾窍而通二便。余用天冬，取其润燥而生津，对消渴之证最宜，不论上、中、下消均当重用。丹溪有活血润燥生津汤，石顽有二冬膏，二者典范，均可效法。

玄参：性寒，味苦而咸。因其苦而寒，故能清热而解毒，利咽喉。因其咸而多汁，故入肾，滋肾阴而益精，咸能软坚，散痰核而消痈肿。余用玄参，常配鲜生地、麦冬、胡黄连、生草以治口糜、喉痹，取其增液润喉兼有清浮游无根之火；玄参配夏枯草、象贝、牡蛎、山慈菇化痰，软坚，化积而消瘰疬。玄参苦泄，滑肠以通便，故有增液承气汤之设，治温病余邪未净，肠液耗伤，热结阳明，腑气不通，实液润肠良方也。余用此方增液生津、通便泄热，其效确切。

知母：性寒，味苦。有清热泻火，滋髓润燥之功，虚火、实火均可投之。因其苦寒，入肺，上能润肺燥，配贝母即二母散是也，治肺经燥热之咳；入胃，中能清胃火，配石膏、甘草、粳米即白虎汤是也，清阳明实热；入肾，下能泻肾火，配黄柏、肉桂即滋肾通关丸是也，治阴虚不能化阳，助膀胱之气化，而通利小便。余用知母，不越以上三条，揣度此药，滋而不腻，清而不浊，热病伤津，伍鲜石斛而生胃液，内燥消渴用之，取其液浓而滑，有滋阴润燥之能也。

何首乌：性微温，味苦涩，鲜者略带甘，其茎名夜交藤，性平，味甘。茎，入心经，心生血，入肝经，而肝藏血；根，既入肝又入肾，肾藏精，精血互生，故首乌有益精血、补肝肾、强筋壮骨之力，补血填精之功，生用则可润肠通便、兼鲜热毒，藤能宁心安神，疗虚烦失眠。余用首乌，取其补血精而益髓，每以四物为君，首乌为辅，佐以参、芪益气之品，既补血而生血，又统帅血药而健身。津枯肠燥者用鲜（鲜首乌），虚烦不寐者用藤（夜交藤），俗称久服首乌，有黑须发、悦颜色者，此乃补血、养血、生血之功也，发为血之余，其华在面，血盛则发黑而颜华焉。

紫草：性寒，味甘略带苦，善凉血而解热毒，透斑疹，入心、肝二经。余用紫草仅守张氏紫草消毒饮之法，走心经，以清心凉血解毒；走肝经，而制止瘈疭抽搐，每在斑疹透而不彻，疹色或呈紫暗不鲜，乃热毒过盛，将欲动风之际，可配合银、翘、芩、连、蝉衣、桔梗透之；或赤芍、丹皮、生地凉之。对白㾦之发，非其宵也。慎之。

丹皮：性微寒、味苦辛。血药中之参事也。实热用之能清热解毒；虚热用之能疗骨蒸除烦。为其养营血、清血热、凉血、活血而破瘀血，故血热清而不妄行，血流畅而积瘀通。余用丹皮，每在清营汤中加入，达到清营血而解热毒，疗效倍增，又可防热盛动血之虞，此防患于未然之举；清骨散中入丹皮，既滋阴又凉血，虚热得清，骨蒸可退也。对于破血散瘀，丹皮之力逊于桃红之专。

苍术（茅术）：性温燥，味苦辛，擅长燥湿健脾，兼祛经络之湿痹，专治湿邪为患，入阳明、太阴二经。平胃散用苍术燥湿而理太阴；苍术白虎汤用苍术燥湿而清阳明。余用苍术，非实证、舌苔白腻或厚腻不化者不可。盖苍术乃辛散之峻剂，虚证用之则耗散气血，燥灼津液，故非邪实湿盛者不可妄投也。二妙、三妙，虽用苍术，蜜泛为丸，徐进缓图，药力不猛也。

厚朴：性温，味苦辛，行气宽中，燥湿散满，和胃降逆，为温中下气之要药也。惟其温燥，燥能祛湿，温能运气，对湿滞之症独专，与枳实、大黄合用以通实满；与苍术、陈皮同用则除湿满。余常以厚朴、焦山栀二者搭配，一湿一凉，温开而凉泄，循行三焦，通达于经隧，上焦助以宣肺，中焦赖以化湿，下焦借以泄浊，十八方中之常用药也。然厚朴究非补品，实证相宜，虚证则悖。诚然，叶桂谓：“多用则破气，少用则通阳。”不可过量，中病即止，切戒。

枳实（壳）：性寒，味苦酸，古人评此药“善消心下痞塞之痰，涤胃中隔宿之食，泄腹中积滞之气”。枳实（壳）气药也，气实当用，气虚则忌。余用枳实（壳），每配郁金，既破气而解郁，又散积而消滞。所谓气滞则郁结，气散则郁解，二者相辅相成，用之得当确有良效。然枳实与枳壳亦应分档，枳实善消肠积，枳壳专攻胸病，缓（枳壳）、速（枳实）之评，不够确切。

天花粉：性微寒，味甘润。清热生津，润肺止渴，外科评其消痈肿而排脓。余用天花粉常配沙参、麦冬、杏仁、贝母以治热病伤津，肺燥致咳之症；配增液汤加鲜石斛以治消渴，取其润燥止渴之功，助它药而倍增药效焉。

栝蒌：性凉，味甘润，能清上焦之热积，化浊痰之胶结，子能润肠通便，可导痰下行。余用栝蒌有三，一配黄连、枳壳以宽膈开膈，泄热除烦；二配半夏、僵蚕以豁痰通络以祛浊痰之胶结；三配薤白、半夏或加桂枝以宣痹通阳而治胸痹。

牛蒡子：性寒，味苦辛。主透发而疏散风热，能清泄而解毒。常用于外感风热，咳嗽咽痛之症，配以桔梗、芩、连、薄荷之辈。余常加范志曲以消中焦之湿食，既能上开肺气，利咽两豁痰；中消食积，通腑气而滑肠，使热从下泄。

桔梗：性平微温，味苦辛。辛开苦泄，故桔梗善开肺气而利咽祛痰。诚诸药之舟楫，肺经之引药也。余用桔梗辅牛蒡宣风热之肺气；加甘草、薄荷而利咽喉；配蝉衣以透发痧疹、痘、斑之初起；加钩藤、僵蚕、薄荷以防热盛动风。经云："肺主皮毛"，如此，开肺气、宣化透达之举，以逐邪外出也。

蝉衣：性寒、味甘咸，散风热，利肺窍，透疹痧，退目翳。疏散风热，宣肺透疹功推第一。余用蝉衣必配桔梗，取其能散风、宣肺、透疹之力。疹透则热可散，热散则邪已祛，邪祛病向愈。虽宗吴氏、"银翘散"为主方，但余每以蝉衣易牛蒡，方效更确。

薄荷：性凉，味辛。主散风热，利咽喉，发汗透疹。惟其辛凉而轻浮，故能散在上之风热，清利六阳之会首。少用则凉，多用则热，力能外达肌表，内通脏腑，为温病宜汗解者之要药。肝胆气火郁结不伸者，亦当用之。逍遥散中用薄荷，取其散郁之功也。余用薄荷，常配荆、防以散风热；伍牛蒡、桔梗，以利咽喉；辅蝉衣，以透斑疹。其气味清香，能够提神醒脑。薄荷与苍耳子煎汤外洗，可疗皮肤之痱子与痒疹。

紫苏：性温，味辛。主解表发汗，宜于风寒，又能宽中行气，治胀满之结，子能降气化痰，梗能安胎止呕，单方煎汁频饮能解鱼蟹之毒。余用紫苏，常代麻黄。虽然解表发汗之力逊于麻黄，而宽膨消胀者，乃麻黄所不及也。

荆芥：性温、味苦辛。祛风解表而发汗，风寒、风热均相宜，入血分炒炭而能止血。余用荆芥，治疗风温初期，取其祛风之力独胜，配薄荷以散风热，配苏叶以散风寒，惟其气温而轻，故能开腠理，疏散风邪而上清头目也。荆芥炭配槐花炭，治肠风便血其效确凿。

防风：性温，味辛甘。功同荆芥。余认为荆芥走血分，炒炭，故能止血，而祛血中之风；防风走气分，生用，擅长祛风湿而治瘙痒。河间防风通圣散与丹溪独活汤，均重用防风，一治实症，一治虚症，尚有玉屏风散者，乃补中寓散之意也。

黄连：性寒而燥，味极苦，苦属火，寒属水。徐灵胎曰："黄连得火之味，水之性，故能治水火相乱之病，水火乱者湿热也。"凡药能祛湿者必增热，能除热者必不能祛湿，惟黄连能以苦燥湿，以寒除热，一举而两得焉。诚然，黄连有泻火解毒、清热燥湿之功明矣。余用黄连以清心火，治烦躁不寐必佐肉挂，达到水火既济而烦躁失眠自安；欲平肝火而降胃逆者，须配吴茱萸，则肝胃自和；欲治腹痛泻痢、肠澼者，与木香为伍，则运气止痛而实肠。《活人书·黄连香薷散》《外台·黄连解毒汤》，均以黄连为君，实暑湿、湿温化热诸证之良药也。

胡黄连：性寒，味苦，类似黄连之燥湿清热，清心火。实肠之力不及黄连，泻肝火、退潮热、除疳积胜于黄连。余用青蒿鳖甲汤佐以胡黄连，治温病后期，或阴虚潮热等症，其效更显。尚有单方以胡黄连配甘草、小青皮煎汤顿服，治小儿疳热、口臭其效如神。

黄芩：性寒，味苦，清实热，泻肺火，除肠中湿热，善于安胎。《温病条辨》黄芩滑石汤，以退湿温化热之症；《伤寒论》黄芩汤治身热口苦，腹痛下痢。余用黄芩常配银翘，治各类温病，由卫转气之际，或肺热呛咳宣透失治之时，因枯芩中空象肺，而肺主皮毛，善清肺经气分之热也。条子芩辅助白术，能清热扶脾而安胎，乃妇科之良药也。

黄柏：性寒，味苦，类似芩、连，专长入肾而泻相火，非补肾实泻火之剂也。尤其对膀胱湿热滞留，小便频急，淋沥涩痛；或女子赤白带下，秽臭不堪，阴部肿痛；或男子相火过旺，梦遗滑精，配方得当，功如桴鼓。对用黄柏，取其燥湿清热，独泻相火之焰。常在八正散中易制军，清湿热而通淋利尿，其效更显；导赤散中加黄柏，清心利尿其力更峻；下肢丹毒红肿作痛，以黄柏配苍术、牛膝可疗；黄疸以栀子、茵陈为伍，必需佐以大黄。

栀子：性寒，味苦，轻清上行，能泻肺火，屈曲下行能泻三焦浮游之火，既清气热，又治血热，表里有热，双解功专。余用栀子，取其苦而清泄之性，每用于温病气热之际，热要心烦懊侬者，合豉（豆卷）以透邪泄热，直达表、里；或以厚朴为伍，则温开而凉泄，除中焦之胀满；与茵陈搭配，退湿热熏蒸之黄疸；或与黄芩相合，以泻上焦肺火之燔灼；加连翘以清心泻火而除烦；八正散佐以栀子，泄下焦淋浊之蕴热，清热解毒，解毒汤用此而泻上、中、下三焦之实热，使热从水道而泄，此通利三焦，直趋膀胱之举也。栀子炒黑存性，是能凉血、止血，可与止血药为伍，疗血热妄行、吐血、衄血、尿血等血症。

大黄：性寒，味苦，泻实火，凉面热，导滞攻积，破瘀通经之峻药也。前贤评大黄有推陈致新之功，斩关夺将之能，故名之曰将军。配芒硝可攻下破积；配桃仁则通瘀直；配枳壳则除积气；配附子则温阳降浊；配茵陈可清泻湿热；配二黄（黄连、黄芩）则泻火凉血。其性沉而不浮，其用走而不守，如此等等，大黄之功备矣？余用大黄谨守古训，取其泻实。若食滞热积于肠胃者，按病情轻重缓急，选“三承气”择优而投，若温病初期，病在上、中二焦，可用凉膈散，清热泻火，开膈通便；中期，气阴两伤，腑实未通，可用新加黄龙汤，标本兼顾后期，单纯热伤胃津、肠液枯涸者，投以增液承气，加鲜石斛更妥，对血瘀杂病，则以桃仁承气汤加减，达到逐瘀生新，确有良效。实者当用，虚者慎之。对制大黄者，攻下之力已缓，利水道、泻膀胱湿热功专。

细辛：性温，味辛。散风止痛，止诸阳之头痛，当配羌活、白芷；齿痛，宜加白芷、石膏；凡头面之风均可驱也。祛风痹之痛。因其辛，所谓诸辛入肺，肺气赖辛以畅通，温肺化饮，需配半夏、干姜以治寒凝之痰饮；若欲发汗平喘，则推麻黄为主，细辛为辅而助之。肺为水之上源，直通水脏于肾，可助附子以扶阳温肾，开肾窍而利水道也。余用细辛，常与石菖蒲为伍，可宣九窍，常治痰浊蒙闭清窍之危病，药量宜轻，中病即止。

石菖蒲：性温，味辛苦，开心窍，益智慧，化痰湿，辟秽浊。由于其芳香能开窍，辛苦能清心，余用此药常为辅助，欲开心窍须助细辛，清心宁神必备枣仁。

橘皮（橘红、橘白、橘络、橘核、橘叶）：越陈越佳，故名陈皮。性温，味辛苦，走脾肺二经，去白性燥（橘红），能燥湿化痰为主，去红性温（橘白），则化湿和胃较良。与厚朴、半夏、苍术同用，则燥湿而健胃；与甘草、白术、参苓同用，则补脾而益胃。所谓有白术则补脾胃，无白术则泻脾胃，故补中汤用之益气，平胃散用之消谷，二陈汤用之除痰，干葛汤用之醒酒。余用橘皮谨守古训，每多以陈皮命名，若欲祛痰饮者，则改橘红，或化橘红。若欲解郁证而理脾胃者，则改橘白。诚然，橘皮者，同补药则补，同泻药则泻，同升药则升，同降药则降，李氏铭言颇为中的。橘核、橘叶、橘络经走肝经，治胁痛以橘络见长，乳痛以橘叶为良，疝痛唯橘核得消。

青皮：性温，味苦辛，疏肝化滞，破气散积，足厥阴之引经药也。君柴胡，配香附、郁金，可治肝气郁滞之两胁胀满；辅木香，配杭芍、甘草能疗肝胃气之剧痛；青、陈两皮同用，配六曲、山楂能和胃而消食。余用青皮理顺肝经，取其疏散之力，能破肝郁之积气避免肝逆犯胃而有碍脾之转输。牢记见肝之病，务当实脾之旨。

香附：性温，味苦辛、略甘。善能疏肝理气，调经止痛，乃血中之气药也。妇科调经必用，内科气痛当备。《良方集腋》之良附丸治寒凝气滞之胃冷痛；《韩氏医通》之青囊丸治一切气痛。余认为，香附之所以理气，善理肝之气郁，散气解郁，是其本职。寒则配温，热则当散，温散二者亟须配合，用良姜之温，温于中也；用乌药之温，温于下也；若单靠香附之散，形单力薄，拙意每在处方中加入金铃子一味，金铃子其性虽凉，可以温凉相配，无太过不及之忧，反助香附理气止痛而散郁之力，此举可称温散二得，奏效更捷。

木香：性温，味苦辛，降气定痛功为最上，善治脘腹胀痛、肠鸣泻利之苦。香连丸以木香配黄连，取木香降气定痛，黄连燥湿清热，故有清化湿热、治痢止痛之力；木金散中以木香配郁金，取郁金活血解郁，配木香理气止痛，治胁、脘、腹诸痛，确有良效。余用木香常以木金散为主，或合金铃子散，或合青囊丸以治肝郁气滞或脾气郁滞，木逆克土之胁痛，脘腹诸痛。水泻单用煨木香加黄连，合炮姜；痢疾在白头翁汤中加入木香，其效更显。

乌药：性温，味辛，温肾散寒，顺气止痛，缩小便，其功较专。用于风药能疏风，用于胀满能降气，用于气阻能散气，用于腹痛能止痛。余用乌药，除散寒、顺气、柔肝、止痛之外，取其有辛散凝滞之力，借此可以直趋至阻之脏，温通肾间冷气，故推敲缩泉丸以此为要药也。

川楝子：性寒，味苦微酸，酸入肝，苦善降，能引肝胆之火而下行，故能治肝气横逆，胆火炽盛，胁痛，胃痛之气郁作胀也。治胃者，乃木能疏土也。余用川楝子，取其苦泄面调气，常以延胡为伍，木香或香附为佐，治木逆犯胃之胁胀，脘闷及腹痛。对疝气之坠嵌，需配小茴与青皮，借其下行之力，直入厥阴作为向导也。俗云，理气之药多温热，唯有川楝子独凉，温凉搭配，以制温热之燥性，实相辅相成之良策焉。土楝子有小毒，能杀虫，凡肠虫攻窜作痛者可用之。

延胡索：性温，味辛、苦，行气活血，理气止痛效良。余用延胡善为辅佐；血瘀而作痛者用之，助当归、赤芍、桃、红，行血祛瘀止痛之力更强；气滞而脘腹疼痛者用之，助木香、川楝子、乌药之属，理气止痛之力卓著；疝痛必佐橘核、小茴、胡芦巴；伤痛可助自然铜、地鳖虫、落得打；妇科痛经，每辅四物而助香附。

郁金：性寒，味辛、苦，理气得郁，清心开膈，祛瘀止痛。余用郁金，守川、广之别，川郁金善于活血行瘀而止痛，以香附为君，配川楝子、延胡而治势痛；以广木香为君，配川楝子、延胡或乌药而治腹痛；以蠲痹汤或独活寄生汤为主加川郁金而治痹痛。广郁金善于清心开膈，湿温症、热盛胸痞者，常助枳壳、蒌皮之属开膈解郁，若痰蒙窍闭者，则可助细辛、牙皂、石菖蒲以豁痰开窍而清心也。

银花：性寒，味甘，既清气热，又清血热，内理脏腑，外消疮毒，宣散之力虽微，解毒之力颇强，阳证实热最宜，阴虚里寒当忌。余用银花，常配连翘，对风温或风热之症，投之较确，因取其有清透散表之力也。

连翘：性微寒，味苦。轻清上浮，可治上焦诸热，尤以清心火为良。经曰：“诸痛痒疮，皆属于心。”故能散诸经之客热而消痈肿也。余常用连翘以治温病，同黄连则入心解热，同黄芩则入肺泻火，从栀子则引热下泄，从薄荷则引热外散，功似银花，而比银花更有良效焉。连翘外形，头尖体圆，其状似心，故善清心退热，壳内有房，房中有粒，即连翘芯也。连翘芯清心功能更佳，清热则不及其壳，用朱砂拌者，取其清心宁神之旨也。

半夏：性温，味辛，有毒。燥湿化痰，降逆止呕，其功最著。专走脾胃二经，脾为湿土，胃为燥土，脾所喜者燥也，所恶者湿也；胃所安者降也，所忌者逆也。半夏性燥而善于降逆，故脾胃得之而可安。由此可见，半夏善治湿痰。经曰："肾主五液，化为五湿。"半夏只能泄痰之标，不能泄痰之本，本者，肾也。余用半夏，谨守炮制规范，以制为良，减其毒性，辨痰治痰方可中的。如热痰黄、老痰胶，需配芩、连、瓜蒌、黛蛤之属；寒痰清、湿痰白，需加姜、建、术、朴、茯苓之辈；风痰拌以南星，痰核莫忘象贝。半夏降逆止呕，亦当详辨寒热。胃寒而吐，宜加生姜、厚朴；胃热而呕，当配黄连、竹茹。

南星：性温，味辛、苦。欲治痰，其功效与半夏雷同。余用南星，以牛胆汁制之为妥，故称制胆星。既减其燥，又抑其毒，善祛风痰，搜剔经络。对因痰而上冒巅顶作眩晕者，宜之；对痰窜入络，筋络拘挛者，宜之。故抱龙丸用之镇惊，豁痰用之开窍，痰厥、癫痫均可投之。对和胃降逆止呕，惟半夏，非南星所能胜任也。

僵蚕：性平，味辛、咸，疏风热以散外风，息内风以解痉厥，化痰散结以利咽喉。余用僵蚕，取其咸能软坚以化痰核而散结，故在瘰疬、痰毒可配夏枯草、半夏、象贝之属。辛能散风，配牛蒡、桔梗、薄荷、甘草以散外风而利咽喉；欲息内风，辅羚羊角、胆星、钩藤、天麻之属，以解痉厥抽搐之危。

附子：性热，味辛，毒药也。温脾肾之阳，散寒凝之聪，回阳救逆，其功独专。其性浮而不沉，其用走而不守，除六腑之沉寒，疗三阴之厥逆，上助心阳以通脉，中温脾阳以健运，下补肾阳以益火之源。余认为与血药同用，能行经而补血，与气药同用，能行经而补气，虚寒之症当投，实热之病切忌。孕妇勿用。

远志：性平，微温，味苦、辛。安神祛痰，其功颇显，故誉有利九窍而补中气，除咳逆而安惊悸。古人以为温则能补，故能益精气，强智力；

苦则能泄，故能辟邪气，安心定神。余用远志，取其入肺、心、肾三经之义。利心窍而安心神者，常配枣仁、柏子、茯神之辈；开肺窍而豁痰浊，常配石菖蒲、僵蚕、贝母之属；辅瓜蒌、薤白、郁金以治胸痹。故定志丸以治精神烦躁而不安，枕中丹以治多梦健忘而益智慧，均有远志之功在其中也。

五味子：性温，五味俱备。以酸中带咸显著，其酸能敛肺，能滋肾，故能除烦、止渴、生津、补虚益气、强阴。久咳虚喘，当用。因肺气得敛，肾气得纳也。初咳、喉痒忌用。外邪侵袭肺经，治当宣散，不宣反敛，引鬼入门焉。口渴、多汗，虚证宜用，取其生津止渴、固涩敛汗之力；热症、实证当忌，否则，与关门揖盗何异？余用五味子，恪守庭训，不致有寒热错杂、虚实混淆之弊耳。

杞子：性平，微寒，味甘。养肝阴而明眼目，补肾阴而益肾精。配天麻、甘菊、熟地能治头晕目眩，佐杜仲、狗脊、芡实能疗腰酸遗精。余用杞子，取其平补肝肾之力，久服确有延寿添精、固髓壮骨之效。除药用之外，取杞一撮，鸡蛋一只，加水适量，炖之，清晨空腹顿服，坚持百日，确有明目清脑、补肾强身之功。

鳖甲：性平，味咸。功专滋阴潜阳，兼能破瘀散积。余用鳖甲，主要有四：①清虚热，常配青蒿、地骨皮、六一散之属而逐潮热。②合牡蛎、龟板、生地、白芍以育阴潜阳。③与黄芪、白术、槟榔、草果、乌梅为伍而治久疟不愈，将成疟母之症。人参鳖甲煎丸，重用鳖甲，而消脾积之痞气。④以逍遥散为君辅以鳖甲而疗胁痛。平时常吃清蒸甲鱼佐餐，对阴虚劳热之体确有食疗之裨益。

龟板：性平，味咸、甘。治阴虚阳亢之良药也。与鳖甲比较，所异者，滋阴清热不及鳖甲，益精增髓胜于鳖甲。鳖甲善能破瘀消坚，以散为主；龟板用于崩中漏下，以固为本。故龟板常配鹿茸，达到一通任脉而补肾阴，一通督脉而助肾阳之目的。由此可见，二者同中有异，应当明察。

石决明：性微寒，味微咸，鲍鱼之壳也。

珍珠母：性微寒，味微咸，河蚌之壳也。一生于海，二生于河，二者均能平肝潜阳，清肝明目。经曰："诸风掉眩，皆属于肝。"凡属肝风上扰，肝火上冒，肝阳上亢之头痛、头晕、目赤、目眩诸疗，不论虚实，皆可配伍。

余用此二药，略有区别：石决善清脑际，珍珠切中目疾，若欲代用，未尝不可。但前者之寒，寒中带透；后者之寒，寒中兼遏，珍珠不及石决之王道也。若欲解其遏，需加陈皮或蔻、砂壳之类理气宽中之品。

钩藤：性微寒，味甘、微苦。平肝息风，清热镇痉之常用药也。既清邪热而祛外风，又清肝热而息内风。风寒、风热可配，肝风、肝火宜投。对用钩藤，虽厌其药力薄弱，但稳妥平和见长。外感热病者用之，可防热极动风抽搐之危；内风鸱张者用之，可平肝息风而止头痛。与石决明、丹皮相配，可代羚羊角之功效。

羚羊角：性寒，味成。清热、平肝、息风、镇痉药中之上品也。性虽寒而凉中兼透，热盛者用之，助表散而解热毒；邪毒内陷者，服之亦可内消。所谓天生木胎，善入肝经、消肝热、息肝风、平肝阳是其擅长。故头痛、眩晕可医，痉厥、抽搐、惊痫可疗。余用羚羊角，取其尖端，所虑者，此品物稀而价昂，必须审证确切。救危之机，或研粉先吞，或另煎先服，投之神效。

犀角：性寒，味苦、酸、咸，稀物也。清热凉血，解毒定神之上品也。盖寒能制热，若能泻火，寒苦入心而凉血，则心热解而血得归经，烦乱自止矣；热解烦止，兼酸可敛神，咸以滋肾，则神可安也。余用犀角，每投于温病热入营血之际，热毒炽盛，或身发斑、疹者；或热盛逼血妄行，出现吐血、衄血、尿血、便血者；或斑疹透而不彻，热盛狂闷，有内陷之险情者，急投犀角以救其危也。

芦根：性寒，味甘。清肺胃实热，以疗肺痈，生津止渴，以润内燥。余用芦根，恪守家训，取其色白中空，故能入肺清热以润肺宁嗽，其味甘而多汁，故能生津止渴以滋胃燥。咳呛无痰者最宜；口燥舌干，胃津匮乏者能增；热病伤津耗液者当投；内燥、上中二消，用之亦良。宜用鲜货去节。

茅根：性寒，味甘。清热除烦而泻心火，凉血、止血兼通水道。余用茅根，独取其清心泻火而除烦，对热入营血者，清营汤或犀角地黄汤中加入此药作为辅佐，其效更捷。心与小肠相表理，由于心火炽盛，逼血妄行，出现鼽衄、尿血者，因其有凉血、止血，通利水道之专，作为药引，用之更佳。宜鲜不宜陈，当去芯。

2. 伤寒十八方

胡宝书“伤寒十八方”的内涵，为宣、运、导三法。绍郡水乡，地处卑湿，湿邪为患困顿三焦，日所常见，故立方用药区区毋忘一个“湿”字。胡氏说：上焦宜宣，开肺气，疏腠理，甚则开窍，均属宣之范畴；中焦宜运，燥湿、化湿、开膈、快脾（健脾），均可归纳于运字之中；下焦宜导，渗湿、导湿旨在分利小便，古人亦有“治湿不利小便，非其治也”之说，导字之义则更明矣！此即宣、运、导三者之理也。欲绽湿祛，必先治气，气化则湿化，《难经》三十一难曰：“三焦者，水谷之道路，气之所终始也。”其中贯串一个气字，此乃治湿之关键也。所谓“湿喜归脾”，脾属太阴，与胃同居中央，为运化之枢纽，脾胃病，每见胸膈痞闷、纳少肢倦，治以气化，则湿可祛，湿祛则脾运，脾运则胃苏，水谷之道路畅通，“得谷者昌”，此培后天之本也。余故曰：宣、运、导三者，以运为主，一通百通，非气化而不行也。

就十八方之立方、用药，胡宝书说：立方与选药，务求精简相不杂，由博返约，方称合度。从伤寒十八方的基础用药来讲，所选药味不多，统治病症较广。具体如下。

疏表散邪一方，重用焦山栀与厚朴二味，按其性，栀子寒凉，厚朴辛温，温凉搭配，温开而凉泄，这是用药的特点。栀子得豆豉（卷）即栀子豉汤，能透邪泄热，可以助桑叶、薄荷之发散，令邪从汗解；厚朴合陈皮，温燥散满，理气化湿，实开寒湿之凝滞也。

祛暑调中一方，重在祛暑，用青蒿、六一散配焦山扼，意在清热得暑，走下焦，入膀胱，促使热从小便而出；调中者，加用枳壳、郁金、瓜蒌宽中、开膈、除烦，实为清暑泄浊，调畅气机而设。

芳淡轻宣一方，重用茅术之芳香运气，配茯苓、苡仁之淡渗利湿，佐以建曲、佩兰消导醒胃，取运中之力，使中焦湿浊得化，所谓轻宣之举，实乃芳香化浊之义也。

辟浊散痧一方，重用藿、朴辟秽而散痧，配半夏开膈、降逆而止呕，加陈皮、蔻仁芳香理气之品，从而又能调整四时不正之气。

化湿透热一方，用枳壳、蒌皮、郁金以破气，解郁、除痞而宽中，用夏枯草、绿豆衣、连翘、淡竹叶既清又透之性配焦山栀与晚蚕沙理三焦之湿郁，如此搭配，故定名为化湿透热之方。

清气泄热一方，重用寒水石之清热泻火，配连翘、竹叶薄荷以清气热；加焦山栀、益元散，导热下行以洁净腑；用枳壳、蒌皮以散胸痞。倘若痞疹隐隐，则当去寒水石之凉遏改用桔梗、杏仁、银花之属，以利宣透肺气。

苦辛通降一方，以大承气汤加味，通肠胃之热结，加焦栀、蒌皮、楂、曲之类，直达中焦，既能宽中，又可散积，待腑气一通，热结同消。

清营凉血一方，热入营血，逼近心包，当务之急，亟待清营凉血，毋忘清透，故用鲜生地拌捣人豆卷，加丹皮为主，凉中兼透，配银、翘、焦栀以泄热，加竹叶、灯心草以清心。宣窍透邪一方，重在开窍。

浊痰蒙窍是其一，热盛动风而窍闭者是其二，此二者，危象也。当重用细辛，石菖蒲急开其窍，前者可配僵蚕、半夏、竺黄、蒌皮以豁痰；后者可选银、翘、钩藤、焦栀、益元散，取息风、镇痉、泄热透邪的目的。上药配伍，宣当灵活运用，随症变通。对急救之丸散，应该先投，如至宝、紫雪、牛黄清心之类，利于热闭；苏合香丸则救痰蒙。切切牢记，不可有误。

消食化滞一方，实乃保和丸之变法也。所不同者，加厚朴、焦山栀、滑石促使中焦之湿食得温化而从下泄，既利小便，又通大便。利小便而泄湿浊，通大便以导食积。此方不用峻药攻泻而伤正，同时避免留湿复发之祸根。

祛湿通络一方，立方本意，可分二端，一是用独活、防己、郁金、桑枝通筋络而止痛；一是用厚朴、焦山栀、通草化湿而利三焦，二者配合，相得益彰也。

清泄少阳一方，适用于类疟之病，非截疟之专方也。弃柴胡而重用蒿、藿二梗，加半夏、陈皮、枳壳、蔻仁理气化痰，配条芩、焦山栀、碧玉散以清热而理三焦。

清热止痢一方，重用木香、茉莉、秦皮理气止痛，燥湿和中治痢，配银花炭、地榆炭以清肠热，佐以冬葵子，碧玉散利小便而实大便。若遇里急后重、身热口燥、下利赤白者，一不能止，当另选枳实导滞丸方加减为妥，达到通因通用的目的。

清热破血一方，重用桃仁、赤芍、延胡行血散瘀，配郁金、紫草凉血热而解郁结，加焦山栀、路路通以通达三焦而走脉络。对热入血室与蓄血证确有一定的作用，与《伤寒论》用桃仁承气汤有同病异治之功效。

清热解毒方，与清咽利肺方，二者之间机理如何？胡氏认为二者均有咽喉肿痛，前者属暴肿而水饮不入，后者属咽痛而咳嗽痰多，敬投药亦有区别。胡宝书说：清热解毒一方，全方均属清热解毒之品，突出紫草、玳瑁以助银翘、绿豆衣清热解毒，重用板蓝根、金锁匙清利咽喉，药性专一，单刀直入，以救其急。

清咽利肺一方，药用玄参、板蓝根、苦甘草、焦山栀、连翘苦寒之剂，以清咽利喉，配桔梗、杏仁、桔红、象贝宣肺化痰，如若添上一味僵蚕，则豁痰利咽之力更强，其效更显。由此可见，二者岂非同中有异，机理不同，方名有别焉。

化湿醒脾方与清养胃阴方，同治病后胃纳不振，为何方名不同？胡氏说：二者机理不同，前方治脾，因脾运受阻，不思纳谷；后方治胃，胃阴受戕，饥不欲食。一由于湿困中州而伤脾；二由于热病耗津而伤胃阴。脾胃虽然相联，治法亦当有异。于化湿醒脾一方，本方用于病后湿食停滞，胃气未生，脾胃为后天之本，由于湿喜归脾，食积中宫，以致健运失职，消化无能，则何以化精微，泌糟粕，养营卫，荣肌肤。故方中取茅术、半夏、陈皮、茯苓、通草、苡仁化湿健脾，加大腹皮以理气消食，配佩兰以生胃气，重点在于化湿治脾。清养胃阴一方，胡氏说：本方治疗余热未清，胃阴不济，消化无权，故用银柴胡、秦艽散余邪而清余热，用带皮苓、扁豆衣、冬瓜仁、仙半夏、石斛以助运化湿清养胃津，以冀热退而纳增，重点在于清润治胃。

四、裘吉生

裘吉生（1873—1947 年），名庆元，字吉生。辛亥革命期间易名激声，民国初年返绍后因谐音易名“吉生”。浙江嵊县人，出生于绍兴县城水澄巷口。父裘沛山，经营小钱庄为业，收入微薄。裘吉生作为长子为分担家庭负担，仅读了数年私塾，便于 15 岁时赴余姚学习铜器手艺，第二年又遵父命回自家的乾泰钱庄内当学徒。不料不久后感染肺结核，至十八岁已是肺痨第三期，群医束手，都认为已无治愈希望。少年裘吉生不甘病殁，遂以自己的积蓄买来《本草纲目》和其他中医书籍研读。一边闭门养病，一边认真研读医籍，常手不释卷，夜读至天明。他检校前医处方，根据自己病情，自择药物组方试用，最后以甘寒滋养的方剂结合灸治，治愈了自己的肺痨。此后他由亲友而乡邻，开始为人诊病，渐渐有了医名，十九岁便在居处正式行医。此后其广购医书，精研医学，造诣日深，终成一代名医。

1902年，裘吉生与秋瑾、蔡元培、陶成章等革命志士交往，开始了他人生中的一段革命历程。两年后由蔡元培、蔡元康介绍，加入光复会，后又转入同盟会。当徐锡麟、秋瑾等先后去日本后，他与孙德卿、姚定生等人负责维持大通学堂，还为徐锡麟捐官筹集资金。1907年安庆起义失败后，裘吉生也在被通缉之列，遂避居上海，并参加了同盟会的一些活动。1908年年初，裘吉生奉同盟会组织安排，与光复会会员俞英崖同去东北伪装从事洋务。与日本合作，设立"清和公司"，裘吉生任经理。并先后在奉天、铁岭办了电厂和煤矿。1910年又创办铁岭县电灯公司。以办公司办实业为掩护，联络革命同志，在东北继续发展民族革命，并为同盟会筹集活动资金。裘氏还在奉天继续行医，并设立了"仁济药局"，到铁岭后更开设了一爿中药店，规模很大，药肆内养有梅花鹿等。1912年，张作霖在东北追捕革命党人。裘吉生得俄人密报，及时出逃，始免于难。8月因王金发进京谋官，邀谢飞麟、姚勇忱及裘氏一同进京。1913年，熊希龄内阁欲委裘氏以汉阳新关监督之任为裘氏所拒。

在京的日子里，裘吉生深感袁世凯倒行逆施的反动行径，并目睹官场的腐朽，表示誓不做官，并愤而返乡，在大木桥挂牌行医，不久又在北海桥办起裘氏医院（1923年迁居杭州发展后交门生沈慎斋继续行业），还应红十字会聘请定期赴红十字会绍兴分会所设的市医院应诊。裘氏遵循"不为良相则为良医"之古训，专心行医，曾谓："良医等于良相，治国原为治民。"1915年，裘氏和胡宝书、何廉臣、曹炳章等同仁一起组建了神州医药学会绍兴分会，裘氏先后任副会长、会长，并主编《绍兴医药学报》。1920年，绍兴时疫流行，病死者众。裘吉生又联络何廉臣、胡宝书、曹炳章等同仁跟绍兴县同善局联系，开展免费施诊施药。每日诊号甚多，相传"活人无数，在浙东传为佳话”。

裘吉生将毕生心血倾注于医籍的收集整理，出版流通，因绍兴的印刷条件受限，裘氏遂于1923年移居杭州。到杭州后遵古训：“医者须读三世之书，求三年之艾，方能三折其肱。”故以“三三”定名。创建“三三医社”，发行《三三医报》，出版《三三医书》，开办三三医院。医院中西医皆有，并设有病房，适于四方远来病家住宿养病。对于住院病人中不少来自农村的贫苦百姓，收费极为低廉，还为病人代煎中药。为方便病人就诊，三三医院还在下城地区的两浙旅馆设立分诊所。1928年夏历四月起又在上海新闸路西首福康路厚福里一弄设立诊所。为便利劳苦大众及城市贫民看病，裘氏还在多处施医。1929年3月17日，裘氏作为浙江代表赴沪参加中医药团体代表大会，抗议废止中医案，他还曾任大会执行主席，在会上慷慨陈词，鼓舞斗志，并亲自参与南京请愿抗争活动，为保存中医积极奔走。“三·一七”抗争后，呼吁中医同仁继续团结，努力捍卫中医事业外，还通过自己老同盟会员身份及个人关系力促当权者制定保障中医之法案。1931年3月17日“中央国医馆”正式成立，推举裘氏为理事。后来各省成立分馆，又推裘氏兼任浙江分馆馆长。裘氏看穿了政府在敷衍国医界，中医仍然处于无实权、被压制的地位，而且也看不惯国医馆内有一些人以馆为官的现象，所以坚辞不就。

裘吉生医术高超，屡起垂危，求诊者接踵而至，“晓以至昏，曾无宁晷”。裘氏诊治热病时证，常常一经诊治，服一帖药即能治愈。有口皆碑，相互传颂，称裘氏为“裘一帖”。诊病之暇，裘氏开始总结自己的多年临证经验和学术见解，撰写了肺病、白喉、痢疾、伤寒等内科疾病的症状及其治疗方法。各病证分述了症状、病程、药方、病家宜忌、方考、药义、临证须知、验案纪要、民间便方（单方选录）、辟谬、古方诠释等项。

1946年1月裘氏一家回到杭州，借居于劳动路159号王家。在痛惜自己一生辛劳，竭尽全力所收集的二万余册中医药典籍被洗劫一空，连已经出版的《珍本医书集成》多部和已经付梓的《珍本医书集成续编》《皇汉医药丛书续编》也毁于战火之中的同时，即马不停蹄，将借住处的“堂前”暂作行医诊所，开诊行医，希望尽自己最大的努力最大限度地为民众解除疾苦。同时裘氏还抱病编写了《三三医社讲义》多种。有《学医方针》《药物学初阶便读》《诊断学》等。讲义深入浅出，便于学医者阅读领会。又总结自己五十余年临床经验和学术见解，撰写了《女科治疗学》和《儿科治疗学》。女科分四门四十九种病，儿科分八门五十九种病。二科共一百零八种病。每种病皆分列原因、证状、治法、药方、加减法、临证活法例、预后、摄养及禁忌、纠俗等九项。条目清楚，辨证精当，内容阐述，尤多灼见，格式体例，堪称新颖。尤其是每种病皆有“临证活法例”一节，具体列举古代或近代或裘氏自己对该种疾病的灵活辨证施治实例，以便后学者参照和深入理解。每种病例所列“纠俗”一节意义深远，对民间的旧风俗、旧习惯以及荒诞不经之说和不科学的治疗方法予以纠正。

裘吉生对温病学说研究甚深，以“立法务求古训，临床贵于变通”，又以“病万变，方亦万变”。集各家之长，灵活应用。其学术思想可归纳如下。

（一）治感症主清透清导

裘吉生所处的民国时期，军阀混战，兵连祸结，天灾频仍，百姓贫弱，导致感染类疾病肆虐。裘氏因亲历南北，认为“南方无真伤寒，北方无假伤寒。”乃因南方虽病寒而每多兼温，北方虽病温而每多兼寒，故伤寒温病无争论之必要。将《伤寒论》与温病学说结合，因时因地因人而融汇用之，热病辨证论治的内容才更丰富。其治感证初起，常从叶天士之论，旁参温病诸家之见，结合南方偏温多湿的特点及绍派伤寒理论，主张用辛凉立方，选药每以轻灵见长。其认为邪在表卫偏于寒者，力避麻黄桂枝辛温以助邪热；偏于温者亦不全用桑菊、银翘以遏湿邪。当在桑、菊、银、翘之中参以羌、豉、荆、防，微汗解表以祛邪。临证组方选药，从不重用大剂猛烈之品，而以轻扬解表，清透清导为主。裘氏曾谓：“外邪侵袭，如盗入房室，宜开门驱之，不可闭户缉之，则格斗之余，家私尽毁矣。”其对清导之见解，认为肠部秽结，邪毒上冲，往往发为高热，若得清导，肠内秽浊既去，诸症自能清解。裘氏认为温病的治疗关键在于解表散邪与透表达邪。新感温病治须解表散邪，伏气温病法当透表达邪。新感温病，由表入里，必须表散，勿使入内。邪在卫分，切勿过早使用苦寒攻下之药以防伏其邪或陷邪入里。伏气温病，由里出表，重在透达，逐邪外出。在温病治疗上十分赞同叶天士温病保津之论，认为治温病立方剂，应时刻注意顾护津液。见津液已耗，急宜养阴保津。并谓："存得一分津液，便有一分生机。"湿温初起，苔白不渴，则治以芳香苦辛、轻宣淡渗之三仁汤。轻开上焦肺气，气化湿亦化。若湿热不从外解，由表入里。邪在气分，湿遏热伏，缠结不清，苔白或黄或垢腻或干。则需清热解毒，芳香化湿之甘露消毒丹为主。用药微苦而非大苦，无遏湿伤阳之弊；清利而非燥利，无助热灼津之害。苔黄腻舌红热重者或加竹叶、芦根轻清透热，或加黄连、山栀苦寒泻火；苔白或嫩黄垢腻湿重者或加苡仁、茯苓渗湿于下，或入半夏、厚朴辛开于中。其他或加浙贝、杏仁宣开肺气，或加竹茹、前胡清化痰热，或加蝉衣、牛蒡以透痦疹等等随症施治。但若见黄厚之苔，不论已燥未燥，凡便溏者为湿热积滞之邪未净，均宜导下存津，勿囿于湿温忌下之说。不尔，一旦化燥，是医之误也。若大便硬，慎不可下也，以燥粪为无湿也。若湿伤阳气，阴寒内盛，法又当扶阳，禁用苦寒。若热伤阴血，湿已化燥，法当清润，则芳香淡渗宜慎。若气分不解，邪入营血，出现神昏、谵语、痉厥、伤阴、亡阳或出血之变，此痰火内闭，木火同气，热极风生，肝风内旋，胃阴将涸，急需以牛黄、紫雪、至宝之类，藉芳香灵通之品，直达心宫而开内闭，犀角地黄、羚角钩藤、三甲复脉、大定风珠等息风救液。而阴损及阳或亡阳虚脱者，又应当益气固脱，回阳救逆，冀挽垂危于万一。

（二）察舌辨苔颇具心得

裘吉生辨苔，认为白苔忌攻补，其谓："若见一分白苔，即为邪之未净，未可骤用攻补。盖白苔非风即湿，若攻之乃引邪入里，若补之则留邪不去。入里化热伤津，留邪蕴酿化热。必待白苔去净，方可攻补。"而对于白痦则谓："痦因湿郁卫气，汗出不彻之故，痦出是湿邪透达之佳兆。"又谓："痦是气分湿邪之出路，白痦欲发之前，辄见胸闷烦懊之象，痦透之后胸闷可解。……白痦宜见而不宜多见，多见恐伤津液。……白痦乍起，不必发表，稍加蝉衣、牛蒡之类轻清宣透。"白痦多见于胸腹颈项，以晶莹饱绽为顺。若延及头面手足，色如枯骨干者为逆，此为正气大伤，需扶正顾津，裘氏遇此痦时有加用别直参一味，颇有效果。

（三）治肺痨病壮水济火

裘吉生治疗肺病（肺结核），强调“服苦寒百无一生，服甘寒百无一死”，从治愈自己的肺病而走上行医济世之路，自对肺病有切身体会与认识。他认为该病中医因症状而名之为痨，西医因发现结核菌侵入肺脏而称肺病。其因由于“一般青年男女，不讲卫生，体格多弱，自身抵抗力先已不足”，病菌易于侵袭，又“病者不顾道德，到处吐痰，致传播日广”。该病“凡大便干燥，胃强能食者易治。大便溏泄，胃弱少纳者难治。故有上损过中则不治之训。西医亦有结核菌搬肠之喻。盖脾胃为后天之本，脾胃一败，培补无方。凡治肺病之药，重用滋养之品，都是伤脾。如治脾胃必用香燥之药，又肺病所忌，故难治也。若照中医五行生克而论，肺属金，脾属土，土生金，则肺为子，脾为母。母健则子有维护之人，病得治自愈。如母亦病，即难堪也。语虽玄奥，理却可通。所以对于精治肺病之医，必不妄用苦寒之药。因苦寒败胃，胃一败，是医者反使其母子同病。服苦寒百无一生，服甘寒百无一死，二句话，先贤谆谆告诫后学，亦此意也。甘寒即滋养，凡西医用鱼肝油等，亦是滋养。滋养是壮水以济火而救肺，乃根本之治疗法也。裘氏五十年来，用此方法，治愈三期重症者不知其数，一二期轻病无论矣。此非余之自夸，乃不过冀人信守忌用苦寒专用甘寒之现身说法耳”。裘氏创制治肺痨五法：①清肺宁嗽法。针对一期患者，表现为咳嗽日久，吐白沫之稠痰，尚未见血，不过夜寐时常有盗汗，日晡潮热，或患遗精，脉形细数。②养阴止血法。针对二期，表现为咳痰兼血或见满口鲜血，胁间隐痛，潮热日作，两颧至午后发红，色无华，脉细数如刀锋。③育阴潜阳法。针对三期，表现为肌肉尫羸，精神萎顿，血久不吐，而白沫之稠痰盈碗，夜睡则盗汗淋漓，日哺则潮热蒸灼，颧红皮皖，毛枯肤燥，此为危笃之候，只要大便不溏，胃纳尚佳，用大剂育阴潜阳之法，亦能救治。④清养敛汗法。针对肺病误认外感，用辛温表散或苦寒败胃之品，致盗汗多而形神衰脱者。即需补偏救弊。⑤大剂滋补法。肺病至各症皆瘥，咳嗽亦除，舌上有津，脉不细数，惟形瘦力惫，当大剂补益以善其后。另有自制“枇杷膏”“五汁止嗽方”“食补法”三张单方治疗肺痨对应症候者疗效显著。治疗之外，裘氏还十分重视病家自身摄养，提出“除饮食亦须以滋养之品为主外，烟酒大忌，葱、韭、蒜及刺激性物不可吃。勿多怒。夫妇隔房，能远离不见更好”。同时劝谕病家勿听闲话，或说有人用草药治好，或说有人吃胎胞医好，均须戒之，因药入口易出口难也。并劝病者将痰吐入盂中，每日烧去，减少传染。

（四）宜攻宜涩治疗痢疾

论痢疾，1916年8月，孙中山来绍兴视察革命时，随行的胡汉民裘氏身患痢疾，经裘吉生诊治，一剂而愈。临别，孙中山为裘氏书“救民疾苦”四字相赠。由此可见裘氏诊治痢疾之能。治疗痢疾要诀为：“初起邪实宜攻，日久元虚宜涩。俗有痛则宜通，不痛宜止之语”，即新感而实则通因通用，久病而虚者塞因塞用。

裘吉生有治痢四方：痢疾初起以清暑化湿、行气导滞为治，忌用辛温发汗。其谓：“无表妄汗，升提太过，不仅耗伤津液，且邪热上干易致口噤。”痢疾初起，脉象或数或弦，舌苔或黄厚（湿轻热重）或白腻（热轻湿重）或受暑身热，或夹食脘闷。初见水泻数次，后即不畅而滞。渐见腹痛里急后重，粪如鱼冻，夹白色黏液或即兼脓血者，日夜十余度。只要胃尚能食，不拘男女或孕妇，凡年壮者用：香连丸一钱半，川朴一钱，青子芩一钱半，楂肉炭三钱，藿梗一钱半，枳壳一钱，白槿花一钱半，蒿梗一钱半，制茅术一钱，乌药一钱半。

裘吉生论它症，随证加减。痢疾至苔厚脉数，里急后重，腹痛便排脓血，日夜数十度至百数度。为肠中湿热炽盛，改用润下导滞、凉血清肠。药用木香槟榔丸（包煎）三钱、楂肉炭三钱，白头翁一钱半，青子芩一钱半，枳壳一钱半，川朴一钱，白槿花一钱半，玄胡三钱，乌药二钱，藿梗一钱半，青蒿子一钱。痢疾已过二周或已二十余日，未瘥。或因治疗错误，或因失治致邪尚盛而元已虚，大便多度，血液如水，肢冷汗出，脉细，噤口不食，势将虚脱者，尤其是年幼或年老，宜扶元救急为要。方：毛西参一钱，油当归三钱，油木香一钱，燕根（即燕窝根脚）一钱，赤芍二钱，淮小麦三钱，石莲肉三钱，北秦皮二钱，白槿花一钱半，楂肉炭三钱，陈仓米三钱，藕节四钱。如腹不痛者加炒于术一钱以护脾；目眶下陷而汗出甚者加别直参一钱以救脱；红已无而便如污水或青黑色除油当归加赤石脂三钱、炙甘草七分以涩肠。

裘吉生治不得当所致的坏症，如用柴胡、荆芥、防风致津伤液枯者，症见舌不被苔，质色光绛而干燥；有攻下太过致排便连肠膜碎屑同粪水排出者；亦有肛口下脱痛不可忍者；或排出秽臭如疮脓者；又有初起失下，误用葛根、柴胡等升剂致热高神昏兼呃逆者，须用：鲜生地四钱，鲜芦根四钱，赤芍二钱，油当归四钱，石莲肉三钱，白头翁一钱半，鲜石斛三钱，青子芩一钱半，地榆炭三钱，楂肉炭三钱，乌梅肉四分。上方如肠膜碎屑随便排出者加小川连七分；肛口下脱者加赤石脂三钱；气臭秽而色如疮脓者加北槐米一钱半，血余炭三钱，藕节四钱；见呃逆者加柿蒂一钱半，刀豆炭四钱，枇杷叶六钱（去毛），鲜竹茹六钱。以上四方遇老人小孩分量减三分之一。对于该病的治疗及预后，裘吉生重视舌苔的表现，认为“初起苔厚不足为患，而攻下后苔不化者，邪盛症重。苔黄如火绒生根于舌全面者亦重。苔白腻或黄在后截者，一下即化。苔化虽痢重易愈，苔不化，痢即瘥而邪积未去”。此外，裘氏对痢疾的自身摄养，要求勿食固定硬性之食物及油腻辛辣等物。裘氏治疟疾，亦是当时常见之传染病，认为乃疟邪入侵，于半表半里与营卫相搏，而致寒战高热，故宜和解少阳。而痰湿内蕴，困阻脾阳，少阳之气不和，实为感受疟邪之因。有“无痰不成疟”之说，故化痰燥湿亦为治疟必须。

（五）治胃十法创制新方

裘吉生不但精于诊治感染性疾病，对内、妇、儿诸科亦有颇深造诣。其当年行医之时挂牌即为妇、内、儿科。在内科诸病中裘氏最擅治疗胃病。并创制了“治胃十法”，包括：和胃降逆法、辛开苦降法、消食导滞法、健胃化饮法、活血化瘀法、补益胃气法、滋养胃阴法、暖胃散寒法、清胃泻火法和理气止痛法。认为只有针对不同的病症表现，运用不同的治疗方法，才能够取得药到病除的效果。但同时裘氏也认为胃脘痛虽有气滞、血瘀、虚寒、郁火、食积、痰湿之别，然而气滞实为主要病机，故治疗注重调理气机，如疏肝和胃、理气解郁、芳香化浊、行气消滞，皆为常用之法。务使气机通畅，则痛除胃安。裘氏积数十年临证经验，创制了疏肝和胃散，治疗肝气犯胃之胃脘痛效果显著。疏肝和胃散方药组成为：制香附、甘松、沉香曲、九香虫、刺猬皮、延胡索、降香、瓦楞子、黄连、吴茱萸、生姜汁、甘蔗汁。方中制香附、甘松、沉香曲理气平肝，延胡索行气活血止痛，九香虫疏散胸腹滞气，瓦楞子软坚散结活血止血，降香、刺猬皮行血化瘀，黄连、吴茱萸、甘蔗汁泻肝火而健胃止呕，生姜汁温胃，甘蔗汁甘寒和胃、补脾润燥。全方疏肝解郁、行气止痛、活血化瘀、健胃止呕，使木得条达而不横逆，则胃气自和。此方用于肝郁犯胃的胃脘痛，对胃痛出血大便漆黑，或胃阴亏损，舌红少津，则非所宜。该方因疗效确切，当时即作为验方登载于报章，誉满国内。

裘吉生运用疏理肝气症状缓解之后，还用清养法，补益脾胃以善其后。补益脾胃其喜用怀山药合鸡内金，谓："怀山药与生鸡金合用，用量比例为四比一，为补脾益阴健胃良剂。"而对情志郁结所致之气滞脘痛，在疏肝和胃散中加入广郁金常有显效。

（六）治咳疗嗽深究其要

裘吉生治疗咳嗽，强调"务求其本，治咳不以镇咳为主"。认为虽《黄帝内经》提出五脏六腑皆令人咳，但深究其要，只在外感、内伤两途。用药则"宣肺与润肺界限分明，守法严谨"。治疗外感表证用药轻灵，清扬解表，清透清导，认为"轻可去实，重过其所，邪去正伤"。而治里虚证则提倡药量并重，"以草木之品补精血之羸，本非易事，若再药量不足，疗效自不显著"，对于虚损较重者他常用到血肉有情之品，如对素体阴虚咳嗽较重者，即主张加用阿胶珠。此外裘氏常喜加入果菜食品，取"阴之不足，补之以味"之意，如燥热伤肺之咳嗽，便用梨肉"清六腑之热，滋五脏之阴"。

（七）著作与成就

1. 创办《绍兴医药学报》

民国时期，中医面临存亡危急关头，在与反动势力斗争的同时，裘吉生更感觉到中医继承、发展的紧迫，认为促进中医药文籍的搜集与流通是传承发扬中医药的基础，故其将收集整理、出版发行中医药文籍作为自己毕生坚持的事业，倾尽所有，百折不悔。1906 年裘氏与何廉臣等绍兴医界同仁组织成立了绍兴医药学研究社，该社由何廉臣任社长，裘氏任副社长。

1908年以研究社的名义组织创办了《绍兴医药学报》。自1908年发行创刊第一号至1911年因“光复事起，国事蜩螗，暂行停版”，共发行44期。1914年裘氏返绍兴后再次联络同仁组建了神州医药会绍兴分会，并由该医药会名义再次发行《绍兴医药学报》，裘氏兼任总编辑。《绍兴医药学报》编辑体例分为十门，即论文、学说、短评、问答、医案、杂录、医药界近闻、专件、古籍选刊、纪事细目。“论文”栏目主要刊载当时中医界名家的言论，这些言论多是针对中医界的一些突出问题而发，在当时的医界有重要影响，大致涉及三个方面的内容：其一，中西医学比较；其二，反思和改进中医；其三，医德方面的讨论。“学说”栏目主要刊载当时中医界名家的著述；“医案”栏目多登载当时名医的临证验案；“杂录”栏目多载医家们的医话小文；“医药界近闻”栏多载当时医界的事件或新闻；“专件”栏目内容多是一些政府文告或学会简章之类。另外，裘氏还不定期将部分剩余稿件合刊出版《大增刊》，以作为《绍兴医药学报》的补充。此外，尚编有《绍兴医药学报星期增刊》，共出158期。该刊主要开设有启事、小言、卫生谈、病家鉴、验案、学术研究、治疗顾问、广告、家用便方、医事闲话等小栏目。绍兴医药学报社在奉天省城章福记书庄、直隶沧县春和堂药店、福州南台同仁药业公司都设立过特约经理处。

《绍兴医药学报》刊印发行至第141期，因裘氏迁移到杭州，遂改名为《三三医报》，由“三三医社”负责出版发行。裘氏在《三三医报》第一期中即发表“启事”：“情愿再以个人金钱精力为我全国医界摇旗呐喊也。”《三三医报》为旬刊。其办刊宗旨是“便于同道研究学术，病家顾问治疗，暨发扬古学、输入新智”。开设栏目主要有言论、学说、通讯、杂纂、专著、社友俱乐部、医药界消息等，该报“言论”栏目主要刊登当时中医界的言论和学术焦点，反映当时医家们对中西医的不同认识，及对如何改进和发展中医的不同看法，是该刊的重点部分。“学说”栏目主要登载当时医家对医学理论和临证实践的探讨；“通讯”栏目主要登载各地医家或社友的往来信函，多是医家们针对临床疑难问题的互相问答；“杂纂”栏目多登载医家们的医话、杂论、序跋等；“医药界消息”栏主要刊登当时医药界的事件和新闻，涉及医会成立、报刊发行、政府文告等内容；“专著”

一栏则专门登载名医的著述。1923年《三三医报》第一卷第一期出版，至1929年9月第四卷第三十三期出版，共发行了《三三医报》132期。

《绍兴医药学报》《三三医报》是当时各地医家与医药社团言论公开的刊物。前后为该刊撰稿者有全国名家三百余人，如张锡纯、张山雷、周小农、张赞臣、曹炳章、何廉臣、秦伯未、时逸人、沈仲圭、汤士彦等。该学报的刊行对捍卫中医药事业，宣传中医药的科学性，交流学术思想，提高中医理论，探讨发展中医事业的途径都起了很大作用，在国内外均起到较大的影响。此外裘氏还在杭州《之江日报》担任副刊编辑，编有卫生半月刊等。裘氏不但主办学报，促进学术交流，更不惜重资，收集医书，尤其是孤本、精刻本、精钞本、未刊稿等更是竭尽全力，务在必得。裘氏曾说："当时因搜求一书，有费时累年，费银四五百金者。"认为我国医学已有数千年历史，代多名人，富有述作，古今医著，浩如烟海，但载籍芜杂，条理不分，名目所指，内容难详。因此整理医籍，去芜存精，分别类目，刻不容缓。况且我国旧时医家，多守秘方，得一旧刻孤本或前人佚稿，便矜为世宝，久而久之，孤本成为绝本，佚稿竟至亡稿。裘氏痛惜之余，一方面坚决打破"秘"字。他曾亲自设计了一期《绍兴医药学报》封面，上书一大"秘"字，一人手持大锤猛向"秘"字砸去。另一方面更加紧收集孤本佚稿，通过重资收购、互相交换、社友支持、委托抄录、亲手抄录、多年求访等方法多方搜罗，刊印流通。

2. 搜求集藏医药古籍

裘吉生早年就喜藏书，常托游幕各地的同乡以重金购买中医药书籍，或委托抄寄各地书目再汇款陆续收购。后又在奉天大量收购散在各地的中医药书籍，并通过合作的日本人从日本购入汉医书籍和皇汉医药书籍等。《绍兴医药学报》创刊后，裘氏又在其上刊载启示："海内外藏书家鉴：我国医书汗牛充栋，各家藏刻流通者少，致日久归于淹没。此岂先人著作时初愿所及耶？本社竭力搜求凡藏有各种医药书籍者务祈开明书目卷数版本等示知，本社当出重资相求并可代为流传发行。"裘氏如此尽心竭力，"搜求医书四十余年，积三千数百种"，两万余册。当时医界同仁称："裘氏所藏医书，甲于国中。"如近代医家秦伯未先生在《珍本医书集成》秦序中说：

“君藏书綦富，名重东南，仆尝趋访于武林寓次，大屋十余间，盈室皆古今典籍，几无立足地。”至抗日战争爆发前，裘氏已是中国中医古籍最多的藏书家了。裘氏搜集医药古籍，并非自珍自秘，更不是“自私其子孙”。而认为“书为天下公器”，对其藏书公开流通，出版的报刊“准许翻印，版权所无”。据不完全统计，在绍兴期间，裘氏克服种种困难，已先后出版了国医百家八种，鲟溪医述十五种，医药丛书四集二十二种，医学杂著三集，及有医士道、医话集腋等专集多种。

3. 与《珍本医书集成》

裘吉生迁居杭州以后，即刻着手自资出版医药书籍。从1923年至1924年校勘、出版、发行了医药丛书——《三三医书》，共三集，每集三十三种，合计九十九种。每种书前都有编者撰写的“提要”，便于读者对于作者和该种书的内容有简要和提纲式的了解。内容包括医经、临床各科、针灸、本草、方书、医案、医话、医论等。以明清时中医著作为主，大多篇幅短小，切于实用。后来，裘氏又将家藏医书整理，择优编辑了《读有用书楼医书选刊》三十三种，《寿世医书》十三种，《医药丛书》六种，《裘氏家刻木版医书》十七种等，至1929年底已出版医书六百余种。完成前述工作后，裘氏仍感珍本多有未尽刊布者，又联合同仁、学生、子嗣于藏书中选定九十种，辑成一集，名为《珍本医书集成》。《珍本医书集成》原计划陆续出版三集。1937年《珍本医书集成续编》交付世界书局出版。《续编》为九十九种。编首说明：“悉以罕见善本、仅存孤本、未刊稿本、精钞秘本四种为标准。”为便于传播，还决定“廉价发售，取值不及百分之一”。同时付梓的还有《皇汉医学丛书续编》，本丛书也是由裘氏主编。裘吉生认为：“吾国言医者多重演绎，而古时日本研究汉医反多用归纳，故尝有特知特见，为吾国所未及者。即吾国失传之古籍，经彼邦人士之校刊，亦有谨严不易之本。今从彼邦取归，为之刊布流传，亦学术界之急务也。”因此选日本研究汉医的名贵珍秘之本，尤适于实用者，分类重校并加句读。遇有日本原文则递译校订，选集七十五种，送世界书局出版。《皇汉医学丛书续编》连同《珍本医书集成续编》共精装二十八本。另外付版的还有《普济方全集》，又名《四库医家类全书》。《普济方》四百二十六卷原为清朝乾隆年间印行的《钦定四库全书》之一。鉴于“卷次重复，疑案难明”，“尤因未曾精校，间多脱行讹字”，因此以裘氏为主，并得八十余人襄助，历时二百余日，经考证、校勘、去误后再编辑付版。此外大型丛书《古今医书集成》也在此时段付版，计一千二百三十七种，分十三类，二十九目，共九千九百四十万字，精装二百十六册，平装一千零六十八册。该书也由裘氏编辑完成，并与上海世界书局签订好出版契约，定于1937年10月前将全部医书稿本由裘氏处转递到世界书局开始排印。至此，裘氏为弘扬中国医药学不惜自资先后主编、刊印和即将刊行的医书、医报、医学文献达二千余种。编报、编书外，裘氏仍感世之藏书未能普及，于1930年将所藏医学善本五百余册，赠送杭州鼓楼流通图书馆以惠读者，图书馆曾在出版月刊上编辑《国医图书专号》以示纪念。曹炳章对裘氏《珍本医书集成》的出版认为：“平时不能寓目之古贤遗著及未刊秘籍，得复现于世界。”全国知名医界同仁皆异口同声赞颂。裘氏去世后，留给子孙仅一部《珍本医书集成》和一部《中国药学大辞典》。

五、曹炳章

曹炳章（1878—1956年），字赤电，又名彬章、琳笙，浙江鄞县潘火乡人。家世业商，素性淳厚，自幼沉静好学，记忆过人。十四岁时，随父显卿公旅居绍兴，进中药铺学业，从而开始了他的医药生涯。曹炳章年少，精力充沛，求知欲盛，日间忙于配方，夜间便是他读书的大好时光。每每是焚膏继晷，手不释卷，娴药研医，孜孜不倦。不数年，学业大进。即辞去药铺职业，师从名医方晓安先生。方师见其颖悟可造，授以《黄帝内经》《难经》《伤寒论》《金匮要略》，及历代名家医学著作，曹氏益刻苦自励，朝夕研求，历时七载，颇有心得。学成以后，即在绍兴悬壶开业。1913年创设“和济药局”，倡导药品改良。1931年，积极筹建绍兴中医公会，并被推选为常务主席。曹炳章先生精内、妇、儿科，擅喉科，学验俱富。“古人随证以立方，非立方以待病”。他说“只有板方，没有板病”。认为临证用方遣药全在随机应变，方能中的。遇危重急证，往往能独具只眼，使病人转危为安。创设“和济药局”，倡导药品改良，中成药的辨别施治，阐发舌诊，为中医事业做出卓越贡献。

曹炳章平素生活俭朴，一无嗜好，行医所得，不置家产，多购医书，一生养成了爱书如宝、千方百计买书藏书的习惯，遇见市肆出售医书，无不倾囊购之。他还经常到旧书摊上收买廉价旧书，谓：“书旧字不旧，价值依然。”碰上好机会买到了稀有珍本、海内孤本等，更是喜形于色，乐不自制。纵然是一时无法或无财力买到的珍本、善本，每必借抄，汇订成册，列入书架。发现所藏书籍中有所破损，总候暇予以细心修补。至1911年（民国元年），曹氏已有藏书数千册，集编医案四卷和其他医著手稿十余种。因同善局施医所寓宅遭受火灾，其所藏书籍和手稿（除《鸦片戒除法》已出版外）尽付一炬。适曹氏回甬省亲，回绍后目睹十余年之心血毁于一旦，殊感痛惜。但他并不因此而灰心，仍继续收藏医书，研究学术。抗战期间，日寇飞机轰炸绍兴，当时曹氏所著《人身体用通考》的书业已完稿，为防被敌机轰炸，于是合家动员，挖成防空洞，将藏书和手稿悉置洞内，而对其他家产却无暇顾及。后来绍兴沦陷，曹氏又连夜租船将藏书和手稿转移至山乡僻地。战后回城，他为所藏书稿得以保全完好而喜不自禁，而对别的家产焚于战火却不甚痛惜。乃至晚年，曹氏的编著已达数百种（包括《中国医学大成》），收藏的书籍近万册，其中不乏稀有珍本、善本，成了名副其实的“书富翁”。故曹氏戏谑地自称为“书富家贫”的人。

曹炳章认为临证用方遣药全在随机应变，方能中的。遇危重急证，往往能独具只眼，使病人转危为安；逢疑难杂病，每每能另辟蹊径，使之柳暗花明，绝处逢生。曹氏精医娴药，对中药的鉴别、炮制尤为精通。诸如药材的采集、加工、炮制、识别，无不积累了丰富的实践经验。早年即被聘为绍兴“春成”“至大”药栈主持业务兼行医。由于医和药在实践过程中相互促进，其认识更能使感性上升到理性。他认为：“药物不改良，医学无从进步。欲求改良之道，必须从医药共同研究始。行医者只凭性味处方，不明药品之真伪；卖药者只知形色雅观，不究炮制之精当。至于产地之道地与否？丸散膏丹之遵古与否？医师既不调查，药师亦不报告，两不相侔，分道扬镳，岂有进步哉。”鉴于此，他主张：“医与药必须共同一起，将一切沿习积弊，设法改革。”他与何廉臣共同创设“和济药局”，走医药革新之路，至今仍有一定影响。

曹炳章学有渊源，曾先后问业有越中名医方晓安、何廉臣两夫子。方公名福增，字晓安，以字行，浙江慈溪人。自幼从药业，尤精岐黄家言，叩于医学，咸洞悉源流，审证处方，必穷原竟委。曹氏受业方公七年，尽得师传，医道乃大进。后又问业于越中翘楚何廉臣先生，平时研讨医学，朝夕过从，历三十年如一日。偶得疑难问题，互相辩论，虽至夜半三更，不终辍。必以义无隐情，理已彰明，始分别辞归就寝。苟不决定，废寝忘食，寤寐不安。故曹氏之学问，得何师旦暮问业之熔冶而更精进。但他并不因此而满足，仍抱着虚心诚恳的态度，经常与王馥源、邵兰荪等同道切磋医理，析疑问难，以期提高自己的业务水平。

曹炳章毕生勤于笔耕，堪称著作等身。据门人徐荣斋粗略统计，曹氏一生中撰叙、编辑、校订、圈注、眉批的医药著作，竟有四百一十三种之多。这其中还不包括在各地医刊上发表的论文、序跋等。特别是他主编的《中国医学大成》，选辑历代珍本、善本、医学名著及自撰医药论文集等，计三百六十五种。收集内容之宏富，筛选版本之精当，冠于当时，被誉为“医学之渊府”。他原筹划再编续集三百六十五种，后因战事影响，壮志难酬，就连初集也刊印未及一半（计一百三十六种）而遭停印，深感遗憾。

曹炳章先后编辑《绍兴医药月报》（何廉臣主编）和《绍兴医药学报》（裘吉生主编），并给《新中国医学院校刊》《医药卫生报》《越铎日报》《如皋医学报汇刊》《中国药报》《三三医报》等全国二十余家医药刊物撰稿，交流学术，颇受褒誉。他与各地同行的学术交往也十分频繁。如名医恽铁樵、傅嬾园、章太炎，章次公、承淡安、周小农、吴锡璜、时逸人、杨志一、秦伯未、刘惠民、叶熙春、魏长春等，都与曹氏相交莫逆，鱼雁往来甚密。特别是叶熙春、刘惠民诸公曾先后赴绍面见曹氏，研讨医理，推心置腹，十分投机。值得一提的是，曹氏忠以爱国，仁以济民，肝胆照人。日寇入侵时期，日货也随之充斥我国市场，药界同样不能幸免。对日产“翘胡子牌”仁丹，谓能治夏秋暑热百病，在药肆大量拍卖，不但掠夺人民钱财，而且严重冲击国药行业，许多爱国人士为此感到耻辱。曹氏目睹此状，拍案而起，与何廉臣一起，翻阅大量医籍资料，复参以多年实践经验，精心研制了一种丸药，定名为“雪耻灵丹”。其药效优于日货“仁丹”，而且价格也低廉。很受民众欢迎，也为国药行业洗辱雪耻。1929年，国民党政府通过了“余云岫、汪大燮提案”，妄图消灭中医，激起了全国中医药界的强烈反对，消息传来，曹氏义愤填膺，立即会同医药界同仁，为捍卫祖国医药事业而大声疾呼，与裘吉生、何幼廉（何廉臣之子）共被推为绍兴中医界之代表，赴上海出席全国医药总会成立大会。旋即晋京向反动政府提出抗议。在这场捍卫国医的斗争中，曹氏始终站在前列，直到取得胜利。1931年，中央国医馆成立，曹氏以浙江中医界代表身份参加成立大会，被委为中央国医馆名誉理事。后浙江国医馆成立，曹氏被任命为董事。绍兴中医界同仁又推举曹氏为绍兴中医公会常务主席。在争取中医合法地位，发扬民族精神的斗争中，奔走呼号，立下了不可磨灭的贡献。另外，为了改革和发展中医事业，他曾先后提出“统一病名”及印制“中医处方新衡旧称对照表”等许多积极的建议，得到当时医药界的赞同和响应。

1949年后，曹炳章虽已年逾古稀，仍在诊余之暇，从事著述。尝谓：“此后如精力许可，当以一识途老马，为后起者指出整理祖国医学之途径。一息尚存，此志不敢稍懈焉。”他主动提出，把自己倾毕生精力、财力收藏的各种医籍（包括各种珍稀版本的古籍）和各种手稿无偿捐献给国家有关部门（这些书籍和手稿现存于北京中国中医研究院图书馆、上海中医学院图书馆、浙江省中医药研究院图书馆等单位）。这一举动得到了党和政府的充分肯定。1955年，浙江省卫生厅叶熙春副厅长和山东省卫生厅刘惠民副厅长、华东卫生部范行准同志等先后赴绍，面见曹氏，给他送来党和政府的关怀和温暖。曹氏说：“我几十年来精力消耗于医药事业，只有今天在共产党的领导下，才获得重视，才慰我平生。1959年年初，曹氏被特邀为中国人民政治协商会议绍兴市第一届委员会委员。同年浙江省卫生厅聘请他担任《浙江中医杂志》名誉总编辑。惜因年迈，未克赴任。

曹炳章一生尽瘁医事，犹如春蚕吐丝，为继承和发扬祖国医药事业耗尽了心血。曹氏留给我们的四百一十三种撰述编辑、校订、批注的古今医籍，是他五十年苦心孤诣、奋发自强的结晶，是近代中医文献的宝贵财富。

一个医家的临床经验，主要通过医著和医案得以体现，论述曹炳章的经验，当然也不例外。

（一）采用成药治疗急症

从曹炳章撰述的《证治要略》及治疗时病、杂症、痰病、妇婴，及《膏丸说明书》中有所体现。大部分突出用成药辨证施治，尤其是对一些急症重病的救治，更是少而精、简而明，不失为采用成药治病的临床手册。以下可窥曹氏应用成药的圆机活法。

1. 痧胀霍乱

曹炳章认为，痧胀霍乱二者皆由清浊不分，井俞壅塞，治宜开关通窍，行气活血。然证有夹湿、夹食及伏暑、中寒之别，治疗中丸散应分平性、凉性、热性，不能浪用误投。若不辨痧疫之属寒属热，轻施于人，则轻症转重，重症转死。因此，选定普遍可治痧疫之丸散药，分普通平性药、特别凉性药、特别热性药三类，每种药下疏具药性之寒热，及其峻猛与和平，效用之擅长，服用之方法。

（1）普通平性药之用法。曹炳章认为，凡普通平性药，性味和平，无偏寒偏热，为通治暑热湿秽霍乱痧胀等症。如病人舌苔白或灰白灰黄，苔垢滑润者，皆可用之。闷痧、乌痧等一切急痧，及中恶中暑，猝然昏迷闷倒，牙关紧闭或身软如绵，即用痧气开关散，吹鼻取嚏，牙关即开。另用此散二分，开水调服，即能吐去痰水，立苏人事。又如中恶触秽，暴厥闷痧，绞肠心腹急痛，用急痧真宝丹一二分，开水调灌，立即松解。症轻者蟾酥痧气丸，平安散亦可用。若中暑秽，腹痛如绞，胸膈壅胀，太乙紫金片为最妙；兼心烦昏蒙，五绝暴厥者，则太乙紫金丹见效更速。如霍乱初起，未吐泻或已吐泻，胸塞腹痛者，辟瘟丹、纯阳正气丸服之皆效。若腹痛水泻溲短，以藿香露吞太乙救苦丹四粒，泄泻立止。若湿遏热伏、阴阳反错、郁闷成痧、绞肠腹痛，或吐泻肢冷、身热瘈疭、内闭外脱之象，即服飞龙夺命丹，能开闭透伏，妙在人中白引浊下行，症轻者观音救急丹。

（2）特别凉性药之用法。大凡夏秋酷暑烈日之中，路途猝倒，不省人事，舌苔黄腻或黄燥，甚则舌红，此为暑热之毒内闭，非痧胀霍乱。若悉以普通平性痧药治之，甚则口鼻流血而死。此是暑毒直犯心宫，症轻者以红灵丹服之，症重者以紫雪丹调灌之，或行军散一分，放舌上，凉水送下，立能回生。

（3）特别热性药之用法。夏秋痧疫，大热药当少用，惟中寒霍乱，必用温经回阳为对症之疗法。然寒症霍乱，必须见舌白润，吐泻皆青白水，肛门冷，小便清长，腹绵绵而痛，脉沉细或缓，肢厥，即服霍乱定中酒，以止吐泻。另煎回阳救急丹，以回其欲脱之阳，外以急救雷公散一二分，用姜汁调入脐眼内，外盖生姜一片，用艾火灸七壮，自能温通脏腑，不致伤阴。凡寒症内服，亦宜温药，然既用阳药，尤须兼益阴液。如用桂不用芍，用姜附不用归芍，则热药固能治寒，而太过亦能伤阴。每见多服热药，舌现镜面红舌，内仍杂白苔成堆者。亦有下痢如血，盖胃中之寒邪未尽，肾中之阴津已涸也，最为难治，此为纯用热药者戒。霍乱定中酒：治寒霍乱吐泻如清水，腹痛绵绵，甚则转筋，自汗，脉微欲绝，即用此酒加白糖一钱，开水冲服。凡阳虚中寒，吐泻如抽转筋腹痛肢冷脉伏，汗出，舌苔白，不渴者，用急救雷公散，每用一二分，用姜汁或葱汁调入脐内，外盖生姜一片，用艾火灸七壮，自能温通脏腑，不致伤阴。治中寒霍乱，吐泻如水，腹痛绵绵，甚至转筋入腹，肢冷脉伏，指甲青黑，陡然心闷神昏，肠中绞痛，自汗淋漓，一切阴寒等症。用回阳急救丹，每服三钱，阴阳水送下，立能回阳于顷刻。

2. 暑热蒙闭清窍

《经》云："心为君主之官，神明出焉。"若心脑为实热所蔽，痰火所蒸，湿热迷蒙，淤热所闭，火毒内攻，以致神明内乱，灵机顿失，或谵语如狂，或为痉为厥。①实热所闭，若胃热甚而神昏者，其外证必灼热烦躁，口渴引饮，揭去衣被，扬手掷足，循衣摸床，撮空理线，便秘溲短，舌质紫绛，苔焦或黑糙。其证当辨蒙与闭为二类。蒙则热邪夹湿，夹痰，熏蒸迷蒙心包，内陷心房内室；闭则直入心脏，更当辨痰迷、血淤两因。如灼热初蒸心营，心烦多言，以泄营透热为主，迨内陷心包则妄闻妄见，其热渐深渐重，一宜凉膈散调下万氏牛黄清心丸一二粒多效。若厥后犹不清，反昏厥不语，全不省人事者，邪热已直陷心脏急服王氏新定牛黄清心丸。如见妄笑妄语，是热邪已入心脏，或安宫牛黄丸、瓜霜紫雪丹，皆可急救。如热毒内陷心房，及深入血室，犀珀至宝丹调灌，或可回生。若痰因火动，蒙蔽心窍而闭者，以神香苏合丸皆有特效。②痰火蒸蒙，气机闭塞而神昏迷者，其外证必面赤气粗，口噤不语，项强目张，手足握固，神志昏沉，身热便秘，舌苔黄腻。其治法先用卧龙丹搐鼻取嚏，以通肺窍。次用导痰开关散六七分，开水调灌，以吐稠痰。便秘者礞石滚痰丸，陆氏润字丸任服，以下痰垢虽经吐下而神犹不醒，乃偏于热重夹痰内陷心宫者，宜叶氏神犀丹、瓜霜紫雪丹酌服，或以炼雄丹调服四五厘，渐渐冷灌，以吐出清痰黏液数碗，而神志全清。后服严制川贝以去其痰，再用和胃二陈丸以善其后。③湿热迷蒙，由湿秽而神昏迷者，其证必壮热口燥，不喜饮水，脘闷懊侬，神识昏沉，如痴如醉，嗜卧懒动，好向壁卧，懒与人言，或眼喜闭，或开目不欲见光明。治以芳香辟秽，辛淡开闭，如藿朴二苓汤去蔻、朴，加细辛、白芥子、芦笋、滑石，煎汤热饮；甚则调入太乙紫金丹一丸，轻则紫金片亦效，或以苏合香丸磨汁冲入，其效更捷。若湿夹热并重而蒙者，再调服清营神犀丹。④淤热所闭，若其人素有宿淤，与时热相搏，阻遏机窍，神志。昏迷，遂变如狂，此为蓄血也。蓄血在上焦者，一属心包络证，必脉细、肢厥、胸痹痛，名血结胸。治宜横开旁达。蓄血在中焦互易，属脾络证，必脘痛串胁，脉涩，肢厥，宜逐淤和营。蓄血在下焦者，属肝络证，必左脉弦涩，手足厥冷，大便溏黑，小便自利，神昏如狂。治宜宣气解结，透络通瘀。延久不治，变为肝胀血蛊，治宜开郁通络，皆当继服代抵当丸及大黄庶虫丸，更效。⑤血毒攻心而闭，若血毒攻心而神昏迷者，名曰血闭。其症有三：一为温毒烁血，一血毒攻心，法当峻下，如桃仁承气汤合代抵当汤。二为产后结瘀，血毒攻心，用回生至宝丹最灵验，黑神丸最稳而效。三为溺毒入血，血毒攻心，甚则血毒冲脑，其症更危，急宜通窍开闭，利溺逐毒等药调入犀珀至宝丹最有效，其他如女子热结血室，男子热陷血分，及产后瘀血冲心，小儿痘疹紫陷，犀珀至宝丹均有特殊效能。亦有因火、因痰、因瘀、因气、因血、因食，以致昏迷暴厥者，急服厥证返魂丹一二颗，立能厥回神醒。亦有因中痧暑，仓卒气闭，牙紧，便闭，上下格拒而神昏迷者，宜急服飞龙夺命丹二分，或飞马金丹，以清热解毒，穿经透络，能立起危亡也。

（二）痰病治疗经验颇深

曹炳章治痰病，认为“痰为病之标，非病之本也。善治者，治其所以生痰之源，则不消痰而痰自无矣”。又说：“痰乃饮食所化，有因外感六气之邪，则脾肺胃升降之饥失其常度，致饮食输化不清而生者；有因多食甘腻肥腥茶酒而生者；有因本体脾胃阳虚，湿浊凝滞而生者；有因郁则气火不舒而蒸变者，又有肾虚水泛为痰者；更有阴虚痨症，虚火上烁肺液，以致痰嗽者，此乃津液所化，必不浓厚。其余诸痰初起，皆由水湿而生。”故将痰病分为外感痰、气郁痰、食积痰 、痨瘵痰、痰塞咽喉、痰迷清窍、痰积胃肠、痰窜膜络八类，曹氏又好以成药辨证施治，有些成药虽今已不再，但其组方用药有 ·定的临床意义，亦可易汤剂治之。

1. 外感痰

风邪犯肺，即发咳嗽，初起痰如稀水，外证必鼻塞声重，口干喉痒，曹氏投以疏和胃二陈丸（干姜、砂仁、陈皮、半夏、茯苓、炙甘草）。①阴寒甚，脾胃虚，水泛为痰，治下则以济生肾气丸、桂附八味丸为主，治上以益气六君丸（党参、白术、茯苓、炙甘草、半夏、陈皮、大枣、生姜）、星香导痰丸（制南星、制半夏、香附、陈皮）为主。②寒邪久留于肺胃，出现口干，时吐涎沫，痰白如泡，此为痰饮症，高年最多。先以服岩制半夏，次服二陈丸以除根。曹炳章认为，半夏性燥而功能化痰，其所化之痰，以脾不化湿，聚而成痰者为主，为治湿痰的要药。③积饮日久，胸膈间内结窠囊，如水盛壶中，谓之饮囊，揉之漉漉有声，宜久服消饮苍附丸（干姜、茯苓、白术、枳实、苍术、香附、陈皮、胆南星、甘草），以逐渐除饮消囊。④因暑咳嗽，口燥音嘶，烦热引饮，咳吐黏痰，曹氏认为投岩制半夏、节斋化痰丸（天门冬、黄芩、海粉、栝蒌仁、化橘红、连翘、香附、桔梗、青黛、芒硝）最有效。⑤甚则痰中见血，先服清肺枇杷膏除痰止血，次以玄霜紫雪膏（雪梨、藕汁、新鲜生地黄、麦门冬、萝卜汁、白茅根）善其后。⑥湿犯肺胃，苔白厚，咳嗽多痰，骨节烦疼，四肢沉重，宜服二陈丸、岩制半夏。⑦小儿感冒风寒，连声顿咳，咯血声哑，面目浮肿，名鸬鹚咳，鸬鹚涎丸（鸬鹚涎、蛤壳、牛蒡子、青黛、苦杏仁、天花粉、栀子、麻黄、射干、细辛、石膏、甘草）最有效，间服岩制川贝（川贝母、竹沥、海粉、柿霜、春冬加麻黄，夏秋加皂角刺）更妙。

2. 气郁痰

七情郁结成咳，多因咳痰不遂，气郁成火，凝结痰涎，或如败絮，或成梅核气，滞塞咽喉，吐不出，咽不下，甚则上气喘急。曹炳章认为，此证惟妇人最多，宜服岩制川贝、节斋化痰丸。①热郁于肺，干咳无痰，面赤肺胀，喘急，此为肾亏虚火灼肺之证，服润肺雪梨膏、清肺枇杷膏、清金止嗽膏，最稳而灵验。②咳嗽日久，积痰如胶，留滞肺管，上气喘急，禀实者，曹氏主张朝服星香导痰丸，晚服岩制川贝；体质虚者，朝服痨嗽杜瘵膏（老枇杷叶、红莲子、雅梨汁、藕节汁、大红枣、炼白蜜、川贝母、生薏苡仁），晚服节斋化痰丸（天门冬、黄芩、栝蒌仁、橘红、连翘、香附、桔梗、青黛、芒硝）或金水六君煎，最为适宜。

3. 食积痰

伤食生痰，久积发咳，胸满噫酸。曹氏先投蒙石滚痰丸，下其痰积，再以除痰二陈丸搜其停湿。若：①稠痰壅滞气急，皆由湿火上炎，冲逼肺气，以清气化痰丸、竹沥涤痰丸甚效。②脾虚气弱，痰喘腹胀，大便溏泻，宜服二陈丸、益气六君丸。③多食肥腻，生痰厚浊，以查曲平胃散（焦山楂、神曲、厚朴或厚朴花、陈皮、清甘草）。

4. 痨瘵痰

痨瘵者，为久咳成痨，内伤肺脏之重症，非汤药能见速效，必须兼服膏丸，调其气机，益其血液，渐图缓效，此为正法，曹氏临证分干咳、痰嗽两种，干咳为痰火郁于肺中，轻则连咳数十声，略有稀痰出，重则虽多咳无痰，服清金止嗽膏、润肺雪梨膏，亦稳亦灵，甚则喉痒咳血者，先服立止吐血膏（鲜生地、生绵纹、桑叶、丹皮、血见愁、杜牛膝、土三七、苏子、降香）止其血，次服玄霜紫雪膏润肺燥而清血热，终服痨嗽杜瘵膏，滋气液以扶元。症见自汗喘息，为肺气欲绝之危候，曹氏急投服代参膏，间服獭肝丸（獭肝、柴胡、知母、地骨皮、栀子、犀角屑、天灵盖、黄芪、鳖甲、升麻、桃仁、甘草、朱砂、麝香）。

5. 痰塞咽喉

顽痰郁火壅闭喉间，顷刻饮食阻碍，隔不能入，气喘息粗，甚则神识昏迷。曹氏急用导痰开关散（牙皂、僵蚕、白矾、杜牛膝根），开水调下，立吐稠痰，痰出人即清醒。

6. 痰迷清窍

清窍为痰火所蒸，痰淤所迷，则心灵顿失，轻为怔忡，重为癫狂，或为痉厥，或为惊痫，急则内闭外脱病重。①怔忡症。心跳神虚，时有错语，或独语如见鬼，虽属心神不交，然每有痰火内扰，可朝服金箔镇心丹，夜服朱砂安神丸，肃清痰火以定心，心定则神自复，神复则怔忡自愈。②狂癫症。狂者武呆，癫者文呆。曹氏认为方书虽有阳狂阴癫之分辨，然皆由于痰迷清窍，心脑顿失其灵机，必先辨其为新病、为久病，新病久病之中亦必辨其痰盛火盛。新病温邪，火升而痰蒙者，多发狂症，宜先服礞石滚痰丸，急泻其火以降痰；次服新定牛黄清心丸，开豁其痰以清神，神清则发狂自止；继服叶氏神犀丹，肃清余火，以谨防其复发。久病郁症，痰迷而火伏者，一多发癫证，宜先服龙虎丹，上能涌痰，下能坠痰，为分消顽痰首推第一之妙药，屡奏捷效；次服猪心甘遂丸，搜剔包络之痰淤，逐渐从大便而泄。一经火泄痰稀，终服定痴丸，镇心平脑以善后。③痉厥症。曹氏认为，痉厥症辨其因，虽有外感时病、内伤杂症之不同；辨其名，虽有风痉、暑痉、湿痉、燥痉、风湿痉、温热痉及气厥、血厥、痰厥、食厥、痛厥、惊厥、暴厥之各异，而究其病机，无不由于肝风内动，胆火上炎，夹浊痰黏涎，迷蒙神气出入之清窍。新病者，多为火旺生风夹痰上壅，宜先服当归龙荟丸，急泻胆火以平肝；次服瓜霜紫雪丹，芳透络痰以清心；终服朱砂安神丸，清心宁神以善后。久病者，多属血虚生风，胆涎沃心，宜先服叶氏神犀丹，肃清络痰以醒神；次服桑麻六味丸，滋养肝阴以藏魂；终服金箔镇心丹（胆南星、朱砂、琥珀、竹黄、牛黄、珍珠、麝香，金箔为衣，薄荷汤下）定心安神以善后。④惊痫症。惊症，以许氏惊气丸最灵，间服白金丸以搜根，悸则金箔镇心丹最有效，间服和胃二陈丸以蠲饮，终则久服朱珀归脾丸以善后。痫者宜先服五痫丸，继服人参定痫丸，大势既瘥，则久服珠粉定痫散，以断其根。胎痫，因在母腹中时，其母有所大惊，故令子发为惊痫殊少特效之药，当辨其疾多者，久服橄榄膏，涤其顽痰以取效，神虚者，久服河车丸补其胎元以图功。内闭外脱者，闭者络闭，脱者气脱，每多不及救治，急以代参膏，开水化汤服下，投张氏牛黄清心丸，或以挽回十中之一。

7. 痰积胃肠

曹炳章认为痰既积胃肠，则必有老痰顽痰内伏，胶黏坚固，或有淤热凝结，成为结痰，或有伏饮化浊，成为浊痰。方书虽皆以礞石滚痰丸下其结痰，痰下尽则诸症自愈。然亦当分辨，顽痰由于淤热结成者，则首推节斋化痰丸最有效，次服竹沥涤痰丸以除根。若：①兼气喘，宜用苏痰滚痰丸，下其痰以定喘，继服星香导痰丸，消其余痰以善后。②老痰由于浊饮所化者，首推珍珠滚痰丸最验，次服和胃二陈丸以除根。③兼肿胀，宜服济生肾气丸，化其饮以退肿，继服益气六君丸，调补脾胃以善后。总使脾气健旺，胃气通降，庶免再生痰涎。

8. 痰窜膜络

痰涎流入两手支络，则两臂酸痛发战，不能举物，甚则手足不能转移，投以指迷茯苓丸，曹炳章认为此方极和平，而义精效速。①脉络不通，手足冷痹串痛，由于痰涎死血流注四肢膜络者，宜朝服三因控涎丹，夕服蠲痛活络丹，搜涤络痰，以宣通经隧。②顽痰夹毒淤恶风窜入膜络，手足瘫痪不遂，腰腿酸痛，四肢麻木，筋脉拘挛，不能步履，甚则流注串毒，非圣济大活络丹不能透达，较之小活络丹功用悬殊。③小儿急惊发抽，由于风痰窜入膜络，轻服回春丹，重则用苏合丸。

（三）对舌诊的研究

中医舌诊，是四诊的重要组成部分，它是辨证施治不可或缺的客观依据之一。无论八纲、病因、脏腑、六经、卫气营血、三焦等辨证方法，都以舌象为重要的辨证指标。曹氏认为舌象的变化，能客观地反映正气盛衰，病位深浅，邪气性质，病情进退，禀赋体质；能判断疾病转归预后，指导处方遣药。

1. 舌诊的临床意义

①判断正气盛衰。曹炳章引徐灵胎说："舌为心之外候，苔乃胃之明征，察舌可占正之盛衰，验苔以识邪之出入。"苔乃胃气所生？故验苔亦可察胃气之存亡。如舌质红润，为气血旺盛；舌质淡白，为气血虚衰；苔薄白而润，是胃气旺盛；舌光无苔，为胃气衰败，或胃阴枯竭。②分辨病

位深浅。曹氏说："辨舌质，可决五脏之虚实；视舌苔，可察六淫之浅深。"无论外感内伤，察其苔之厚薄，足以反映病位深浅，邪气轻盛。如薄苔多为疾病初期，邪入尚浅，病位在表；苔厚则为病邪入里，病位较深；舌质绛则为热入营血，病位更深，病情较重。③区别病邪性质。不同性质的病邪，在舌象上都能有所反映。一般黄苔多主热邪，白滑苔多主寒邪，腐腻苔多主食积痰浊，黄厚腻苔多主湿热；舌偏歪多为风邪，舌有瘀斑瘀点则多是瘀血。④推断病情进退。苔色和苔质往往随正邪消长和病情进退呈相应的动态变化。无论外感或内伤，变化都十分迅速。"舌苔有由白而黄，由黄而黑者，顺症也；有由白而灰，由灰而黑，不由黄转黑者，此谓之黑陷苔，逆症也。此因误用温燥之药过多之故，难得挽救。其由黄而黑者；乃阳明热结之故，润下得法，胃府浊气得以外出也，故曰顺症也。若黄转黑枯者，真阴将绝也。"⑤明察预后吉凶。曹氏在总结前人经验的基础上，认为出现以下一些舌象时，病情危殆，预后多恶。唇青舌黑，如去膜猪腰子，为亡津液。舌如镜面，光滑柔软，津液全无。舌如朱红柿色。舌糙刺如砂皮而干枯燥裂。舌敛束如荔枝壳而绝无津液。舌如烘糕。舌本强直，转动不活，语言謇涩。舌现白苔如雪花片者，为脾冷而生气闭塞。全舌无苔，为久病胃气已绝。舌因误用芩、连而现人字纹。舌卷而囊缩。舌忽变棕黑色。舌焦干黑，而脉代者。舌短卷萎软枯小者。舌淡灰转黑，淡紫转蓝，邪毒攻心已甚。舌与口腔生白衣如霉苔，或生糜点。舌干晦枯萎而无神者。舌燥苔黄，中黑通尖，利下臭水者。舌质全黑，而不见赤色者。舌质见深蓝色者。以上所列，均属危候，但曹氏认为并非"不治之症"，宜尽力救治，冀其转危为安。⑥分部候诊。对舌诊分部学说，曹氏也具灼见。舌体内应脏腑学说在《黄帝内经》《伤寒论》《金匮要略》等古典医籍中，均无明确记载，系后世受脉象候脏腑理论的启发，通过实践逐步发展起来的。因而学说分歧，莫衷一是。《辨舌指南》中明确提出"舌尖属心，舌根属肾，中间属脾胃，两边候肝胆"的观点。这一划分方法，切合临床实际，逐步得到了学术界的一致公认，从而使分歧归于统一。

2. 重视舌体病变

舌体的病变，前人都把它列入舌之本病中，作为一种局部的病症来处理，而不作为诊察病症的方法。曹炳章在《辨舌指南》中专列“辨舌之形容”一章，填补了这方面的空白，认为：“所谓形容者，如舌之软硬，舌之胀瘪，舌之战痿，舌之歪斜，舌之伸缩，舌之吐弄是也。皆能辨脏腑经络之寒热虚实，病之可治与不可治，于此已可判矣。”提出察舌辨病应包括舌体的神气，舌体的形态，以及舌面的变化三个方面。①察神：神也者，灵动精爽，红活鲜明，得之则生，失之则死。主要从舌体的荣枯老嫩以诊察之。荣枯：荣是有光彩之意，舌运动灵活，舌色红润，鲜明有光泽，预后多好。枯是枯萎，没有精神之意，舌运动呆滞，舌质干枯，晦暗无光泽，预后多恶。“荣润则津足，干枯则津乏。荣者谓有神，凡苔质有光有体，不论黄、白、灰、黑，刮之而里面红润，神气荣华者，诸病皆吉。若舌质无光无体，不拘有苔无苔，视之里面枯晦，神气全无者，诸病皆凶。”老嫩，所谓老是与嫩相对而言，老指舌质坚挺有力，嫩指舌质浮胖娇嫩。“凡舌坚敛而苍老，不论苔色黄、白、灰、黑，病多属实；舌质浮胖兼娇嫩，不拘苔色黄、白、灰、黑，病多属虚。故诊察舌体，应首先看舌的神气。②察形：包括舌体的胀瘪、痿软、强硬、偏歪、颤动、伸缩等。胀瘪，舌体增大，轻的较正常胖大，重的可张塞盈口，运动不灵，谓之胀舌。舌体枯瘦淡薄，谓之瘪。舌体肿胀，舌边有时可见明显齿痕，其病多实，“或水浸，或痰溢，或湿热上蕴。……舌赤胀大满口者，心胃之热也。舌赤肿满不得息者，心经热盛而血壅也。舌肿大者，或因热毒，或因药毒也。唇舌紫黯青肿者，中毒也。舌紫肿厚者，酒毒上壅，心火炎上也。”舌肉属心脾，心脾虚则舌瘦瘪。但也须辨其苔色，定其轻重。“若淡红嫩红者，心血不足也，紫绛灼红者，皆心肝血枯也；舌紫枯瘪，形如猪肝色，绝无津液，乃不治证也。”痿软，舌体柔软，灵活红泽，乃是胃气充盛之征即有病，亦属轻症，或病虽甚，也未至危殆。但若舌痿软而至无力自由转动，即称之为痿软舌。痿软舌有暴久之异，“暴痿多由于热灼，故常现红干之舌，如深红者宜清凉气血；紫红者宜泄肝热，通腑气；鲜红者宜滋阴降火；色淡红者宜补气血。若病久舌色绛而痿软者，阴亏已极，津气不能分布于舌体，为不治症也。”强硬，舌强硬是指舌体既不胖大，也不缩短，而呈强硬，失其柔和灵活的一种证候。由于舌体失柔而不灵活，所以也常见语言謇涩，含糊不清，或不相连续，一见于外感热病，热入心包，扰乱神明；使舌无主宰，面且热灼阴伤，使舌之筋脉失养，因而舌体失其灵活与柔和，呈现强硬，其舌色多见深红色。一见于内伤杂病，肝风夹痰，阻于廉泉络道，或肝阳上亢，风火上攻，筋脉失于濡养，以致舌体强硬失和，其舌色多见淡红或青紫。另外，舌上有干硬的厚苔堆积，也可使舌体强硬。硬舌也可与干硬黑刺苔及白硬如砂皮的硬苔并见，其形态“坚硬似铁，其厚似甲，敲之戛戛有声；言语不清”。这种情况临床比较罕见。偏歪，舌伸出时，舌尖偏向一侧，或左或右，病在左的偏右，病在右的偏左。此因病侧舌肌呈麻痹状态，无力收缩所致。歪者，斜偏一边也，痉痱与偏枯常见，当再辨其色，若色紫红势急者，由肝风发痉，宜息风镇痉；色淡红势缓者，由中风偏枯。若舌偏㖞，语塞，口眼㖞斜，半身不遂者，偏风也。舌偏向左者，左瘫；舌偏向右者，右瘫。宜补气舒筋，通络化痰。颤动，舌体伸出时呈现不自主的颤动，大多责之于肝。《辨舌指南》云：“舌战者，舌颤掉不安也。舌红而战动难言者，心脾虚也，汗多亡阳者有之。舌挺出振战者，多见于酒客、湿热病、神经衰弱者。大抵舌战由于气虚者，蠕蠕微动；由于肝风者，习习煽动。更宜参之舌色，如舌色淡红而战者，气血俱虚也；嫩红而战者，血虚液亏也；鲜红而战者，血液亏、肝风内动也。紫红而战者，肝脏热毒动风也。”舌纵，舌常伸出口外，内收困难，或者不能收缩，流涎不止，称舌纵。《辨舌指南》云：“舌出不能收，不能语者，心绝也。舌伸长收缓，面红烦躁，口渴溺赤者，心经有热也。舌常欲伸出口外者，心有热痰，舌中胀也。常以舌舐唇者，胃热而唇燥也。”舌缩，所谓缩，是舌体收紧，不能伸长，有的不仅不能伸出口外，甚至难以抵齿。这种情况，有先天生就舌系带较短者，由于舌系带牵拉而使舌不能伸出口外，这与寿夭无关。若因病缩短，多属危候。“缩者，舌卷短也，舌系收紧，不能伸长之谓也。凡舌短由于生就者，无关寿夭。若因病缩短，不能伸长者，皆危证也。邪陷三阴，皆有此证，如邪客于少阴，则舌卷而短，客厥阴络者，则舌卷唇青，卵上缩。凡舌短囊偏者，属热极；舌短囊不缩者，属虚寒；舌短而胖者，属痰湿；舌体短缩者，厥阴也。”③舌体的病变，包括舌面的点刺、裂纹、光滑等；点刺，是指舌上有很多红刺群集，凸出舌面，好像草莓的果实一样。有点刺、红和白星的区别。《辨舌指南》论之甚详，且颇具独到之处。点刺舌，为舌尖或舌前缘尖、边两侧的蕈状乳头数目增加，大小正常，或轻度肿胀而隆起，呈颗粒状，色红润，有时可伴疼痛。如“点如粞者，内有虫蚀也；若苔现槟榔纹，隐隐有点者，也属虫蚀也；若红舌中更有红点如虫碎之状者，热毒炽盛也；……满舌红点纹起者，心火燔灼也，宜即清之；若舌紫肿而起大红点者，乃热毒乘心；舌红而有大红点者，营热甚也，如舌尖独赤起刺，心火上炎之故”。归纳之，红刺舌多见于虫积、热病及心火有余之症。红星舌，为星较点为大，是蕈状乳头进一步增大、肿胀、充血所形成，密集于舌尖及舌前中部，呈草莓状。多见于内热灼盛的患者，“凡纯红舌而有深红星，乃脏腑血分皆热也，燥火疫毒及实热症，误用温燥药皆有之。”白星舌，为蕈状乳头肥大而水肿变性，故视之如珍珠样，白色透明，或如水泡样半透明。近人也称之为“水泡舌”。一般见于壮热病后，与红星舌发生机理相似，均为热毒伤阴，或营养不良等所致。

《辨舌指南》说：“舌红而起白星点者，乃心火有邪也。若红舌上起白星点如珍珠者，乃火极水化之象，较之紫赤黄苔上芒刺者更重。瘟疫多见此舌，即宜解毒清泄。”裂纹，舌之裂纹，可出现于全舌面，尤其在舌前半部及舌尖二侧缘；可有种种方向的裂沟及皱纹，深者宛如刀割、剪碎，其形状可呈纵形、横形、井形、爻纹，或呈脑回状、鹅卵石状。临床以虚证多见，尤以血虚及阴虚为主，也可见于热盛之证。“平人之舌无纹也，有纹者血衰也，纹少、纹浅者衰之微，纹多，纹深者衰之甚。舌生横裂者，素体阴亏也；舌生裂纹如冰片纹者，老年阴虚常见之象也。全舌绛色无苔，兼有横直罅纹而短小者，阴虚液枯也；无苔无点而裂纹者，阴虚火炎也。凡舌见裂纹如人字、川字、爻字及裂如直槽之类，虽多属胃燥液枯，而实热内逼者也有之。淡白舌有发纹满布者，乃脾虚湿浸也。凡舌绛光燥，裂纹，为阴液大伤，但裂不光，为胃阴不足，痰热凝结；若舌面绛红，边尖破碎，舌有血痕而痛者，此阴液大亏，心火上炽也；舌大赤裂，大渴引饮者，上消之证也。”光滑舌，主要为丝状乳头及蕈状乳头均萎缩所形成，使舌面的乳头全部消失而呈现光滑一片平如镜面，望之发光，扪之无津。不论内伤或外感，凡见到此种舌象，均示体内有阴液消亡之征象。其舌色大多为红色或绛色，舌体多较瘦瘪。它的成因，或由于汗下太过，或由于不恰当地过用燥药，或由病久失养失治，以致胃、肾的阴液枯竭。曹氏说："常人舌上必有薄白苔垢，俗医误用消导药，以致光赤无苔，必须调养胃气，至渐能思食，则白苔全生。余常见久病厚苔满舌者，一用消攻药，忽然退去，光而且燥，乃胃气渐绝之征。"

3. 苔的诊察之要点

诊察苔的要点：①苔色：舌苔之色，可见白、黄、灰、黑等不同颜色。《辨舌指南》引马良伯云："外淫内伤，脏腑失和，则舌上生苔。故白苔者，病在表；黄苔者，病在里；灰黑苔者，病在肾。苔色由白而黄，由黄而黑，病日进；苔色由黑而黄，由黄而白者，病日退。"这样根据苔色来分辨病邪性质，病势造退，有较大的实用价值。②苔质：主要诊察苔的厚薄，苔的有根无根，苔的偏全变化，苔的剥脱，苔的真假，以及苔的润燥、滑涩、腐腻等。厚薄，为苔质的厚薄，以"见底"和"不见底"为标准，即透过舌苔能隐隐见到舌体的为"薄苔"，不能见到舌体的为"厚苔"。厚薄可测病邪的深浅。若"苔垢薄者，形气不足；苔垢厚者，病气有余。苔薄者，表邪初见；苔厚者，里滞已深"。③润燥：舌面润泽有津，属正常舌象。若唾液分泌不足或太过，均为病理。所谓"滋润者其常，燥涩者其变。润泽为津液未伤，燥涩为津液已耗。湿症舌润，热症舌燥。"如唾液分泌不足或舌面蒸发过快，轻者使舌面少津，称之为燥。重者望之无津，扪之涩手，称之为涩。若干燥过度使舌苔呈芒刺状，则称之为糙。故燥、涩、糙代表了程度不同的伤津现象，常见于热病。一旦唾液分泌过多或过黏时，舌面上常粘附有一层半透明或透明的唾液，使苔上水湿溱溱，湿润而滑，称之为"滑苔"，常代表痰湿之邪内聚，多见于寒证。④腐腻：腐与腻是两种根本不同的舌苔。腐苔是一种比较厚的，颗粒大而疏松的苔，形状好似豆腐渣样，厚厚的一层堆在舌上，刮之易去，多是阳气有余，能蒸化胃中蚀腐之气上升。腻是舌中心及根部较厚，舌的边尖部稍薄，颗粒细小致密，紧贴舌上，揩之不去，刮之不脱，舌面罩着一层黏液呈油腻状，舌质大多被其遮盖而不能见。⑤偏全：观察苔的分布，应注意其偏全及其动态变化。所谓全，是苔满布于全舌，多见于中焦痰湿阻滞之证。"全者，苔铺满地，为湿痰滞中。"苔仅出现在舌的某一局部，或偏于左，或偏于右，或偏于前，或偏于后，这叫作偏苔。由于偏布部位不同，它的意义也各异。“偏者，其苔半布也，有偏内、偏外、偏左、偏右之分。凡偏外者，外有苔而内无也，邪虽入里而犹未深也，而胃气先匮。偏内者，内有苔而外无也，里邪虽减，胃滞依然；而肠积尚存，及素有痰饮者，也多此苔。偏左滑苔，为脏结，邪并入脏，最为难治；偏右滑苔，为病在肌肉，为邪在半表半里。”此类舌象临床较为罕见，曹氏姑录此以备参考。⑥有根无根：苔是由舌上丝状乳头末梢角化树分化而成，中医向来认为是由于脾胃中生发之气的熏蒸生成？说明苔的生长是有其根蒂的，苔与舌应有紧密的联系。周征谓：“前人只论有地无地，可以辨热之浮沉虚实；不知有根无根，亦可察中气之存亡也。地者，苔之里一层也；根者，舌苔与舌质之交际也。夫苔者胃气湿热之所熏蒸也；湿热者生气也。无苔者胃阳不能上蒸也，肾阴不能上濡也，前人言之晰矣。至于苔之有根者，其薄苔必均匀铺开，紧贴舌面之上，其厚苔必四周有薄苔辅之，亦紧贴舌上，似从舌里生出，方为有根。若厚苔一片，四周净洁如截，颇似别以一物涂在舌上，不是舌上所自生者，是无根也。此必久病，先由胃气而生苔，继乃胃气告匮，不能接生新苔，而旧苔仍浮于舌面，不能与舌中之气相通，即胃肾之气不能上潮以通于舌也。”辨别苔的有根无根，其重要意义，曹氏认为有三：第一，有根的薄苔，匀铺舌面，属于正常舌。第二，有根的厚苔，虽有代表邪气盛的一面，但脏腑的生气仍未告匮。第三，无根的苔，不问其厚薄，只要是舌面洁净光滑，没有再生苔的迹象，便足以说明脾、胃、肾之气不能上潮，此为正气衰竭的表现。

（四）著作与成就

1. 补编《通俗伤寒论》

《通俗伤寒论》系前清绍兴名医俞根初传道之作。该书首崇仲景，旁参朱南阳、方中行、陶节庵、张景岳、吴又可诸家，融寒温于一统，别出新意，自成一家之言。为绍派伤寒学术思想之代表作。在治疗上，强调以六经辨伤寒泛指广义之伤寒。又鉴于江南滨海，地处温湿，“凡伤寒恒多挟湿”，自与中原之感寒燥者迥异。因此，用药主张轻、清、灵、验，创拟了不少清灵稳实的方剂，如玳瑁郁金汤、羚羊钩藤汤等，计 101 方（后经何廉臣、曹炳章、徐荣斋等增补为114方)。被后世医家誉为"方方切用，法法灵通"的"四时感证之诊疗全书"。该书原系俞根初手稿，凡三卷。后经同邑何秀山氏整理加按，于乾隆四十一年(1777年)付梓。嗣后，何廉臣再予勘订，并从1928年起在《绍兴医药月报》上陆续刊出。然困何廉臣于1929年秋谢世，全书未竟，按照目录尚缺三分之一左右。为了完成业师未竟之事业，曹炳章毅然自任，仿其体例，执笔补直，历时半载续成，使成全璧，交上海六也堂书局正式出版。全书增为十二卷，一曰勘伤寒要诀；二曰六经方药；三曰表里寒热；四曰气血虚实；五曰伤寒诊法；六曰伤寒脉舌；七曰伤寒本证；八曰伤寒兼证；九曰伤寒夹证；十曰伤寒坏证；十一曰伤寒复证；十二曰瘥后调理法。末附曹氏"历代伤寒书目考"一卷。

在《增订通俗伤寒论》"绪言"中，特别提到何廉臣治伤寒学术成就。指出：古越何廉臣先生，喜阅伤寒书，于伤寒一道，尤多心得。尝刊《伤寒丛刊》，收辑如丹波元简之《伤寒广要》《伤寒述义》，许叔微之《伤寒百证歌注》，以及浅田栗园氏未刊本《伤寒论识》(精抄本，曹氏珍藏品)等。先生有补以长论，或经过批校，已次第刊印行世。唯《通俗伤寒论》一书，颇多经验心得，何先生爱逾珍璧，恐其湮没，益其体例，复将名医樊开周(何廉臣之问业师)经历验方，以及自己四十余年治伤寒之心得学理，治验良方，按证增入，使之更切实用。是书实为绍兴几代医家之经验集成，足以代表绍派伤寒学术上的特点，治疗上的创新。

曹炳章在补编续成的同时，对伤寒学发展史做了比较系统的研究。认为《伤寒论》书中所论二十二篇、三百九十七法、一百一十三方，其文简、辞雅、意奥，后世推为方书之祖。古今治伤寒者，概未能出其外者也。至晋太医令王叔和，搜采仲景旧论，节录其证候、诊脉、声色，又编次其方论，为三十三卷。使《伤寒论》免于失传，此诚仲景之功臣也。今世所传版本，乃宋臣林亿等校正，全书分为十卷，后经金·成无己注解，流传至今。唐以前，治伤寒学而卓有所成者，凡八家。曰仲景，曰叔和，曰华佗，曰陈廪丘，曰范汪，曰小品，曰千金，曰外台。迄宋·庞安常，撰《伤寒总病论》六卷，论伤寒不废温热。其论汗、吐、下，用水用火，和表温里，各有心得。

许叔微撰《伤寒发微论》二卷，其首论伤寒七十二证候，突出对八纲辨证的发挥，在阴阳表里寒热虚实八者中，尤以阴阳为重。其论证鞭辟入里，论方论药皆能发挥仲景微奥之旨。间或有仲景无方者，辄取《千金》《外台》等方以补入。朱肱著《伤寒活人》二十卷，首设一百零一问，以畅发仲景奥义，明确指出《伤寒论》六经，就是足三阴三阳六条经络，辨证重表里阴阳，强调证之与脉，不可偏废。其次阐发仲景一百一十三方用法。又采《千金要方》《外台秘要》《太平圣惠方》一百二十六方，以补仲景之未备。厥后整理和研究《伤寒论》者，日益增多。如方中行、王肯堂、张隐庵、张璐玉、钱天来、柯韵伯、尤在泾诸家，或循原书之旧，而加以阐发；或本仲景故说，间附后贤新方；或以法类证；或以方类证。虽仁智之见各异，而醇中有疵，瑕不掩瑜，均对仲景之学说有所昌明。特别是清代所纂的《医宗金鉴》，各科齐备，而编排次序以仲景全书为首，实昭示《伤寒论》在中医学上的重要地位。另外，嘉庆年间吴坤安著《伤寒指掌》四卷，其书采旧法以经验，增新法以阐扬。何廉臣公附刊邵灿根之评，再附以己之发明，改名《感症宝筏》梓行，可谓名副其实矣。再如，日人丹波元简之《伤寒辑义》六卷，其书汇集历圣发明之精义，可称得上是《伤寒论》较完善的注本之一。

2. 编纂《中国医学大成》

《中国医学大成》编纂缘起是由曹炳章主编的巨型中医丛书，初刊于1936年，书目原定365种。此书辑录魏、晋至明、清历代重要医著及少数日本医家著作。受中日战争影响，《中国医学大成》出版至136种、500册左右时，被迫停印。①整理古籍成为民国中医发展的当务之急。时至民国，中医的生存和发展受到严重阻碍。《总目提要·时逸人序》云："逊清以来，新学东渐，吾国医学遂为世界所诟病。数典忘祖之辈，矜时眩异之流，诋国医无专科。有书无统系。用意所在，非至消灭不止。且以失时代性之阴阳五行。司天在泉等不经之谈，以为攻击之口实。故使国医处于风雨飘摇之中。"为了改变这种局面，中国医学非从事整理，不足以言改进。《总目提要·吴锡璜序》谓：医学"非旁稽博考，无以见变通尽利之神。非提要钩玄无以得执简御繁之妙。自非读书十余年，临证数十年，未由悉此中之甘苦……所宜集思广益，殚见洽闻，荟萃古今名医诸大著，掇其精华，弃其糟粕。此则删订吾国方籍所必需之阶级。而亦整理吾国医学所必经之途径也”。《中国医学大成总目提要·张树筠序》谓：“吾国医学不患无书籍可考，而患书籍太多。医道为人生性命死亡疾病攸关，至重且要，设不经博学通儒深明医道之士，加以审查研究，整理厘定，则后之学者，临楮兴望洋之叹，茫昧而莫知谁从，洵吾国医学之大障也。”为了传统医学的革新，大东书局以发扬中国文化为职志，鉴于中央国医馆前有整理印行国医书籍之议尚未实行，治医者又莫不切望中国医书，能择其精审而为医家必读书，决定整理出版一套巨型丛书——《中国医学大成》。②主编一职非曹炳章莫属。到了民国，始现专门收藏中医古籍的收藏家。如裘吉生的“读有用书楼”所藏医书达3000余种；浙东名医范文虎藏有医书8大箱；南京名医石凌汉藏有医书数十箱；沪上名医陈君诒有家传医籍16箱等。从收藏种类和数量来看，以曹炳章为最多。

编纂《中国医学大成》的特点：①通常古籍整理之方法，约有两端，一为体类之部署，一为内容之研索。部署贵明类例，求于书之面目，所谓目录之学也。研索贵详端委，求于书之精要，所谓考订之学也。至内容之研索，则以评注、句读、校勘为要务。评注所以发原文之幽隐，钩其沉而正其误。句读便学者之讽诵，且制限文词之含义。校勘则或遵善本，或据他书所徵引，或以本文上下文互证，使传写踵刻之伪谬，由芟除而廓清。评注句读校勘等，胥为汉学之方法。然以汉学之方法，一一施诸医学者，则旷世而不一遇。总目提要·张骥先序谓：网罗古今医籍，删芜存菁。作一大规模之结集。其部署之方法，区为13类，举繁博浩之典籍，一一纳入此13类中。由博反约，精当不可易。其内容之研索，则评注、句读、校勘、考证，无一不具。曹炳章在“总序”定下编辑宗旨：“为便利国医同志，共求研求起见，谨就中国医药书籍中精选切合实用者”，即“精”与“便”。曹炳章在该书“总序”中说：“环顾市上中国医药书籍，精刊旧本，非低价易致；普通版本，舛误殊多，且缺文删改，以讹传讹，非慎重民命之道。”为此必须找到最佳底本，做到每邻精刊初印足本，其他亦多为明刻精本，故所选各书，皆中医要籍，大都内容精粹，切合实用，版本亦从精选。这也成为该书的最大特色。②分类特点。曹炳章将《中国医学大成》的365种医籍分为13类，即医经、药物、诊断、方剂、通治、外感、内科、外科、妇科、儿科、针灸、医案、外集。分类特点有两点。首先，把外感病独立分类。"外感病"的诊疗是中医的最大强项之一。《中国医学大成总目提要》认为"外感病极为重要，列为第六"。从突出中医特色和优势来看，用"外感"统"伤寒、伏气、春温、风温、时疫"的做法，更能突显中医的特色和优势。中医分科有其自身的发展规律，如按西医学科进行分科，一方面会造成中医内容不能完全涵盖；另一方面，由于中医相应内容的缺乏，不利于显示中医之长，反而尽显中医之短。为了突显曹氏分类特色，可与《中国中医古籍总目》进行简单比较。《中国中医古籍总目》把"医案医话医论"合列一类，把"医史"独立分类。《中国中医古籍总目》的"临证各科"没有"外感病"一类。其次，把医案独立分类。曹炳章把医案放在极为重要地位，据《中国医学大成总目提要》的"总序"记载，曾经向中央国医馆建议编辑实验方案。无独有偶，不少有识之士也是这样认为。章太炎给恽铁樵写信说："（中医）欲与西医较胜负，则言论不足以决之，莫若会聚当世医案。有西医所不能治，而中医治之得愈者，详其证状，疏其方药，录为一编，则事实不可诬矣！"

在民国，《中国医学大成》的传世价值即已得到广泛认同。《总目提要·张骥先序》谓："欲求其广博、精要而严谨者，舍《中国医学大成》一书，其将谁属哉！"大致从以下三点得到验证。①整理保存中医古籍。《中国医学大成》搜求博采秦汉至清末的海内孤本、珍本、抄本，约集名医，精校圈点。其所选之书，皆医籍精华，如医经类有《黄帝内经素问集注》《黄帝内经灵枢集注》等；本草类有《神农本草经》《本草衍义》《雷公炮制药性解》等；伤寒金匮类有《伤寒贯珠集》《伤寒补例》《伤寒来苏集》《金匮要略心典》等；温病类有《温热逢源》《瘟疫论》等；通治类有《医学心悟》《周慎斋医书》《医学源流论》等；医案医话类有《柳州医话》《吴鞠通医案》等；此外尚有临床各科、生理、病理、诊断等重要书籍。②流通中医珍贵古籍。民国以前，中医珍贵古籍是少数人的私有物，普通人无法看到。此书将各科的珍秘学术及方法全部公开，让人人皆有读秘籍的机会，厚泽于中医各界人士。言其浅者，可使初学者得有门径可循；言其深者，可使医学家循流溯源，由博反约。③遍览历代医论，尽知各家学说。《总目提要·时逸人序》谓："盖他人之所谓嘉惠来学者，特一鳞一爪之微耳。"此书却可使读者得到系统的古籍整理成果。阅一书则遍览历代医论，窥一类则尽知各家学说。因为"此书之丰富比《四库全书·医家类》增三倍之多，较《古今图书集成·医部全录》无割裂不全之弊。与二书相抗衡，而精当过之……诚医书渊薮之善本也"。

曹炳章对古本、善本、珍本、秘录广为搜罗。一生积蓄尽寄于是，所以医藏海内推为第一。举凡经史子集、省县志乘、随笔游记、报章、动植农矿、科学词典，有关医药者，均为采录。1949 年以前出版的中医古籍的确切数目，《中国中医古籍总目》主编薛清录认为是一万种左右。著名中医学家裘沛然先生在《重刊订正（中国医学大成）序》指出："1934 年曹炳章编制《集古阁藏书简目》，记录所藏中医文献已达 5 000 余种，几乎占了一半，这是中医文献收藏史的奇迹，也成为迄今为止有史料可稽的收藏中医文献最多的藏书家。"曹炳章不仅利用藏书精进医术，更重要的用来整理医籍。他校订、编辑、圈注、眉批、加按古今的中医书籍达 400 多种。另外，利用藏书撰述多种医著近 40 种，其中《人参通考》是至今为止最为详尽的考证专著，被中国中医科学院图书馆列为"善乙"（即善本乙类）。

3. 著《中华药物源流考》

曹炳章对本草学的起源、兴衰、沿革有一定的研究。他认为：相传神农尝百草滋味，一日而七十毒，由是医方兴焉。上古之世，未著文字，师学相传，谓之本草。他认为两汉以来，名医辈出，本草由见于经录。旧说，神农所作《本草经》三卷。后出现魏时李当之著的《药录》三卷，吴普所著的《吴普本草》六卷，梁陶弘景以《神农本草经》三品 365 种为主，增汉魏以下名医所用药 365 种，合 730 种，谓《本草经集注》；至刘宋时雷敩著的《雷公炮炙论》三卷，唐李勣等修编陶氏《神农本草经》，孙无忌等的《新修本草》，甄权所著的《药性本草》，孟诜撰的《食疗本草》及陈藏器的《本草拾遗》等等，都做了考证，指出其谬误。

曹炳章认为综观中华本草之学，李时珍、赵恕轩等，皆能独出心裁，发明新药。他说：我国药学之退化，已见一般。若不改革旧习，何以图存。并提出改革之法，必须先编中华药物教科书，必须征集各种原药标本，每药将正路侧路，出于何地，一一说明。每药观其形色，尝其气味等，偏述体例，以效用分类等等，并对谬误之处，皆应以删除。

4. 增订《医医病书》

《医医病书》为清·吴鞠通晚年的著作，写成于清·道光辛卯年（1831年），是继《温病条辨》之后的又一部力作，代表了吴鞠通晚年的学术观点。原书系旧抄本，体例混乱，先后杂出。曹炳章从何廉臣处借抄录存，定其体例，次其先后，别为上、下两卷，分作四编。1915年由绍兴育新书局石印行世。全书篇幅不多，悉为短篇。通过曹炳章分门别类，更加清晰可观。所增五篇，除首篇无所取外，余均精辟有理致。每篇后的按语，采用集注体裁，引证旁参，或发其未尽，或补所未备，均能恰如其分地阐发吴氏的原文原意，补苴罅漏亦属不少。

5. 增订《伪药条辨》

《伪药条辨》系清·福建郑肖岩氏所著，专为辨别药品之真伪而作。其书共收集伪药110种，将传讹作伪之时弊，从名到实，以临床为检验标准，加以甄别，实为伪药之棒喝。于是曹氏将各药别其门类，条分缕析，分订四卷。卷一“山草部”28种；卷二“芳草部”17种，“湿草部”12种；卷三“毒草部”13种，“木部”19种；卷四“石部”4种，“虫介部”7种，“兽部”10种。在忠实原文的基础上，对每一药物条下分别加以集注，或补其未备，或正其讹误，并参以自己的独到实践经验，以增广郑氏之原说，尤其真知灼见，更使原著增色甚多。校补完后，于1928年由绍兴和济药局分上、下两册印行。对以下一些问题，尤具真知灼见，更使原著增色不少。

提出革除时弊，改良药物的积极主张。当时某些不法药商只求己利，不惜人命，作假成风，或以伪乱真，以紫乱朱，但求名状相似，不别效用冰炭；或但求形色雅观，进值高昂，不别药性优劣，材质良莠。针对这种卑劣行为，曹炳章提出了改良药材，革除时弊的积极主张，认为：“吾目药物不改良，医学无从进步。欲求其改良之道，必须从医药共同研究始。”他在书中大声疾呼：医者不该只辨性味处方，应懂得药物的采收贮藏、炮制方法、真伪鉴别、功效主治等各个方面。药肆不该只知形色是否雅观，而应懂得药物的炮制是否精当，药材的产地是否道地，采摘是否适时，丸散膏丹修合是否遵古等等。只有医与药互相合作，共谋革新，才能提高疗效，杜绝掺假使杂等不法行为，造福病家。

药物的采收贮藏是否合宜，可直接影响药效。曹炳章指出某些药肆中的配方用药材，虽非假劣伪药，但因采收不合时辰，贮藏不得法等原因，药效同样很差，与伪劣药材无异。如杜仲、黄柏，秦皮等，其用在皮，当取于夏。因为夏时浆发于皮，力全而功倍，春则浆未升，秋冬则浆已降，浆收皮槁，效用已失。如地骨皮、丹皮、川芎，当归、白芍等，宜各因其长盛之际而采收之。其他如黄芩，黄连、知母、贝母，本多野生者佳，取用其根，宜于秋冬为胜，其浆液归根，效力较胜。像忍冬、凌霄、密蒙等花，以及苏叶、藿香、薄荷、荆芥、青蒿、佩兰等芳草之类，则各乘盛时而采之。既采之后，必当即时晒燥，藏之箱缸，密封其口，使芳香之气不散，效能更胜。

关于道地药材，曹氏自有见地良多。当时药肆只求形色雅观，获利丰厚，不别产地之优劣。如半夏用蜀产，而不用浙产，因为川夏颗粒大，浙产颗粒小。但不知川夏质松，落水即胖，且力薄性劣，较之浙夏质坚味厚，功力皆宏者，大不相同。又如橘红用川产，不用建产，因川橘红平薄无瘢痕，建红卷小有瘢痕。但比较两者的气味功效，前者味淡气薄力弱，后者气味浓厚胜于一筹。再如医方上书明苍术？而用茅术；书明于术，而用江西术。因为苍术、于术价贱，茅术、江西术价贵？以价格贵贱分高下，不知效能各有擅长，如苍术燥湿，茅术利湿，用处不同；于术健脾，江西术生津，补法悬殊。曹氏力陈其中的利弊得失，可谓用心良苦。

6. 评校《陆氏三世医验》

《陆氏三世医验》为明·浙江吴兴名医陆养愚、肖愚、祖愚祖孙三代的验案。曹炳章为之评校、作序，于1915年上海会文堂书局石印重刊。该书原系一抄本，至清·道光丙申（1836年）李素轩重校鱼鲁亥豕之讹，并出示马敏夫，马氏遂将其付梓，以广流传。至民国时，马刻原版已不复多见，曹氏以重金购得是书后，对原著做了比较精审的校勘，有讹字备校正之，缺漏者补之，间有义理未明处，加评按以阐发其用意之所在。所加评语虽不如《医医病书》之每篇均有，但极中肯。如卷二“疫症清热治验”，陈某患发热，两太阳痛，左胁作疼，口渴便泻。陆诊“便泻为表气不舒，里气不固”。曹氏从案中用白虎汤合解肌汤，评为“此肺移热于大肠，非里气不固也”。卷二“阴肿尿血泻肝补肺治验”，原案用生脉散加知母，滋肺金而还其输布之职；加黄连、白芍、柴胡、滑石、青皮、丹皮、青黛，泻肝火而决其壅滞之气。其治法乍看亦似合理，而曹氏评为“人参、五味子用得不妥”。一经指出，确值得进一步考虑。卷三“实热误补增剧治验”，原案中有“面赤戴阳”句，曹氏评为“面赤是胃火上炎，非戴阳症”。这些愈探愈明的评按，的确耐人寻味，启人智慧。卷五“白浊误补”“血瘀咽嗌”两案的评语，引用王孟英论述；“湿忌大汗”一案的按语，引用沈舟平论述。则是撷前人有关这一症情的议论，互相参征，既有所阐发，更曲畅旁通，可以说是评按中之别具风格者。从中也可看出，曹氏所评校的某些医籍，是深得何廉老评书的精髓，加以继承和发扬。对“陆氏润字丸”一方，曹氏推崇有加，考其制方，从诸承气汤中化裁而来，能治积滞、蓄血、痰垢，服无不应。此即自古法而变化出之。

7. 编著《辨舌指南》

清代至民国，中医舌诊逐渐进入了一个重要的发展和成熟阶段。在这一时期，诸多医家广泛继承、总结前人舌诊经验，撰写了许多舌诊专著，如申斗垣的（伤寒观舌心法》、张登的（伤寒舌鉴》、徐大椿的《舌鉴总论》、王文选的《伤寒舌鉴》、梁玉瑜的《舌鉴辨证》、刘恒瑞的《察舌辨证新法》、曹炳章的《彩图辨舌指南》（又称《辨舌指南》）等等，其中尤以曹炳章的《辨舌指南》最具代表性。《辨舌指南》撰于1917年至1920年，内容丰富，资料翔实；图文并茂，别具一格；中西并举；辑述前贤，阐幽发微；不泥今古，参以己验。辨舌审病用药俱全，是一本近代具有较大影响的舌诊专著。曹氏保存并发挥了一些舌诊专著及部分医籍中的舌诊内容。如杜清碧的《敖氏伤寒金镜录》、张登的《伤寒舌鉴》、徐灵胎的《舌鉴总论》、梁玉瑜的《舌鉴辨证》、胡玉海的《察舌辨证法》、刘吉人的《察舌辨证新法》等，精华部分几乎全部采录并发挥。又如，郭元峰的《脉如》、周学海的《形色外诊简摩》《诊家直诀》、章虚谷的《伤寒论本旨》及叶天士的《温热论》等，虽非辨舌专书，然阐发舌诊机制极精，运用舌诊经验丰富，各有独到之处，能从扼要的辨析中，开后学之颧蒙。《辨舌指南》是对这些文献资料的保存、整理和发挥，无疑是对舌诊所做的一大贡献。作者不仅很重视继承古代舌诊理论，辑录贤哲，又能参考西方医学之说，而且善于观察和总结经验。悉心研究本书，不仅有助于学好舌诊，而且有利于对舌诊的深入研究与探索，从而可使舌诊这一具有民族特色和实用价值的诊断技术更好地用于临床。

8. 对中药学的贡献

曹炳章自幼娴药习医，对药材的辨别、采集、加工炮制，有丰富的实际经验，早年即被聘为绍兴"春成""致大"药栈主持业务。后与何廉臣氏共同创设"和济药局"并主持工作，对厘定古方，改革成药做了大量的工作，尤其是对本草学的研究下了很大的功夫，对中药鉴别与考证有精要见解。在选编成《中国医学大成》以后，拟将近五十年所阅览的经史、说部、名人笔记、游记等摘录的有关资料，参考动植物学、矿物学、古本草学，结合个人心得，重修《本草纲目》，集编《中国药物学大成》，无奈时局动乱，又年近花甲，只得选用珍贵资料，择要逐年写成药物考，如《人参通考》《鹿茸考》《犀牛角考》等。这些药物考至今有较大的应用价值。

（1）真伪鉴别与炮制经验独到。曹炳章对药物的鉴别、采收、炮制加工、主治功效及用法方面有许多真知灼见，提出辨证讹药、厘定品种应从以下方面入手：①乱真之假托；②仿造之伪品；③不精之炮制；④不良之贮藏；⑤埋没之良材；⑥删除之次货。从而达到去伪存真，去粗取精的目的。如：南星与半夏从形态上分，南星无论大小皆极扁，不若半夏之圆；仙鹤草治血症甚有效验，但与龙芽草不是同一品种。金顶龙芽即仙鹤草（开黄花，故名金顶）；紫顶龙芽（开紫花）即马鞭草。浙江所出之土藿香，能乘热切片，烈日晒干，贮于缸甏，使香气收贮不走，药效亦甚强，不亚于广藿香。蒲黄乃蒲草之花蕊，色淡黄，是花茸花蕊相合，名草蒲黄，为佳。另有一种蒲黄，色老黄，屑细滑如粉，入罐煎之如糊胶一般，服之令人作呕，且不能下咽。吾曾用而受害，后仍用草蒲黄。曹氏还认为厚附片，乃四川鲜附子切片不经盐渍洗泡，效力比泡淡附子胜数倍。凡用淡附片二钱者，厚附片只需用一钱，因其力猛也。他还指出，羚羊角有黑白二种，黑者清肝肾热，白者清肺热息风。羚羊角质地坚硬，刀切不入，一般制饮片法以镑片入药。其法先将羚角水浸七八日，再用滚水泡透，使化坚为软，镑之，片张阔大，形式雅观；然经水浸泡，汁液尽出，性味功效已大半消失。于是采用不落水燥镑，使性味功能不失，真伪仍可鉴别，惟燥镑片张比较碎小，但主治功效则较浸镑优胜多倍。又如药物主治与功效的研究，《中药大辞典》"燕窝条"引用曹炳章之说："燕窝，性能补气，凡脾肺虚弱，及一切虚在气分者宜之。又能固表，表虚漏汗畏风者，服之最佳。每枚可重在一两以上，色白如银，琼州人呼为崖燕，力尤大。一种色红者，名血燕，能治血痢，兼补血液。"又如"白木耳"条亦引用《增订伪药条辨》曹氏按语："治肺热肺燥，干咳痰嗽，衄血，痰中带血。"这一系列关于药品的鉴别、炮制的改良，不论在当时或现在，都有一定的指导意义。

（2）改革成药确定主治有创新。曹炳章改革成药，确定主治，并除旧创新。曹氏深悉丸散膏丹的药物组成、制剂方法，对何者应遵古，何者应革新，何者有殊功，何者须禁忌，结合其经验，加以厘定。如霍乱定中酒、回阳急救丹、沉香百消曲、痢疾万应散等，均亲自配方选药，按法监制，推陈出新，矫正积弊。如"戈制半夏"的性能与主治，他指出：苏州戈制半夏方虽秘制，大约与《本草纲目拾遗》之宋公夏相类，内有肉桂，性温质燥。经临床实验，治寒湿痰壅气喘确有效，如用于阴虚热痰胶结，或咳或喘，苟误服之，必因燥热而咳血自汗，为害甚烈。还指出，使医者可以对症选用，病家可以按症买药，不致震于"戈制半夏"的积年盛名，不分寒热，盲目乱服。这样弄清成药的性能主治，医家病家，两受其益。这一辨明，非术业有专攻者不能言。

（3）药物考证内容丰富而翔实。曹炳章的著作中当以论药及药物考证为首位。其考证药物专辑甚多，议论既深而面广，对今天药物研究颇有启迪。他的药物考（谱）十五种，虽属未刊抄本，由于其学术价值之高，现已被列为中国中医研究院馆藏善本。而全部稿件均系雇人誊抄，间因有眉批、注释，致力是很辛勤的，叙述分品种的鉴别、栽培、采制、加工、主治效能及用法，考证资料的引用特别丰富翔实。综上所述，曹氏对药材考证、真伪辨识、采集、加工炮制，有着非常丰富而独到的经验。

9. 对中医文献学的贡献

曹炳章对中医文献学的贡献，体现在以下三方面：①悉心收藏古代医学文献，特别是对稀有珍本秘籍，总是不惜重金求购，即使一时无法购得，每必借抄存录，从中抢救和保存了一批濒临失传的珍本、孤本、善本古籍。②尽毕生精力整理历代医籍，一生中批校、增订的医著达三十多种，使这些原著得以扩大影响，广泛传播。特别是主编《中国医学大成》，给中医文献宝库中留下了璀璨夺目的瑰宝。③勤奋治学，富于著述，是近代医家中著作较多的一位，给后人留下了不可多得的学术财富。徐荣斋谓：清末民初，吾绍医家享有盛名而富于述作，兼致力于校勘前人医籍者，当推何廉臣、裘吉生、曹炳章三氏。写作之精，何胜于裘；校助之多，裘胜于何。而曹氏则两者各擅其长，无论在数量或质量方面，都是后来居上。其藏书之富，治学之勤，撰述之精，编校之博，都“冠于当时”。他评校医书，多能商量旧学，发遑古义，融古贯今。增订前人医书，则总是着眼于加深加广，古为今用，常常是“心细如发，目光如炬”，所以能洞中肯綮，发前人所未发，补前人所未备，使原著更加精益求精。

六、傅幼真

傅幼真（1892—1982年），名德敏，号顽石，浙江绍兴人。其父傅馥生，为绍兴名医，世居绍兴湖塘。傅氏14岁随父学医，日间临证习方，晚上攻读医学经典，未几，已能代父应诊。而立之年，参加北伐军卫生队，后因耳背返乡。傅氏曾游学上海，在沪悬壶行医。抗战爆发，上海沦陷，返故里承父医业。

傅幼真行医60年，一生好学，勤求古训，勇于创新，擅长伤寒时病的诊治。用药简而精，并根据绍兴的地理特点及绍兴人饮食习惯、体质特点，提出了治疗时病的“泄、清、透、开、养”五法。著有《内经选注》《难经选注》《伤寒论注释》《金匮要略注释》《伤寒金匮方剂药性集解》《中藏经注释》《四言脉诀》等手稿，但因十年浩劫存世很少。

（一）治伤寒应随机应变

傅幼真内科地属湖塘，自清代同治沿传至今，久享盛誉，精于伤寒病证治。俞根初谓：“伤寒为外感百病之总名。”吾绍一带，凡温热、湿温、暑温等一类热性病，皆称之为热证伤寒。傅氏学有卓识，医有渊源，行术有素，颇具声望。辨治热证伤寒，有独到之处。

伤寒自来有广义与狭义之分，绍地一带言伤寒者，专指温热、湿温、暑热等一类热性病，即俗称为“绍派伤寒”。傅幼真治伤寒，多宗喻嘉言、叶天士、王孟英辈温热诸论之理法方药，结合自己的临证实践，着重提出泄、清、透、开、养五法：

泄：发表之意。伤寒初起，邪在肺卫，证见恶寒发热，头痛无汗，骨节酸楚，或有咳嗽，脉现浮象，舌微红，苔薄腻。傅氏主张以轻清之品宣上达表，成方如葱豉汤、桑菊饮之类，使病一汗而解。并自拟泄卫达表汤，寓叶氏“透风于热外，渗湿于热下”之意，药如桑叶、菊花、豆豉、荆芥、防风、桔梗、茯苓、六一散、芦根等。虽然用药似乎轻描淡写，实见曲突徙薪之功。傅氏临证尝告诫徒辈：“邪未入里化热，过早用苦寒之剂，反不能驱邪外出，又徒伤胃气，不足取也。”徙薪之功，使病在卫分一汗而解，截断疾病传变。此不同于某些医者，不分在卫在气，概用大剂苦寒之品，致使邪无出路，徒生变证。傅氏一再告诫后学：“邪未入里化热化燥，当宗叶氏‘在卫汗之可也’之说。过早用苦寒之剂，不能祛邪外出，又徒伤胃气，不足取也。”

清：用于邪不得从外解，由表入里，病变重心由肺卫传入阳明气分。其时恶寒已罢，壮热口渴，苔黄舌红，脉洪数。邪既入里化热，壮热口渴，苔黄脉洪，傅氏认为应辨有汗无汗；若大汗出者，白虎汤证悉具，毋庸置疑，则用大剂甘寒药清气分实热；若无汗或少汗者，法当清热泻卫两施，银翘散、栀子豉汤皆可用之，既有苦寒清热之药，又有宣发腠理之品，并酌加瓜蒌皮、郁金等开达中焦，使其气机畅通，宣上达下，以抑制邪热充斥内外、弥漫三焦之势，冀得大汗，则再拟甘寒清热法。若有鼻衄，乃热迫血络而溢，并非凶象，此便称红汗，有热随血去之兆，酌加凉血之品。

透：透㾦发斑。发斑不甚多见，透㾦乃热证伤寒治疗之关键。邪热留恋气分经久不解，神形憔悴，烦躁不安，清之而热不退，泄之而汗不出，当需透白㾦。透㾦之要应先观津液存亡。若苔黄而湿润，为津液尚存，可于清热方中加瓜蒌皮、蝉衣、大力子等透发之品，白㾦可自颈至胸逐渐显现，㾦子一出，热势即挫。若苔黄而干，或见绛舌，是津液已伤，虽经透发亦无济于事，所现白㾦必枯燥饱绽如枯骨，反致津液愈竭而彷徨神昏，故应在清热透㾦方中加入鲜生地、元参、花粉、活水芦根等增津养阴之属。津复则白㾦自出，晶莹光亮，自为佳兆。温病有"下不嫌早"之说，傅氏认为邪未入腑，邪热亢盛之时，瓜蒌皮、大力子、元参等药虽有增津透㾦之功，却有润肠下泄之弊，应慎用，否则经证邪热未清，大便自利，邪热必内陷而神昏，反致医者措手不及，不可不虑。

开：芳香开窍。气分热甚，或气营两燔，热邪灼伤心阴，侵犯包络，即神昏谵语或蒙蔽不语，或烦乱狂妄，可选用紫雪丹、至宝丹、安宫牛黄丸此类。此乃医之常法，然必须有此症，方用此药。再则芳香开窍药过早过多地使用，反致耗伤元神。此诚可为每遇高热辄滥用"三宝"者之诫。傅氏选用三宝皆有定律，若壮热亢盛，昼日神清，入夜神明被扰，神昏梦呓，呼之即清，多用紫雪丹。若神昏不能出声，呼之不应，俗称蒙蔽伤寒，选用至宝丹最为适宜。若神志不清，胡言乱语，手足妄动，欲起床奔走，俗称发狂伤寒，则宜用安宫牛黄丸。然芳香开窍药的应用，必须有此证方用此药，邪热未扰神明，无须杀鸡用牛刀，一则芳香开窍药过早过多地使用，反会耗散元神，再则三宝药源紧张，价格昂贵，应合理用药，此诚为每遇高热不作辨证，辄滥用"三宝"者之戒。

养：病后调养。热证伤寒热退以后，邪退正伤，不但正气耗伤，阴津被灼烁以后亦难旦夕恢复，亟须调补气阴。脾胃乃后天之本，气阴不足以摄纳转输，以汤充养，故傅氏病后处方多以养阴开胃立法，选用沙参麦冬汤、益胃汤之类，酌加石斛、新会皮、焦三仙等以振奋胃气，并注重饮食调理，补充清淡营养饮食，切忌不分阴阳盛衰，大剂峻补，否则变证迭出，功毁一旦。

（二）用峻药应掌握分寸

《经》曰："正气内存，邪不可干。"人之所以能生存于天地之间，足以御邪侵犯，即使一旦受病，能推邪外出，全赖正气也。故治病必须顾及正气。凡用峻药治病，必遵先贤“大毒治病，不过十之六七”之训不可孟浪用事。昔年型塘、夏履等地血吸虫病流行，患鼓胀者甚多，人虽骨瘦如柴，但单腹膨隆。傅幼真认为虽有羸状，实为大实之症，如扶正反为助邪，如健脾渗湿亦不足以祛邪，不能姑息蹉跎，直需峻剂攻下，方使邪去正安。故多以峻泻之十枣丸治之，日用量三至五钱，多至一两（旧制），患者得吐利后，腹满顿消，再以健脾渗湿法善后。昔年傅氏曾治一患者，腹满如鼓，青筋暴露，直立不能自视其足，以十枣丸一两（二日量）峻下后，腹满消半。复诊时傅氏适在外出诊，由徒应诊，病家以前方有效，要求续服，徒亦以为应因势追踪，一击去之，乃再以峻剂攻下。服后非但腹水未消，反神识昏愦，奄奄一息，即来求诊。傅氏即以扶正健脾之剂调理多日，方得转危为安。此后因腹水未消，更迭调理、逐水二法多次，方告痊愈。

（三）祛湿邪贵在通阳

绍地位于江南水乡，河浜错杂，气候潮湿，故湿邪伤人最广。湿为阴邪，阴遏阳气，一旦感受湿邪，则现一派阴霾寒湿之象，阳气遏而不伸。若脾肾阳虚，阳虚不能化阴水，亦致水湿泛滥，阳气式微，故无论外湿内湿，机理同一。盖湿邪有偏着于上、中、下三焦偏异，其治亦有化湿、燥湿、利湿之不同，此为常法。傅幼真认为，治湿之要贵在通阳。缘阳气既被湿遏，不能伸达，必以温通之药宣通振发阳气，使阳为先导，引湿外出。治湿或用芳香，或用苦寒，或用淡渗，而不知通阳，则不能中病，若偏用大温大热之品以冀温散弥漫三焦之湿，亦法不中的，徒伤脾胃，故叶氏曾有“通阳最难”之说。通阳药为既能通宣阳气，又能与治湿药相辅相成之品，需随证灵活选用，如治湿利中之用干姜，湿邪犯胃之用丁香、吴茱萸，湿邪犯表之用生姜等皆是也。早年有患水肿者，初起有外感表邪，继则遍体浮肿，小便不利，求治于某医。某医以健脾为主，佐大量之淡渗利水药治之，复诊多次未愈。某医告诉傅氏，曰：“此五苓散证也。四苓前方皆用之，何不用通阳之桂枝耶，舍此则药不达病所，不能引邪外出。”从而用之，药到病除，实有画龙点睛之妙。

傅幼真说：“学医难，难在医才和医德。必有医之才，而后可以诊病；

有医之德，而后可以活人。此学上工之所必具也。”今医者可作座右铭而自勉。

七、傅再扬

傅再扬（1904—1958年），绍兴人，出自世代医家，系绍派伤寒中坚傅伯扬之子。天资敏悟，自幼随父傅伯扬习，医既承家学，悉得其父之传。广阅博览，又深得绍派伤寒之真谛而有所发挥，以治伤寒时病见长，辨证重湿，施治主化，用药轻灵，精研舌诊，医誉颇佳。对其祖父所著的《医家经纬》加以增纂。傅氏其性端庄诚实乐善好施，对内科、伤寒感证，临证熟练有素，救民疾苦，名重一时，是绍派伤寒临床实践家。傅氏内科精研舌诊，善治杂证，辨证重湿，施治主化。用药轻灵，遣药立方之妙，足资后学师法。

（一）崇六经辨证精当

“病变无常，不出六经之外，《伤寒论》之六经乃百病之六经，非伤寒所独也。”综观傅氏之医案，处处体现了绍派学术思想之宗旨，把六经作为机体方面的六个层次，太阳经主皮毛，阳明经主肌肉，少阳经主腠理，太阴经主肢末，少阴经主血脉，厥阴经主筋膜，将疾病病理上分作六个阶段，又结合六经病证，将错综复杂的证候加以归纳总结，其中突出的要点是，把三焦辨证纳入了六经辨证法，使之更为完备，充实和发展了六经辨证法，使“伤寒”之概念成为外感百病之总名，傅氏集绍派伤寒之精华融会贯通、将理论与实践密切结合、临证应用得心应手。在其医案归类中，宗六经将时病分为伤寒本证和伤寒兼证。本证中大、小伤寒、阴证、伏暑伤寒证证俱备；兼证中，风湿伤寒，春温伤寒，湿温伤寒，暑湿伤寒，冬温伤寒，伏暑伤寒更是类类见据，有证有方，层次分明，丝丝入扣，辨证极为精当，是绍派伤寒一大家。

张仲景著《伤寒杂病论》，以伤寒统括四时六气之外感证，而以杂病二字统括脏腑之内伤证，傅氏将外感时病与内伤虚损的内外夹发之证列为伤寒夹证，并认为伤寒夹发之证，表里虚实错综，阴阳寒热难辨，辨证尤须慎重，在其治夹食伤寒、夹淤伤寒、夹饮伤寒等中善于辨明因证，刻意精别，理法方药条理清晰，临证经验之渊博，辨证之精当，非亲历者不敢妄信。傅氏认为，病从口入，故夹证之中以夹食最多，夹食伤寒十居六七，其治法先祛外邪，继除里实，先表后里，在胃则消，在肠则下，列法井然有序，夏秋主藿香正气散，冬春主葱豉香苏饮之类，既不纯用升散表药，防宿食上承而成腹胀不通之弊；又不随意混用消导之品，慎防引邪入里而成结胸下利之虑，必待表祛解散后或消或下，庶免引寇入屋之虑。立法甚为妥帖。若遇素有痰积、痰饮或痰火之体，复感外邪而成夹痰伤寒者，必先分辨风寒暑湿燥火六淫，再结合本证论治则证明法顺。如风痰案中轻则辛凉轻剂桑菊饮，重则银翘麻黄汤加味主之。凡有内伤跌仆、妇人月经失调等先有淤积在内，继而外感六淫之邪，引动痼疾而成夹淤伤寒，傅氏先以活血解表为先，次下淤血，内外兼顾，为治是证之准绳。

（二）参四诊尤重目舌

傅再扬临证，参四诊望问闻切内容俱全，尤以目、舌，案中记载为详。以目、舌辨阴阳，分表里，定虚实，别寒热。在继承绍派伤寒诸前贤的基础上，有所发扬。在其诊务极为繁忙之中能辨证精当，用药灵验，是与其发挥了绍派伤寒观目、舌之独特经验所分不开的。《黄帝内经》云：五脏六腑之精气皆上注于目。目入脑通髓海面外观于瞳子，凡病至危必察两目，视目色以知病之存亡，目有神者生，无神者亡。观目为望诊之首要，凡目开欲见人者为阳，闭目不欲见人者为阴，目瞑者鼻将衄，目暗者肾将枯，目赤者血分为热，目黄者湿热内蕴，目光炯炯者燥病，或则干涩无泪，目多昏蒙者主湿，甚则目黄眦烂，眼胞肿如卧蚕为水气病，目清能识人者轻，睛昏不识人者重，瞳神散大者亡，两目直视亦为不治之症。观目之诊法至今仍为医者临诊所推崇。

舌为心之苗，脾脉络胃夹咽连舌本，肾脉循喉咙挟舌本，故舌为脾胃心肾之外候，舌尖属心，左肝右胆，根为肾，中为脾胃。舌上之苔为胃热蒸脾湿所结而成，故苔白滑或灰或黑而滑者皆脾湿上潮而成，苔黄则热已入胃。绍兴多湿，绍人嗜酒，地多秽浊，人多恣食生冷油腻，故上吸秽气，中停食滞，夏秋之际湿证居十之七八。纵观傅氏之医案，苔以白滑居多，此因太阳气化主水，而性本寒，寒为阴邪，白为凉象，故苔色多白，薄白而润是其本象，若见白滑为风寒兼湿，白滑而腻风寒兼湿夹痰故也，痰湿甚的苔白滑而厚，痰湿居少则苔白滑而薄，苔黄而滑者为热未结，不可使攻，黄而燥者，为热已盛，峻下无疑，苔黄而生芒刺为热极之象，当急下存阴，此外，黄苔主阳明。

傅氏察舌极为精细，若诊前病人服食或饮汁必嘱其待过半炷香（约半小时）后重新诊察，因食物咀嚼擦磨能除苔垢，故诊前服食则苔之厚薄难分，饮汁则润燥难辨，在察舌中遇到难辨之苔舌，则以指尖触摸之以辨润燥粘糙。这确为经验之谈，亦可知傅氏临诊之严谨。

（三）重配伍用药轻灵

“药有阴阳配合，子母兄弟”“药有臣君佐使，以相宣摄”。傅氏对四时之常病更是“选药制方，分际最宜清晰”，其对药物的配伍，十分严密精切，根据“凡伤寒恒多挟湿”的地域特点，治湿选用淡渗：省头草、冬瓜皮、大腹皮、滑石、薏苡仁是其主药；香砂六君是其主方，脾肾阳虚，湿浊重着，理中、真武为正本清源之要方。治暑之要，首重辛凉，轻则连翘、竹叶、薄荷，重则香薷、青蒿、芦根，继用甘寒清中，终用酸清敛津，轻则乌梅、冰糖，重则沙参、麦冬、五味、木瓜。治风之要多用宣气泄卫之品，轻则薄荷、荆芥，重则羌活、防风，而杏仁、桔梗为宣气之适用，而六经风病各有所主，桂枝主心经，天麻主肝经，升麻主脾经，独活主肾经，白芷主胃经，柴胡主三焦，随证配伍，各显其能。

傅再扬制方选药，以轻清灵稳为大旨，诸多制方以中小之方占其多数，施药量轻而灵验，其方曾被文人赞誉为“以淡墨描素成的山水条幅”，伤寒神昏之重证，中风偏瘫之痼疾，每帖药量不过三两，味不过九数，配方简而精，用药轻而灵，完全体现了绍派用药“平淡中具神奇，稳妥中起大证”的特色。

傅再扬对药物的配伍十分严谨，宣透发汗轻则葱豉合苏叶，重则麻黄配桂枝；和解少阳轻则芩柴相配，重则石膏麻黄相伍；其他又如香砂合二陈，用于辛温和中，葱豉配栀芩用于辛凉解肌，灯心草配芦根能轻清宣气，丹皮配桑叶能轻清凉血，又如凡宣透剂中，皆伍以木贼草，其为味淡性温，气清质清，色青中空，节节通灵，取其轻清疏达之功用，足开后学悟机。

（四）喜宣透善治时病

绍派伤寒治感证强调宣透，重视为邪求出路，云：“凡治伤寒，必先去病，病去则虚者亦生，病留则实者亦死，不拘风、寒、暑、湿、温、热、疫疠，当以逐邪为功。”傅氏临诊完全体现了这一绍派特色，以六经分证，按六经施药，太阳通用发汗，少阳通用和解，阳明通用缓下，太阴通用温运，少阴，通用轻补，厥阴通用清泄。凡邪从外来，必从外出；发表固为外解，攻里亦为外解，使邪早有出路，邪退则正安，宣透为治一切感证通用之法，由六淫所致时邪，宣透之法更需精切，风邪致病要用宣气泄卫之品；寒邪致病宜用温化之药温病宜淡渗，首用辛凉，继用甘寒，终用敛津之品，夏月暑病最为繁苛，用药极宜慎重不可不审其有无兼夹之证；燥药首当分清凉燥、温燥，凉燥宜温润，温燥宜用凉润之法；火邪致病当分虚实，郁火宜发、虚火宜补、阴火宜引，所谓引者是指能引火归元，导龙入海之药。

傅再扬临诊，既常用透邪又不偏废补虚，宣透之中寓有补虚之意，诊病之要在乎通其塞，开其郁而已，但其中有因病致虚或本虚而感邪之证，自当通补并进，治外感而夹内伤，必辨明虚中实、实中虚，素有内伤宿疾又罹患外感时病者，必须兼顾其本病虚实新久，向来宜寒宜热，宜补宜泻，宜燥宜润而在宣透之中添佐使之品，不得妄用峻攻之药。凡六淫邪气累及阳明，但见口干苔白燥者常用增液承气和白虎承气之法，攻下存津，又参入润燥濡液之品，令胃中津液充足，则外邪自解，阴气外溢则汗出，阴液下润则后泄，这是傅氏根据浙绍之天时地理，人群质柔体弱之特点所创设的缓下法，值得临证师法。

（五）讲调护药食并举

“饿不死的伤寒证”一语傅氏推崇备至，常谓：伤寒湿热大证，为医者辨证精当，施治轻灵，功仅一半，饮食清淡，调护得法，才能全功。

调护之法一为服药调护，伤寒诸证施治宣透方药，味薄气厚，尤其欲达取汗之效，以微汗为宜，若汗液亡失过多，则有亡阳，亡津，筋惕肉瞤，小便不利，大便干结之虑。宣透之剂煎时宜文火短沸，温热徐徐饮之，服药之后宜卧床覆盖被毯，若未见汗出，可少佐热粥以助药力，若见四肢厥冷，汗不出，可予温热之水洗足以助汗出。汗后若见小便不利，大便干结当察是否为汗出太过之弊。二为饮食调护，傅氏常谓“清茶淡饮待客不适而待病却宜”，伤寒湿热之证，肠胃受侵，运化无力，最能忍饥耐饿，要适其口味，投其所好，少食多餐，酌情与之，待邪去热返，苔净纳增才能少少与之糜粥，并要渐进渐厚以防食复。尤其暑湿伤寒，夹食伤寒，更应时时处处关照病家应以服食“饿泡饭”为宜，菜肴调配淡笋干菜沸汤冲泡，徐徐饮之，不但能顾护脾胃，更有引邪达表之功。三为瘥后调护，傅氏十分强调瘥后调护，谓：温热伤寒诸证，邪虽退而余热留恋未尽，六气受损，脾胃寒复，若调护失当，不知宜忌，过食则食复，过劳则劳复，郁怒则怒复，不避房事，则为伤寒房复，伤寒新感易痉，复证难愈。针对复证之因，慎慎防之为伤寒瘥后第一要法。若瘥后低热，察其阴伤之多少，余邪之轻重而予养阴清热；瘥后自汗，盗汗多由余热未清，心阳内炽以致蒸蒸燔灼，津液外泄而成，为阴虚有火以苦坚清养为宜；瘥后面浮肢肿为脾虚不能制水溢于肌肤而成，宜理脾渗湿利水，傅氏尤主薏苡仁、赤豆煮粥服食之，瘥后不食者须辨不欲食者病在胃，食不化者病在脾，前者宜养胃，后者宜运脾。

八、徐荣斋

徐荣斋（1911—1982年），字国椿，晚年自号三补老人，浙江绍兴人，住城内缪家桥河沿。早年师从越中名医杨质安，又问业于名医曹炳章，析疑问难，虚心求教，深得曹氏的赏识，遂成忘年之交。范永升谓：“徐氏之于医，可谓始于《黄帝内经》而终于《黄帝内经》。始于《黄帝内经》者，学医从《黄帝内经》始；终于《黄帝内经》者，终生以阐释《黄帝内经》为己任，孜孜汲汲数十春秋。”徐氏治学严谨，博览群书，勤于著述，崇尚“读书破万卷，下笔如有神”。徐氏潜心钻研中医理论和临床，尤以钻研基础理论和经典著作为擅长，撰写了大量学术论文和著作。对中医经典著作，特别是《黄帝内经》有精深的研究，同时在临床上也有着丰富的诊治经验，精于妇科。主要成就有著作《重订通俗伤寒论》《妇科知要》《内科精要汇编》《读书教学与临症》，校点《医宗必读》等。

（一）治学严谨注重经典

徐荣斋治学严谨，注重经典的学习，尤重视名家对经典的注释。前哲徐洄溪曰：医者之学问，全在明伤寒之理，则万病皆通。其《重订通俗伤寒论》辨析诸症，条列治法，方方切用，法法通灵。徐氏精通内、妇二科，对《黄帝内经》《伤寒》颇有研究，强调学习经文应“把经文的理论印证临床，通过临床实践体会经文”，重视和保持中医辨证施治、理法方药的特色，临证喜用经方，遣药活泼，妇科善调奇经，巧用血肉有情之品。善于汲取现代医学新知识，融会贯通。对宫外孕的认识及“经闭不闭”的探讨，令同行称道。徐氏晚年在《山东中医学院学报》编辑室编辑的《名老中医之路》发表文章，徐氏以清人王国维《人间词话》中的治学要经过三个境界做了表达。他说的第一境界是：“昨夜西风凋碧树，独立高楼，望尽天涯路”，意思是说做学问要目中无半点尘，胸中无半点尘，静志澄虑地勤读苦攻，搜集资料；第二个境界是：“衣带渐宽终不悔，为伊消得人憔悴”，是说为了探求学问，苦思力索，不怕人消瘦，只要能够理明心得；第三个境界是：“众里寻他千百度，蓦然回首，那人正在灯火阑珊处”，这就是说通过不断的辛勤探索，一旦有所发现，解决了问题后的喜悦心情。这种对治学境界的形象描写，颇具感染力。而徐氏是这样说的，也是这样做的。

徐氏说，祖父是个儒医，但死得很早没有见面，当然非祖传，父亲也早死，也不是父传，只是读到祖父遗留下来的半柜木刻本和手抄本医书。从业老师是撰《存存斋医话稿》作者赵晴初老先生的弟子杨哲安先生，跟随三年，边读书，边侍诊，打下了一些医学基础。对《黄帝内经》的知识很贫乏，所读李士材的《内经知要》、薛生白的《医经原旨》，加上一知半解九不懂的《黄帝内经·素问》，处于“诵而未能解，解而未能别，别蔚未能明，明而未能彰……”。

徐氏一方面把《黄帝内经·素问》论述精、气、神等篇的经文和注文反复诵习，感到古文气氛浓郁，养生义理跃然纸上，遂作为当时患病的病中修养；一方面经由浅入深，由此及彼，找到了学习《黄帝内经》的途径，引起了探索的兴趣。“书山有路勤为径，学海无涯苦作舟”，经历过一番苦功，皆穷治一经，跟着前人足迹而攀登。“独立高楼，望尽天涯路。”徐氏力求在会通中理解，做到守约以自固研究学问，处理好专精与博览关系。他认为读医书下手之初：①应先约后博，循序渐进，不能躐等。②互勘以求证，经文与注文，互相对照，同中辨异，异中求同，以前证后，以此侧彼，反复推寻，有新的悟境。③比类而索义理研读《黄帝内经》，做到既要理明心得，又要纵横联贯。经比同析异，探其义理，触类旁通。“学而不思则罔，思而不学则殆。”学习离不开思考，边读边想，做到逐渐领会。④汇参而见源流。从“守约”到“汇参”，做到“综合汇参”与“分类汇参”两法，力求多方汇参，相得益彰。对《黄帝内经》主要理论的探索和寻求，虽不是“千百度”，徐氏认为，然而几十度次总是有的，要在“灯火阑珊处”发现她、认识她、研究她，必须做到以上三境界。徐氏三境界，是后学者应加以学习和思考的。

（二）培育人才循循善诱

徐荣斋于20世纪50年代末期任教于浙江中医学院，担任“中医学基础”“内经选读”等课程的教学，是原浙江中医学院首批硕士生导师。他学术造诣深厚、为人谦和、深受学生爱戴，数十年来培养了一批又一批中医莘莘学子。

（三）开启究绍派之风气

徐荣斋对绍派伤寒的研究，开启了绍派研究的风气。绍兴是绍派学说的发祥地，也是研究绍派学说的重地，20世纪八九十年代，在徐氏的影响和直接指导下，一批年轻有为的绍派后学，开始把目光投向绍派研究。徐氏曾说：“绍派伤寒源虽不远而流方长。时代消息告诉我，绍兴伤寒学派已有新的一代在兴起，目前虽不一定后来居上，但可以相信是后继有人的。企予望之。”他之后开展多种学术活动，弘扬绍派学术，创办内部刊物《绍兴中医药》杂志，作为研究绍派伤寒的学术阵地，该刊收入1983年《中医年鉴》，在全国各中医刊物发表一大批有深度有影响的绍派伤寒学术研究文章。

（四）学医临证内经始终

徐荣斋学识渊博，对弘扬绍派伤寒不遗余力，曾通读《通俗伤寒论》，对是书得失了然于胸中。他提出“《伤寒论》六经是辨证施治与辨病施治相结合”的观点，被中医界所重视，注重疾病的调护，增添调理诸法，丰富了绍派伤寒的特色。

研究《黄帝内经》是中医学的渊薮，不仅在中医学术发展中具有极其重要的地位，而且在临床治病中也有重要的指导价值。徐荣斋学习《黄帝内经》，首先读的是李士材的《内经知要》，以后又先后读过薛生白《医经原旨》、王冰注《黄帝内经·素问》、张景岳《类经》，马莳、张志聪合注的《黄帝内经·素问》《黄帝内经·灵枢》、高士宗《素问直解》、日本人丹波氏父子的《素问识》《素问绍识》和《灵枢识》等等。徐荣斋在学习《黄帝内经》过程中，采用了四种方法：一是原文注文，边读边想边记，有时连贯读，有时分段读；二是已读懂的篇文，读到成诵；三是不懂的原文，检阅注疏及工具书，从字到句细细读；四是精短的文句，抄且读（读后抄，能加强记忆，抄后再读，能加深理解）。可以看出，徐氏研习《黄帝内经》下功夫之深。

徐荣斋研究《黄帝内经》有两个重要特点，其一是注意内容的选择。他研读《黄帝内经》重点在《黄帝内经·素问》，而《黄帝内经·素问》八十一篇中，讲“刺法”十二篇、讲“岁运”七大论以及文理浓于医理的“著至教论”“方盛衰论”等六篇，作为泛读内容；而把《黄帝内经·素问》中论述阴阳变化之旨，脏腑、经脉、病、治之要作为精读深研的内容。徐荣斋认为“离合真邪论”“至真要大论”“天元纪大论”等篇也有丰富内容值得探索。其二是重视内容的相互联系。如“上古天真论”中“虚邪贼风”一词，他与《黄帝内经·素问·四气调神大论》《黄帝内经·素问·八正神明论》《黄帝内经·灵枢·九宫八风篇》《黄帝内经·灵枢·贼风篇》《难经·五十五难》等相类似的内容进行比对以探索确切含义，同时主张将《黄帝内经》某些学说或理论与汉、晋、唐、宋相关医籍联系，例如将病机与巢元方《诸病源候论》等汇参，既相得益彰，又见学说的源流。正因为这样，他在《黄帝内经》的研究上硕果累累。

（五）宗仲景追源与溯流

前哲徐洄溪曰：医者之学问，全在明伤寒之理，则万病皆通。徐荣斋早期专注于整理、重订清俞根初的遗著《通俗伤寒论》十二卷，遂成书《重订通俗伤寒论》。全书共分为伤寒要义、六经方药、表里寒热、气血虚实、伤寒诊法、伤寒脉舌、伤寒本证、伤寒兼证、伤寒夹证、伤寒坏证、伤寒复证、调理诸法，共计十二章。其辨析诸证，颇为明晰；其条列治法，温寒互用，补泻兼施，亦无偏主一格之弊。方方切用，法法通灵，其定方宗旨，谓古方不能尽中后人之病，后人不得尽泥古人之法。全在一片灵机，对症发药。徐氏还对晋唐及宋时期伤寒学说的发展有较深入的研究。他撰写了《略论晋唐时期之伤寒学》《略论宋代之伤寒学》，重点阐述了晋唐、宋代伤寒学说的发展，并归纳了各派医家伤寒论之特色与精妙之处。同时，还研究了成无忌《注解伤寒论》特点、提炼了郭雍《伤寒补亡论》勘六经病的三要点和三要求，为后人学习提供参考。晚年又着眼于家乡的绍派伤寒，上溯明末清初，下逮民国，为三百年来的绍派伤寒探源、析流，功不可没。20 世纪 70 年代末至 80 年代初正是仲景学说研究热潮高涨之时，徐氏与何任教授合作对《金匮要略》注家与注本做了系统研究，撰写了《读经读注，经注并参》一文，为学习研究《金匮要略》提供了便捷的路径。

（六）擅长妇科颇有建树

徐荣斋对中医经典理论有较深入的研究，在临床上也有着丰富的诊治经验，尤精于妇科。对宫外孕的认识及“经闭不闭”的探讨，令同行称道。1981 年他根据自己的临床经验并结合学习心得，撰写了《妇科知要》，该书分上、中、下三编，上编为诊法，按“四诊”“辨证”两个部分写出，特点在于看得懂、用得上；中编为症治，所列各症都是妇科常见病症，治法用之有效，特点是临床治验的写实；下编为方药，筛选得当，特点在于随症灵活运用加减。其中问诊中，徐氏自编了“妇科十问歌”：“一问年龄二问经，期量色质要问清，药后多少色深淡，虚实寒热探此中；三问带下色和量，清浊腥秽辨病情；四问腰酸与腹痛，气血虚实寒热斟；二便情况列五问，关系膀胱与脾肾；六问婚孕胎产史，崩漏宜防肿瘤症；孕期腰腹列七问，腹痛胎漏病非轻；新产三审列为八，恶露、大便、乳汁情；九问产后起与居，眠食情况也要紧；十问兼证与夹证，相互并发找原因。结合脉诊与舌诊，辨证用药有柢根”，颇为实用。对于崩漏，徐氏主张分实热、虚热、气虚、阳虚、瘀血五型，分别用清热固经汤、六味地黄汤、固本止崩汤、金匮肾气丸、逐瘀止崩汤加减治疗，同时又重视奇经的作用，切合临床。对于药味用量，认为川芎为血中气药，但辛香走窜，用量不宜过重；但鸭跖草清热利水，性味甘淡，必须用至 30 克方为有效，洵为经验之谈。

（七）辨证辨病注重调护

徐荣斋注重疾病治疗与养护。他认为，无论是疾病治疗过程中，还是在病后恢复期，或是慢性疾病病情稳定期，都应注意到饮食的宜忌。徐氏对原作只有瘥后调理法，而不提及病中调护做了补充，指出："须知疾病与调护为治疗过程中的一个关键，医药疗效之显著与否与调护的合理有密切关系，因失于调护而造成事故的例子，是不少见的。"他认为调护对疾病的转归和痊愈有很大的影响，在外感伤寒（时病）是这样，内、儿、妇等杂证中亦是如此。他在原书瘥后调理法中提出了病中调理法、食物调理法、气候调理法、起居调理法、瘥后药物调理法这五个方面，丰富了绍派伤寒的内容，亦是"绍派伤寒"之特色。

在病中调理法中，徐氏举例说明，告诫医患注重调护的重要。在食物调理法中，他认为伤寒温热之症，多属胃肠伏邪，早已失其消化能力，最宜忍饥耐饿，平卧安静，热退舌净无苔，始可渐进粥饮汤，渐进渐厚，不致转复。他又分别对瘥后进食法、食物的忌宜、食物的调补做了介绍。在气候调理法中，他提出了冬温夏凉，不失时序，自护其身。遵照前贤的摄身，卧起有四时之早晚，兴起有至和之常制。调养筋骨，有偃仰之方法。节宣劳逸，温凉调节合度百病不生。并从一年四季气候变化，顺四时之更替，适应自然。在起居调理法中，徐荣斋认为，病家，一病之安危，多有责之于医。不知侍疾者对于病人，往往居处不合理，身体不清洁，寒温不适宜，卧起不定时。不但无助医家治疗之能力，实则助长病菌之孳生。对瘥后药物调理法，徐氏认为，伤寒温热，大邪退后，余热未尽，元气已虚，胃虚少纳，脾弱不运，稍动则复。若调理失当，不知禁忌，随时可以转复。若非药物调理合宜，瘥后遗症，何能辄除，并列举 24 则瘥后病例加以药食调治。徐氏这五个方面调理在不同程度和方法上都体现着治未病的学术思想。

（八）著作与成就

徐荣斋先生治学严谨，博览群书，勤于著述，崇尚“读书破万卷，下笔如有神”。著有《重订通俗伤寒论》《妇科知要》《内经精要汇编》《读书教学与临证》、校点《医宗必读》等。

1. 绍派伤寒探源析流

徐荣斋说：绍兴，是我国文学巨匠鲁迅先生的故乡，山川毓秀，人杰地灵，医学界亦人才辈出。张景岳、马元台为其尤著者，有“绍派伤寒”之名见于医学文献，则更值得称述了。记得20世纪30年代，在绍兴杨质安处学医时，于《绍兴医药月报》中偶然见到“绍派伤寒”这一名称，心不在焉，过目即忘。1935年得读《通俗伤寒论》，何秀山序文中又提到：“吾绍伤寒有专科，名曰绍派……”伤寒而冠之曰“绍派”，足见其学术精湛，影响深远。于是注意到绍兴以伤寒名家者若干辈，上溯明末清初，下逮“民国”，三百年来，伤寒学说不断演进，学派不断光大，谓为“绍派伤寒”，可称其来有自。青年时代对绍派伤寒的关注稍纵即逝的徐氏，重新回顾，他感觉有寻源溯流之必要。

绍兴述伤寒而能法古宜今，并足以继仲景而昭来兹者，当推会稽张景岳。徐荣斋认为，张景岳在《景岳全书》中列《伤寒典》于《杂证谟》之前，不是为了装点门面，实寓有承先启后之意。从其内容探索，他对仲景理论信古不泥于古，且能与古为新，这是张景岳伤寒学说的主旨。他强调勘病、辨证、论治的统一，勘病着眼于伤寒本病、兼病，旁及温、暑，指出“今时皆合病并病”，画龙点睛，使后人知所注意。辨证在全部《伤寒典》中所占比例极大，是他诊察伤寒的要义所在，经验所钟；论治部分，古方与新方随宜而施，后篇详析“治例”九类，则是张氏“论古法通变”的具体化。其说理多参照陶节庵，折中己意，成一家言。吴中戈存稿之《伤寒补天石》、张璐玉之《伤寒绪论》常采其说，并为清初绍兴伤寒学派所宗。

徐荣斋认为：绍派伤寒之成长壮大并见于记载的，为清乾嘉年间之俞根初。据《通俗伤寒论》何秀山前序记载：“俞根初先任瀰波而负盛名，日诊百数十人，一时大名鼎鼎，妇孺咸知。其学术折中仲景，参证朱南阳、方中行、陶节庵、吴又可、张景岳诸家；其立方，出入于辛散、透发、和解、凉泻、温补等五法；其断病，若者七日愈，若者十四日愈，若者二十一日愈，十有九验，就诊者奉之为神明。”《通俗伤寒论》初稿原为七章：《勘伤寒要诀》《伤寒本证》《伤寒兼证》《伤寒夹证》《伤寒坏证》《伤寒复证》《瘥后调理法》。内容都是诊疗伤寒的临床经验，简明切要，完全系当时传道授业之口诀，浮泛语少，实用价值高。其六经方药，共一百零一方，每方都有立法，每法又各有含义，都是俞氏随证制定的经验方。张山雷先生称其“取之不尽，用之不竭。老医宿学，得此而扩充见闻；即后生小子，又何在而不一览了然，心领神悟”。徐氏认为俞氏之论伤寒，究心仲景之法，变通仲景之方，在绍言绍，出自心裁，六经三焦，必勘其证，寒热虚实，必剂其平，或辨或析，有因有革，独成一家言，由是而绍派伤寒以著。稍后于俞氏有任沨波，绍兴山阴人。沨波为任越安之裔孙，得历祖乃父之传，精于伤寒，在嘉、道、咸、同年间颇负盛名，诊病具有胆识，常起沉疴，远近就治者日六七十人。越安精究柯韵伯之书，视柯氏《伤寒论翼》有错讹处，去繁就简，成《伤寒法祖》二卷（裘吉生辑入《珍本医书集成》中）。沨波著有《医学心源》四卷（何廉臣先生为之刊行），《任氏简易方》一卷。沨波子广生，继承父业，光绪间亦有盛名，四世医家代精伤寒，足为绍兴伤寒学派增色。

徐荣斋认为俞、任二氏的学术造诣，俞博采而任守约。俞能从伤寒中析出温病证治，法古宜今，为绍派伤寒放一异彩，其学说集众善而成家，具卓然自立风格；任则绳祖武为医学世家，以《论翼》作《法祖》，传绍兴伤寒学派之一脉，著述立言逊于俞氏，然亦有可传。后于任沨波约半个世纪，绍兴会稽章虚谷崛起，以其学验，独树一帜地著《伤寒论本旨》。对张仲景原文条分义析，按六经浅深层次，根据脉证，重为编订，详加解释；其有伤寒温病掺杂者，皆选辨订正，申明义理而排定之。书中还以临床所得，撰《伤寒热病辨》，提出先分病类后辨病证，其中“辨谵语”“辨舌苔”详析伤寒温热，语语从经验实践而来；在《暑病源流》篇中，问答详明，足资临床取法。值得传诵和有一定实际意义的是对叶氏《温热论》、薛氏《温热条辨》的加释，则是卓有成效的首创。他无疑为绍兴伤寒学派中与俞根初各有所长的杰出医家。可见徐氏对绍派伤寒医家研究之深。徐氏说绍派伤寒，以俞根初而得名，当然不始于俞氏。俞氏活在乾、嘉年间，这以前，绍兴有没有伤寒名家和述作呢？据曹炳章先生《历代伤寒书目考》所载，有明代会稽龚太宇的《伤寒心法大成》，有清代山阴陈士铎的《伤寒辨证录》，有会稽车宗辂的《伤寒第一书》，有孙桢的《伤寒杂病论正义》，有绍兴俞文起的《伤寒说约》等，但其书均未得见，他们的学说特点也无考。还是高学山的《伤寒尚论辨似》，书虽近出，知高氏为清初会稽人，无论其早于俞根初或晚于俞根初，从其述作来看，他对伤寒学是研究有得的，既能辨证喻嘉言之似是而非处，其造诣自是精卓。

徐荣斋说："人身内外作两层，上下作两截，而内外上下每与呼吸而动相牵引。比如攻下而利，是泄其在内之下截，而上截之气即陷，内上既空，其外层之阳气逢邪而内人，此结胸之根也。比如发表而汗，是疏其在外之上截，而在内之气跟出，内上既空，其内下之阴气上塞，此痞闷之根也。识此在上禁过汗，在内慎攻下之法，后读结胸及痞塞诸论，则冰消雪化矣。"绍派伤寒从明末到清初，有张、俞、任、章、高五家互相争鸣，随之阐述者亦大有其人。

何秀山在俞氏《通俗伤寒论》的三卷抄本上，每条每段各加按语，或作阐发，或作补正，使"俞氏一生辨证用药之卓识雄心，昭然若发蒙"。何氏的学术经验，何廉臣称其由博返约，服膺于"四张"（张仲景、张子和、张景岳、张璐玉）。他自己在《通俗伤寒论》按语中也提道："余临证时，凡遇纯实证，每参以张子和法；纯虚证，每参以张景岳法；实中夹虚，虚中夹实证，每参以张璐玉法。庶几博采众法，法法不离古人，而实未尝执古人之成法也。"徐氏曾说：我曾反复研读《通俗伤寒论》的每条按语，体会出何氏运用仲景学说，确臻神妙，不拘迹象，已入化境，对张景岳之《伤寒典》及张璐玉之《伤寒缵论》《伤寒绪论》二论，亦多揣摩有得，其出自心裁处，真如天女散花、缤纷夺目。如果把《通俗伤寒论》按语部分辑成"何秀山医话"，其学术评价肯定极高，不仅仅以限于一隅之"绍派伤寒"见称。今有沈元良医师整理成《何秀山医话》一书，2014 年 6 月由中国中医药出版社出版。本书旨在何秀山学术思想、学术经验，化茧从蝶，传道济世。

绍派伤寒的奠基，徐荣斋认为，任何一个学说或学派，总是“莫为之前，虽美弗彰，莫为之后，虽盛弗传”，绍兴伤寒学派也是如此。由于渊源有自，因而后续的人是比较多的。徐氏析流，第一当推何廉臣。称何氏医学造诣，乡先辈杜同甲称其“究心岐黄四十余载，其治伤寒，尤为专门名家，平日于古今中西医籍，靡不浏览而伸以己见”，可谓恰如其分。在医学上的业绩贡献，发扬光大了绍兴伤寒学派。何氏《重订广温论》《感症宝筏》，皆注重于当时之病态变迁（即现在所谓常见病和多发病），究其原因，详其现证，不拘于《伤寒论》成法，变化纵横，无往不合仲景矩矱，可想其识力之专，经验之富。故张山雷称其“堪与孟英、九芝两家相颉颃，鼎峙成三而无愧色”。推崇之殷，主要颂其擅长温热病及伤寒阳明病的治疗。

徐荣斋认为何秀山公之绪余，给《通俗伤寒论》逐条勘证并加发挥，其全部勘语，为何廉臣对于诊疗伤寒温病的临床结晶，使《通俗伤寒论》内容大增，从三卷到十二卷，可以说是绍派伤寒第一次集成。樊开周，尝谓“江浙滨海临江，地土原湿，先贤发明温暑湿燥诸法，不可偏废”。樊氏治疗温热的经验方，见于《重订广温热论》及《湿温时疫治疗法》中者计 13 方：新定达原饮、加味栀豉汤、藿朴二陈汤、藿朴胃苓汤、加味犀羚白虎汤、雪羹加味煎、童便草汤、加减甘露饮、犀角大青汤、凉血解毒汤、犀地桑丹汤、人参芍药汤、三参冬燕汤。这些方对绍派伤寒来说，也是添锦上之花，使之绚丽多彩。张畹香，壮岁博览医书，治伤寒学以柯氏《伤寒来苏集》为基本功，益以叶天士、戴麟郊之说，诊疗伤寒、温病极有经验，医名卓著。著有《暑温医旨》，书中如“舌苔辨”“伤寒治论”，都反映他的独特临床见解；不少重笃伤寒病例及温热、暑湿，并疟、痢、伏暑、热入血室等治疗，也有心得实验。其书曹炳章先生辑入《中国医学大成》中，他是一位绍派伤寒的守成者。周伯度，以儒而医，精究伤寒时病，方与药亦研究极深。学宗《伤寒论》，参以叶天士、徐洄溪、尤在泾三家。著《六气感症要义》，阐述六气为病，先论后方，方必有解，期于实用而获效。他认为：“外感之证，不出风寒暑湿燥火六气，曰伤寒者，对杂病而言之；若对内伤而言，则伤寒亦同为外感。伤寒之方，多可施于六气，六气之病，亦可统于伤寒。是故欲治伤寒，当先详六气，六气者，伤寒之先河也。”

这类明确的议论，在《六气感症要义》中在所多见，可称绍兴伤寒学派的佼佼者。邵兰荪，系绍兴近代名医生平究心叶氏《临证指南医案》及程氏《医学心悟》。其于湿暑时感及虚劳、妇科俱有心得经验，方案多从《临证指南医案》《医学心悟》中来。他名高望重，全浙皆知，每日应诊从朝至晚，户限为穿，以绍兴医生而名播全浙，不以著述行世而名闻遐迩，确是伤寒专家。其医案多系后人所辑，曹炳章先生辑四卷于《中国医学大成》，裘吉生先生辑二卷于《珍本医书集成》，潘国贤教授辑一册，不分卷，300多则，都为六淫感症，细味按语方意，确从叶派移植过来。徐荣斋认为，胡宝书为近代绍兴伤寒专科，名闻浙东，学宗叶、吴、王、雷，对《温病条辨》及《时病论》更有心得。他对望诊有独特经验，一见患者的形态、神色、舌苔，即能辨证知因，非常熟练，并对患者的预后及医嘱能要言不烦，极中肯綮。因此博得远近病家信仰，起危疴，决死生，成为一代伤寒名家。由于诊务繁忙，故无著述，仅有子侄及门生抄存部分方案。绍兴《医药卫生·中医专辑》1980年第二期中，得见胡氏《伤寒十八方》，则又为绍派伤寒增加一份可以传世的宝贵资料。

2.《重订通俗伤寒论》

《通俗伤寒论》初稿3卷，为绍兴俞根初先生原著，何廉臣先生增订为12卷。何氏为曹炳章先生之问业师，清民间享有盛名，著述在10种以上，而以本书为代表作。它在编述体系上是综合张仲景以后下迄近代各家的伤寒温热学说（其中包括重要内伤杂症），先后通过两个作者的经验加以分析归纳，其理论之详明、方法之适用，在当时推为“酌古斟今”“通变宜俗”的作品。徐荣斋说：我在1944年阅读这本书时，曾把它切合实际部分用红笔圈出，并加标志，以便记取，校正其脱文讹字，做了一番初步校勘工作。如今更本着“推陈出新，去芜存菁”的精神，加以重订。由于这部原著是根据现代学理来评判，尚有一小部分不合逻辑、不切合实际的理论文字，应予扬弃和精简。例如，原书第一章第一节“六经气化”——太阳之上，寒气治之，中见少阴等一段文字；第三节“六经关键”——太阳为开，阳明为阖，少阳为枢等一段文字；第六章（甲）第三节“张长沙四言脉诀”及第四节“钩玄”，都是理论和实际结合不起来的；近贤恽铁樵、陆渊雷两先生也说明了这类学说的不可靠。徐氏认为第二章“六经方药”中周越铭附入的“方歌”及第六章（丙）周越铭增附的“六经舌苔歌”，意义已见正文，歌词又欠顺口。第十二章第四节“情欲调理法”全篇（系指原书章节）说理笼统，不合现代要求，以上均全部删去（六经部分补入陈逊斋的“六经病理”，脉象部分补入姜白鸥的“脉理新解”）。其他节、目有重复的均予适当合并，以节约读者目力。如原书第一章第四节“六经部分”是紧密接着本章第一节“六经形层”,它概括了表里上下整个机体,呈现出“六经纵横面”的一个体系,这两节已予合并。又原书第九章第四节“夹气伤寒”，它仅仅是伤寒夹症中某一部分的致病因素，也即是同章第八节“夹痞伤寒”的一个组成部分，不能作为独立的病名，爽快地把“夹气伤寒”并入“夹痞伤寒”中。又原书第九章第十四节“夹阴伤寒”，其病名与同章第六节重复，观察它的病因，是感冒风寒又食冷物，则等于“夹食伤寒”，所列症状与治法也同于“夹食”，现在把它并入第一节“夹食伤寒”中，庶免分歧。同时，原书中有不关紧要的字句，均酌予精简。但尽量保持原有意义，例繁不单。都做了较详陈述，从一侧面反映徐氏治学严谨。

徐荣斋说，以上扬弃和精简的标准，是经过几次的通篇阅读，用辩证唯物观点，反复证其是形而上学的、不可知论的、无用的性质以后，才予扬弃和精简的。徐氏说，何氏在 1916 年以后所发表关于论伤寒温热的学说、散见于其他书刊者，则分别按类采入。每节之间，并根据他 25 年来在研习中所获得浅深不同的体会，著于文字以作补充。由此更增入“病中调护法”一节，以补苴原作之阙。曹炳章先生对这部原著进行总结时说：“先师（指何廉臣先生）考古证今，发明学理，其实验疗法，皆四十余年心血之结晶……不但四季时病无不具备，而重要杂症亦无遗漏矣。”诚然，这部书里，除包罗伤寒温热的学说外，还概括了若干器质性疾病。俞氏初稿，已是他理论和实践相结合的作品，又加以何氏渊博的学识、熟练的技术，更采入经验而有效的药方，不但使后人充分认识了伤寒六经的含义，从而把看法和疗法掌握起来，并且对于伤寒本证、并发证、坏证、后遗证、续发证等，可以根据各个疾病的不同原因、发病机转、临床病象而分别诊断，进行治疗。它的内容是丰富的，写作是成功的，对所存在不可避免的某些问题，已做了初步整理，比较纯洁。徐荣斋说：不过“学无止境”，真理是愈钻研愈显露的。这重订本究竟比原著整洁多少？笔者现在也不能肯定，只认为尽可能地做到初步的“去芜存菁”罢了。至于原著中有部分糟粕和精华混在一起的学说，这次尚未能做系统的、科学的彻底厘订。例如，“烧棍散”，它的疗效在学理上来说是靠不住的，但如果把它删去，则不仅影响“阴阳易”（当然阴阳易本身的理论也是值得怀疑的），同时也牵连到张仲景《伤寒论》。诸如此类，怎么办呢？那只好暂仍其书，免得“去莠害苗”。徐说：据我不成熟的体会，整理祖国医学遗产，好像“披沙拣金”一样，不容易一次提净，必须依照巴甫洛夫所指示的“循序渐进”方式，把固有学说逐渐地研究、修订和提高。希望读者吸收其合理部分，其怀疑处，则尚有待于我们今后做进一步共同的努力。

3.《妇科知要》

徐荣斋擅长妇科，《妇科知要》分上、中、下三编：上编为诊法，中编为证治，下编为方药。各编内容为其临床治验的写实，内容深入浅出，并汲取近人之经验，颇切实用。

（1）诊法包括四诊及辨证。徐氏四诊着重于望形态（按照临床常见的，分七种体型），望神色（包括望面色、察舌质、看舌苔），问病史，问现证（自编“妇科十问歌”），闻声息及切脉象（举出常见脉十二种，每种都有临床体会）。辨证先从五脏阴阳气血的生理功能说到发病的所以然，继以生理之常分析病理之变，再到妇科常见的寒、热、虚、实各种证象，结合四诊，更具有实际意义。徐氏认为近来新编的妇科书，都辑有“诊断概要”，惜内容太少，不够应用。于是徐氏在这本书中特以妇科病为中心，通过望、闻、问、切进行辨析，每篇各具妇科的独立性，但也有共通之处。结合辨证的内容，由感性认识进入理性认识，更有助于对妇科病的诊断。以这些内容为基础，便于对中编的证治部分相阐发。

（2）中编证治。徐氏系按照妇科特有疾患，分月经病、带下病、胎前病、产后病、乳部疾患、前阴疾患和妇科杂病七类，各种不同证候（如月经病中的月经先期、月经后期、经闭、崩漏、月经紊乱、经期合并症等）附属之，依据反映出的虚、实、寒、热不同证型，共56个病症。全书尽量做到以病统症，按证分型。其中经期合并症的经行发热、经行乳胀、经行吐衄、经行腹痛和经行呕吐或泄泻，以及产后诸痛的七种证候，属于以病统症；月经先期的血热内盛，分虚热与实热；月经后期的寒气郁结，分实寒及虚寒；以及带下病的六型三症，都属于按证分型。此外，徐荣斋在诊治妇科杂病中发现，多种病症与瘀血有关。显而易见的，如积聚、盆腔炎、肿瘤及子宫外孕，固然是瘀血为患；隐而难辨的，如潮热骨蒸、常习性头痛及腹部手术后遗症，亦有属于血瘀所致的；还接触到某些脏躁、不孕和习惯性流产，也有属于瘀血的。这些病症，既然在临床实践中不断遇到，书中如实加以阐述。

（3）下编为方药，是施治的主要内容。中编证治中只提到治法及方名，本编则按病类，列方药，并根据古今医家临床经验——特别是近人临床病例报告，记明适应证及具体用法。由于一病有一病的主方，而一方也能治多病，如四物汤、逍遥散、归芍六君汤、人参养荣汤、六味地黄汤等方，既可用于月经病、带下病，也可用于胎前、产后以及乳部、前阴等疾患，徐氏认为如果进一步加减，还可广泛应用于多种妇科杂病。所以每症有主方，是治疗疾病的一般法则，而一方治多病，则充分体现出古今医家灵活用方的临床经验。故徐氏本编对某一方药的选用，多数先列于所主治的病症，力图在“因病定方”方面，看出主方的面貌。

（4）古代方中惯于写“人参”的，徐氏今则按照病人体质虚弱程度，改用党参或红参，有惯用“犀角”的（如犀角地黄汤），则按照临床经验，代以紫草加大青叶。至于四物汤中的地黄，认为凡是肝肾不足之证用熟地，见虚热证候用生地。

（5）“医生用方全在加减上见功夫”，前人对四物汤、生化汤、六味地黄丸（汤）、逍遥散、温胆汤等方的加减用于妇科病，已经左右逢源。近人临床报告，对六味地黄汤更有新的应用，对补中益气汤、归脾汤、桂枝茯苓丸、桃仁承气汤及王氏三逐瘀汤等方，运用得更加灵活。徐氏对一般成方的临床应用，必参酌患者身体的强弱、眠食的丰歉、经期的先后、经量的多少以及脉象、舌、苔等情况，从而减去方中不适应的几种，加上更对症的药物。务使方随症为转移，药依证为出入。所以，徐氏书中出现原方照用的较少，而或加或减的恒多。

（6）关于药味用量。徐荣斋说，中草药书都已指出，本书所引各方，不再写用量。其中有少数药品，通过长期临床观察，有的剂量不宜过大，有的必须用较大剂量。如川芎为血中气药、妇科病常用，但此药辛香走窜，善于升散，即使病人体质及病情需要用此药者，用量也是以 3 ~ 6 克为宜（芎归佛手散适应证除外）；鸭跖草为清热利水药，性味甘淡，必须用至 30 克左右，连服两三剂才有效；制大黄 9 克于活血祛瘀药中，可连服三至五剂，无通便作用；生大黄用 9 克，一剂即能通大便，个别病人还会出现腹痛，脾阳不足的患者更会引起腹泻。而书中各方对大黄的制用、生用及药量多少，依此而定。诸如此类，则注明药用量。

4.《内经精要汇编》

《内经精要汇编》系徐荣斋先生晚年选录《黄帝内经·素问》和《黄帝内经·灵枢》诸篇重要内容，按脏腑、气血形体、经脉、阴阳四时、防病、病因病机、诊法、治疗法则 8 个方面分类编次而成。徐氏在编次时，有关内容并未按《黄帝内经》原文详细抄录，而是根据所论有所删节。本次整理过程中，为如实反映他当年治学特色，均保留原貌，节略的原文未予补充。读者作为学术参考时，若欲引用经文，还望以相关原文为据。《读书教学与临症》共收集徐氏研究《黄帝内经》论文十篇。有探讨阴阳学说的，有阐发病因病机的，有研究“五郁”病证的，有剖析治则治法的，有评述不同医家注释《黄帝内经》之特点的。徐荣斋推崇秦伯未的《内经类证》，并以脏腑、气血形体、经脉、阴阳四时、防病、病因病机、诊法、治疗法则八个方面，将《黄帝内经》重要条文分类编次，共 8 章、27 节、917 条，曰《内经精要汇编》，既方便读者根据标题选择内容，也有利于整理研究。

后　记

绍派伤寒植根于越文化沃土，传统中医文化底蕴深厚，区域特色优势明显，名医辈出，其医著宏富，流传深远，具有传世不朽的名著《通俗伤寒论》，绍派伤寒已成为全国富有影响力的中医学术流派，入选第五批国家级非物质文化遗产名录。

绍兴是一座具有2500多年悠久历史的古城，历史文化积淀深厚。自公元490年越王勾践建立越国都城以来，绍兴古城始终维系着历史之根，留存着文化之魂，至今城址不变，格局依旧，风貌犹存。绍派伤寒，以绍兴命名，全国鲜见。绍派伤寒传承工作室团队成员历经三年的辛勤付出而成功创建，其间，有不少收获，无不感慨这是一件有意义的事。

2008年起，通过研究和梳理绍派伤寒，我对绍兴历代医家有了更多的了解。在“绍兴伤寒学派研究”课题中，对绍兴历代主要医家做了较深入研究。绍兴医家可以说是灿若群星，有文字记载的历代绍兴名医就有300多位，良医名家，蔚然可观。很多医家以“不为良相，即为良医；相之良则天下安，医之良则万民福”为理念，令后世景仰。当今，国家中医药管理局、全国中医学术流派传承工作基地提出编写《中国中医学术流派传承大典》丛书，工作室积极响应，弘扬和传承好绍派伤寒正是我们编写本书的动力。

习近平同志对中医药工作做出过重要指示，他强调：要遵循中医药发展规律，传承精华，守正创新，为建设健康中国贡献力量。绍派伤寒传承工作室秉持“传承不泥古，创新不离宗”的原则，努力写好传承与创新的这篇文章，并将继续挖掘医家的学术思想、学术经验，守护好中医药文化。目前，在原有5家传承工作站的基础上又增添1家，在建3家；已接受来自四川省广元市安岳县中医院、自贡市荣县中医院、南充市中心医院的学员参加全国中医临床特色技术传承骨干人才培训班，接下来，我们还将陆续接受福建、江西及省内等地的学员，促进中医药传承型人才的培养，传承好中医药学术和文化。

本书在编写过程中得到了国家中医药管理局、湖北科学技术出版社的大力支持，国医大师葛琳仪教授应邀拨冗为本书作序，杨瑰玉副社长亲临绍兴落实编写事宜，刘亮、曾紫风编辑对编写提出了中肯的修改意见和建议，在此一并深致谢忱!

本书所引资料已在文中说明，有疏漏之处，敬请谅解。鉴于编者学术水平有限，不当之处，敬请指正为感。

沈元良

2021 年 6 月